Lesenswert

vor der Arbeit

als Pflegehelfer/in

in der

Urologie

MARTIN STERLING

Inhaltsverzeichnis

Kapitel 9: Die therapeutische Ausbildung des Patienten in der Urologie   225

Schlussfolgerung: Die Zukunft der   249
Pflegekraft in der Urologie

« In der Urologie ist es einfach: Wenn es tropft, ist das ein gutes Zeichen... es sei denn, es sollte nicht sein! »

Kapitel 1

Einführung in die Rolle der Pflegekraft in der Urologie

Die Hauptaufgaben der Krankenpflegehilfe

◦   Begleitung des Patienten im Krankenhaus

Die Begleitung des Patienten in einem Krankenhaus, insbesondere in einer urologischen Abteilung, ist ein grundlegender Aspekt der Rolle des Pflegers. Es geht nicht nur um technische Pflege, sondern um eine umfassende, menschliche Betreuung, die auf die individuellen Bedürfnisse des Patienten zugeschnitten ist. Der Pfleger ist oft die erste Person, mit der der Patient in Kontakt kommt, und er spielt während des gesamten Aufenthalts eine Schlüsselrolle. Diese Beziehung beginnt bei der Aufnahme und setzt sich bis zur Entlassung des Patienten fort, wodurch ein Vertrauensverhältnis entsteht, das für die Qualität der Pflege von entscheidender Bedeutung ist.

In der Urologie können Patienten in Situationen geraten, in denen sie sich physisch oder psychisch unwohl fühlen, da die mit diesem Fachgebiet verbundenen Pathologien oft intime und empfindliche Bereiche betreffen. Scham, Unbehagen und manchmal auch Angst sind häufige Emotionen, die der Pfleger erkennen und lindern muss. Indem er aufmerksam zuhört und seine Kommunikation anpasst, hilft der Pflegehelfer, die Angst des Patienten vor Behandlungen oder Eingriffen zu verringern.

Die Betreuung beginnt bereits bei der Aufnahme, wo sich der Pfleger die Zeit nimmt, die Schritte zu erklären, den Patienten durch das Krankenhaus zu führen und sicherzustellen, dass er versteht, was geschehen wird. Diese erste Phase ist wichtig, um die Angst zu verringern, insbesondere in einer Abteilung wie der Urologie, wo die Untersuchungen (Zystoskopie, Harnkatheterisierung) und Eingriffe als aufdringlich empfunden werden können. Der Pfleger wird durch seine wohlwollende und beruhigende Haltung zum Bezugspunkt für den Patienten.

Während des gesamten Krankenhausaufenthaltes muss der Pfleger dafür sorgen, dass eine Umgebung geschaffen wird, die der Genesung förderlich ist, sowohl auf physischer als auch auf emotionaler Ebene. Er stellt sicher, dass die Grundbedürfnisse erfüllt werden: Hygiene, Komfort, Ernährung und berücksichtigt dabei die Besonderheiten des urologischen Zustands des Patienten. Bei einem Patienten, der sich beispielsweise einer Prostataoperation unterziehen musste, muss der Pfleger besonders auf die Harnableitung achten und dem Patienten gleichzeitig die Schritte seiner Genesung erklären. Der Patient muss verstehen, dass seine Genesung zum Teil von seiner aktiven Teilnahme an der Pflege abhängt, und der Pfleger ist da, um ihn zu ermutigen, zu informieren und seine Fragen zu beantworten.

Der Pfleger spielt auch eine wichtige Rolle bei der psychologischen Betreuung des Patienten. In der Urologie können bestimmte Erkrankungen wie Inkontinenz oder Erektionsstörungen das Selbstwertgefühl und die Lebensqualität beeinträchtigen. Durch aktives Zuhören und Diskretion ermöglicht der Pfleger dem Patienten, sich frei zu äußern, ohne zu urteilen. Dieses Vertrauensverhältnis ist von entscheidender Bedeutung, da es eine bessere Einhaltung der Pflege und eine bessere Zusammenarbeit zwischen dem Patienten und dem medizinischen Personal fördert.

Schließlich endet die Betreuung nicht mit der Entlassung aus dem Krankenhaus. Der Pfleger bereitet den Patienten auf seine Rückkehr nach Hause vor, indem er sicherstellt, dass er die Anweisungen nach dem Krankenhausaufenthalt versteht: die häusliche Pflege, die Verwendung spezieller Geräte (Harnkatheter, Drainagebeutel) und die Warnzeichen, die zum Arztbesuch führen sollten. Der Pfleger wird so zu einem Pfeiler nicht nur der medizinischen Versorgung, sondern auch des allgemeinen Wohlbefindens des Patienten während seines gesamten Krankenhausaufenthaltes.

Diese ganzheitliche Betreuung, die auf Zuhören, Nähe und Respekt beruht, macht den Pfleger zu einem unverzichtbaren Akteur in der urologischen Versorgung und trägt dazu bei, die Pflege in einem technischen und manchmal als kalt empfundenen Umfeld menschlicher zu gestalten.

∘ Zusammenarbeit mit dem multidisziplinären Team

Die Zusammenarbeit mit dem multidisziplinären Team ist einer der Eckpfeiler der Arbeit des Pflegers in der Urologie. Die Urologieabteilung ist ein komplexes Umfeld, in dem die Patienten häufig eine vielfältige, technische und persönliche Pflege benötigen, an der viele Gesundheitsfachkräfte beteiligt sind. Der Krankenpflegehelfer spielt eine wesentliche Rolle für den reibungslosen Ablauf der Pflege, indem er sich vollständig in dieses Team integriert und eine effektive Koordination zwischen den verschiedenen Mitgliedern sicherstellt. Diese Zusammenarbeit geht weit über die bloße Ausführung von Aufgaben hinaus, sie beinhaltet eine echte Kommunikation, eine ständige Anpassung an die Bedürfnisse des Patienten und die Antizipation zukünftiger Handlungen.

Das multidisziplinäre Team in der Urologie besteht in der Regel aus Urologen, Chirurgen, Krankenpflegern, Physiotherapeuten, Anästhesisten, Psychologen und manchmal auch Onkologen, je nach behandelter Krankheit. Jeder Fachmann bringt sein spezifisches Fachwissen ein, um eine umfassende Betreuung des Patienten zu gewährleisten. Der Krankenpflegehelfer, obwohl er oft als ausführende Person angesehen wird, ist in Wirklichkeit ein zentraler Akteur in dieser Dynamik. Er stellt die Verbindung zwischen den verschiedenen Akteuren her, indem er dem Patienten täglich nahe ist und die Entwicklung seines Zustands beobachtet.

Die Kommunikation ist einer der Schlüsselaspekte dieser Zusammenarbeit. Der Pfleger übermittelt die wichtigsten Informationen über den physischen und emotionalen Zustand des Patienten. Wenn ein Patient beispielsweise Anzeichen von Unwohlsein, einer postoperativen Komplikation oder einer Verhaltensänderung zeigt, informiert der Pfleger sofort die zuständige Krankenschwester oder den Arzt, um eine schnelle und angemessene Intervention zu ermöglichen. Diese Alarmfunktion ist von entscheidender Bedeutung, da der Pfleger häufig die meiste Zeit am Krankenbett verbringt und die subtilen

Anzeichen einer Verschlechterung erkennen kann, bevor sie kritisch werden.

Darüber hinaus arbeitet der Krankenpflegehelfer eng mit dem Pflegepersonal bei der Durchführung der technischen Pflege zusammen. In der Urologie umfasst dies Aufgaben wie die Verwaltung von Harnkathetern, die Überwachung von Drainagen und die Unterstützung bei bestimmten medizinischen Maßnahmen. Die Pflegekraft muss nicht nur diese Tätigkeiten beherrschen, sondern auch in der Lage sein, sich an die spezifischen Bedürfnisse des Patienten anzupassen und die Anweisungen des medizinischen Teams zu befolgen. Eine gute Zusammenarbeit beruht daher auf gegenseitigem Vertrauen, der Achtung der Kompetenzen jedes Einzelnen und einer klaren und regelmäßigen Kommunikation.

Bei chirurgischen Eingriffen spielt der Krankenpflegehelfer auch eine indirekte Rolle, indem er den Patienten vorbereitet, sicherstellt, dass die präoperativen Protokolle eingehalten werden (antiseptische Waschung, Verabreichung der verschriebenen Medikamente) und sich vor der Operation um das emotionale Wohlbefinden des Patienten kümmert. Nach der Operation nimmt er aktiv an der postoperativen Überwachung teil, indem er das Pflegepersonal bei der Schmerzbehandlung, der Überwachung der Vitalzeichen und der frühzeitigen Mobilisierung des Patienten unterstützt. Der Pflegehelfer wird hier zu einem unverzichtbaren Bindeglied zwischen dem Operationssaal, dem Pflegepersonal auf der Station und dem Patienten.

Die Zusammenarbeit mit Physiotherapeuten ist in der urologischen Abteilung ebenfalls üblich, insbesondere bei Patienten, die sich Eingriffen unterzogen haben, die die Mobilität beeinträchtigen oder eine Rehabilitation des Beckenbodens erfordern. Der Krankenpflegehelfer bereitet die Patienten häufig auf die Physiotherapie vor, hilft beim Einrichten und stellt sicher, dass die Patienten die besten Voraussetzungen für ihre Behandlung haben. Er spielt auch eine wichtige Rolle bei der

Überwachung der Fortschritte des Patienten und bei der Weitergabe dieser Informationen an die Physiotherapeuten.

Neben der körperlichen Pflege gehören zum multidisziplinären Team der Urologie auch Fachleute für psychische Gesundheit, wie Psychologen oder Psychiater. Einige urologische Erkrankungen, wie Inkontinenzstörungen oder Prostatakrebs, können erhebliche emotionale Auswirkungen auf die Patienten haben. Der Krankenpfleger ist durch seinen regelmäßigen Kontakt mit den Patienten oft an vorderster Front, um die Anzeichen einer psychischen Notlage zu erkennen. In Zusammenarbeit mit Psychologen kann er helfen, den Bedarf an emotionaler Unterstützung zu erkennen und Strategien zur Verbesserung des Wohlbefindens des Patienten zu entwickeln.

○　Verwaltung der Grund- und Komfortpflege

Die Grund- und Komfortpflege ist ein wesentlicher Bestandteil der Arbeit des Pflegers in der Urologie, da sie die Grundlage für die tägliche Betreuung des Patienten bildet. In dieser Abteilung beschränkt sich die Pflege nicht auf medizinisch-technische oder chirurgische Eingriffe, sondern umfasst alle Maßnahmen, die das Wohlbefinden, die Würde und den Komfort der Patienten sicherstellen. Diese Pflege ist unerlässlich, um eine gute Lebensqualität zu erhalten, Komplikationen vorzubeugen und die Genesung zu fördern, insbesondere bei Patienten, die stationär oder postoperativ behandelt werden müssen.

Der Pfleger beginnt jeden Tag mit einer Einschätzung der Grundbedürfnisse jedes Patienten. Diese Bedürfnisse umfassen Körperhygiene, Ernährung, körperliches Wohlbefinden und die Aufrechterhaltung der Mobilität. In der Urologie ist die Hygiene von größter Bedeutung, da die behandelten Krankheiten direkt die Harnwege betreffen, die anfällig für Infektionen sind. Der Krankenpflegehelfer kümmert sich daher um die Körperpflege der Patienten und achtet dabei auf die Einhaltung der aseptischen Protokolle, insbesondere bei Patienten, die Harnkatheter oder Drainagen tragen. Eine sorgfältige Körperpflege beugt nicht nur

Infektionen vor, sondern sorgt auch für das körperliche Wohlbefinden des Patienten, indem er sich sauber und wohl fühlt.

Im Rahmen der Hygiene muss der Pflegehelfer auch die Intimpflege übernehmen, wie z.B. das Wechseln von Vorlagen bei Inkontinenz oder die Pflege von Kathetern. Diese Art der Pflege erfordert ein hohes Maß an Sensibilität, da sie die Würde des Patienten berührt. Die Pflegekraft muss Respekt, Zuhören und Einfühlungsvermögen zeigen, damit sich der Patient wohl fühlt, während sie gleichzeitig ein hohes Maß an Fachkenntnissen aufrechterhält, um Komplikationen zu vermeiden. Diskretion und Professionalität sind in diesen intimen Momenten, in denen die Beziehung zwischen Pfleger und Patient auf gegenseitigem Vertrauen beruht, von wesentlicher Bedeutung.

Der Komfort des Patienten beschränkt sich nicht auf die Körperpflege. Der Pfleger muss auch dafür sorgen, dass der Patient gut im Bett oder Stuhl liegt, indem er die Kissen anpasst, auf die richtige Körperhaltung achtet, um Druckgeschwüren vorzubeugen, und regelmäßige Positionswechsel erleichtert. In der Urologie können bestimmte Eingriffe, wie Prostatektomie oder Nierenoperationen, zu längerer Immobilität führen. Daher ist es wichtig, die Haut ständig zu überwachen, die Gliedmaßen sanft zu mobilisieren und Komplikationen wie Druckgeschwüren oder Thrombosen vorzubeugen, die mit Bettlägerigkeit verbunden sind.

Der Pfleger spielt auch eine wichtige Rolle bei der Behandlung von Schmerzen und postoperativem Komfort. Er kann die Schmerzen des Patienten überwachen, die Umgebung an die Bedürfnisse des Patienten anpassen (Licht, Temperatur, Bettposition) und mit dem Krankenpfleger bei der Verwaltung der Schmerzmittel zusammenarbeiten. Komfort ist ein Schlüsselaspekt der Rekonvaleszenz und ein Patient, der sich in seiner Umgebung wohl fühlt, erholt sich schneller.

Die Ernährung ist ein weiterer Bereich, in dem der Krankenpflegehelfer voll eingebunden ist. Je nach ärztlicher

Anordnung kann er für die Verteilung der Mahlzeiten verantwortlich sein, aber auch für die Unterstützung von Patienten, die Schwierigkeiten haben, selbstständig zu essen, insbesondere nach einem chirurgischen Eingriff oder bei körperlicher Schwäche. Eine gute Ernährung ist für die Genesung von entscheidender Bedeutung und der Pflegehelfer sorgt dafür, dass der Patient ausreichend hydriert und ernährt wird, wobei er die speziellen Diäten (salzfreie Diät, Wasserdiät usw.) beachtet, die je nach urologischer Erkrankung verordnet werden.

Neben der Körperpflege muss der Pflegehelfer auch auf das psychologische Wohlbefinden des Patienten achten. Ein Patient, der sich gut betreut, angehört und respektiert fühlt, erlebt den Krankenhausaufenthalt besser. Der Pfleger ist durch seine tägliche Anwesenheit oft derjenige, dem sich der Patient anvertraut, seine Ängste oder Zweifel mitteilt. Er kann eine beruhigende Rolle spielen, indem er Fragen beantwortet, die Pflege erklärt und eine beruhigende Präsenz gewährleistet, insbesondere in schwierigen Momenten wie vor einem chirurgischen Eingriff oder in einer Situation mit starken Schmerzen.

Das Management der Grund- und Komfortpflege beschränkt sich nicht nur auf die Erfüllung der unmittelbaren Bedürfnisse. Sie beinhaltet auch, die zukünftigen Bedürfnisse des Patienten zu antizipieren. Dies kann durch eine aufmerksame Überwachung des allgemeinen Zustands des Patienten, eine kontinuierliche Bewertung seiner Bedürfnisse in Bezug auf Hygiene, Mobilität oder Ernährung, aber auch durch eine ständige Kommunikation mit dem Pflegeteam erfolgen, um die Pflege gegebenenfalls anzupassen. Diese Antizipation ermöglicht es, Komplikationen zu vermeiden, ein hohes Maß an Komfort aufrechtzuerhalten und sicherzustellen, dass der Patient seinen Krankenhausaufenthalt so entspannt wie möglich erleben kann.

Besonderheiten der Urologieabteilung

      ∘   Vorstellung häufiger Erkrankungen (Harnwegsinfektionen, Prostatakrebs, Urolithiasis usw.).

Die Darstellung der häufigsten Krankheiten in der Urologie ist ein entscheidender Schritt, um die Vielfalt der Erkrankungen zu verstehen, mit denen der Pfleger in seinem Alltag konfrontiert wird. Die Urologie behandelt ein breites Spektrum an Erkrankungen, von leichten Infektionen über Funktionsstörungen des Harntrakts bis hin zu schweren Krebserkrankungen. Die drei Hauptkategorien sind Harnwegsinfektionen, Prostatakrebs und Urolithiasis, jede mit ihren eigenen Besonderheiten in Bezug auf die Behandlung und Pflege.

Harnwegsinfektionen gehören zu den häufigsten Erkrankungen in der Urologie und betreffen sowohl Männer als auch Frauen, wobei letztere oftmals stärker betroffen sind. Sie entstehen durch die Vermehrung von Bakterien in den Harnwegen und können sich auf verschiedenen Ebenen manifestieren: von der Blase (Zystitis) bis zu den Nieren (Pyelonephritis). Typische Symptome sind Schmerzen beim Wasserlassen (Brennen), häufiger Harndrang, manchmal Schmerzen im unteren Rückenbereich und Fieber bei Niereninfektionen. Für den Pfleger bedeutet der Umgang mit Harnwegsinfektionen, dass er den Zustand des Patienten aufmerksam überwachen muss, insbesondere durch die Überprüfung des Urins (Blut, abnormale Färbung) und durch die Sicherstellung, dass der Patient die Anweisungen zur Flüssigkeitszufuhr und zur Antibiotika-Behandlung befolgt. Insbesondere bei Patienten mit Harnkathetern, die anfälliger für solche Infektionen sind, ist eine sorgfältige Hygiene wichtig, um Rückfälle zu vermeiden.

Ein weiterer wichtiger Bereich der Urologie sind **Krebserkrankungen**, insbesondere **Prostatakrebs**, der eine der am häufigsten diagnostizierten Krebserkrankungen bei Männern ist, insbesondere ab 50 Jahren. Die Prostata, eine kleine Drüse unterhalb der Blase, kann Krebstumore entwickeln, die, wenn sie nicht rechtzeitig erkannt und behandelt werden, sich auf den Rest des Körpers ausbreiten können. Die Symptome von Prostatakrebs können in den frühen Stadien unauffällig sein, aber wenn die Krankheit fortschreitet, umfassen sie Schwierigkeiten beim Wasserlassen, das Gefühl, die Blase nicht vollständig entleeren zu können, und manchmal Schmerzen im unteren Rücken oder im Beckenbereich. Die Früherkennung basiert häufig auf der Bestimmung des prostataspezifischen Antigens (PSA) und einer rektalen Untersuchung, gefolgt von einer Biopsie zur Bestätigung der Diagnose. Die Rolle der Pflegekraft bei der Behandlung von Patienten mit Prostatakrebs ist sowohl auf physischer als auch auf emotionaler Ebene von entscheidender Bedeutung. Er begleitet den Patienten in allen Phasen der Behandlung, sei es Chirurgie (Prostatektomie), Strahlentherapie oder Chemotherapie, stellt eine strenge postoperative Nachsorge sicher und sorgt dafür, dass der Patient ein Höchstmaß an Komfort und Würde behält. Zuhören und Einfühlungsvermögen sind hier entscheidend, denn die Diagnose Krebs kann tiefe Ängste auslösen, die mit der Krankheit selbst zusammenhängen, aber auch mit den Behandlungen, die sich auf die Lebensqualität auswirken können (Inkontinenz, Erektionsstörungen).

Urolithiasis, auch als Nierensteine bekannt, ist eine weitere häufige Erkrankung in der urologischen Abteilung. Steine sind harte Kristalle, die sich in den Nieren oder der Blase bilden und starke Schmerzen verursachen können, wenn sie die Harnwege blockieren. Der Schmerz, der von den Patienten oft als einer der schwersten beschrieben wird, ist im unteren Rücken lokalisiert und kann in den Bauch oder die Leistengegend ausstrahlen. Häufig wird er von Übelkeit und Erbrechen begleitet. Die Ursachen für Steine sind vielfältig: unzureichende Flüssigkeitszufuhr, salz- oder eiweißreiche Ernährung und eine familiäre Vorgeschichte. Die Behandlung von Steinen kann von der Verabreichung von Medikamenten zur Erleichterung der Austreibung bis hin zu invasiveren Verfahren wie der extrakorporalen Lithotripsie, bei der die Steine durch Stoßwellen zertrümmert werden, oder in schweren Fällen einer Operation reichen. Der Pfleger spielt eine Schlüsselrolle bei der Betreuung von Patienten mit Lithiasis, indem er auf eine ausreichende

Flüssigkeitszufuhr achtet, ihnen bei der Schmerzbehandlung hilft und die Austreibung der Steine überwacht, die oft ein gefürchteter, aber für die Genesung notwendiger Moment ist.

Neben diesen Hauptkrankheiten behandelt die Urologie auch andere häufige Erkrankungen wie **Harninkontinenz**, die altersbedingt, durch Traumata oder bestimmte chirurgische Eingriffe bedingt sein kann, sowie funktionelle Störungen wie **Dysurie** (Schwierigkeiten beim Wasserlassen) und **benigne Prostatahyperplasie** (Vergrößerung der Prostata, die nicht krebsartig ist). Diese Zustände werden zwar oft als harmlos empfunden, können aber einen erheblichen Einfluss auf die Lebensqualität der Patienten haben und erfordern daher eine besondere Aufmerksamkeit des Pflegepersonals.

- Unterschied zwischen Urologie, Chirurgie, Onkologie und Palliativmedizin

Der Unterschied zwischen Urologie, Chirurgie, Onkologie und Palliativmedizin ist von entscheidender Bedeutung für das Verständnis des Behandlungsverlaufs von Patienten und der spezifischen Rolle, die der Pfleger in jeder dieser Umgebungen spielt. Jede dieser Abteilungen hat ihre eigenen Besonderheiten, Arbeitsweisen und Arten der Betreuung, aber sie ergänzen sich oft bei der Behandlung von Patienten mit urologischen Erkrankungen.

Die **Abteilung für Urologie** ist auf die Diagnose und Behandlung von Erkrankungen des männlichen Harn- und Geschlechtsapparates spezialisiert. Die Abteilung befasst sich mit einer Vielzahl von Krankheiten wie Harnwegsinfektionen, Nierensteinen, Inkontinenz, Prostata-, Blasen- und Nierenkrebs. Die Urologie kombiniert medizinische und chirurgische Behandlungen, und die Patienten werden für Konsultationen, leichte Eingriffe (wie Zystoskopie) oder Krankenhausaufenthalte für komplexere Behandlungen behandelt. Die Pflegekraft in der Urologie steht im Mittelpunkt des täglichen Pflegemanagements: Sie sorgt für den Komfort der Patienten, überwacht die medizinischen Geräte (Sonden, Drainagen) und beteiligt sich aktiv an der Infektionsprävention, die in dieser Abteilung eine zentrale Rolle spielt. In der Urologie ist die Nähe zu den Patienten von größter Bedeutung, da diese mit Erkrankungen konfrontiert werden können, die intime Bereiche betreffen, was ein hohes Maß an Sensibilität und Respekt vor der Scham erfordert.

Die **chirurgische Abteilung** konzentriert sich auf die chirurgischen Eingriffe, die bei urologischen Erkrankungen, aber auch in vielen anderen medizinischen Bereichen erforderlich sein können. In der Urologie werden chirurgische Eingriffe vorgenommen, um Krankheiten wie Prostatakrebs oder Nierentumore zu behandeln oder um Harnsteine zu entfernen, die nicht auf eine medikamentöse Behandlung ansprechen. Die Patienten kommen für schwere Eingriffe, wie eine radikale Prostatektomie, oder weniger invasive Eingriffe, wie eine Stoßwellenlithotripsie, in diese Abteilung. Der Pfleger ist an der Vorbereitung des Patienten vor der Operation beteiligt (präoperative Hygiene, Stressmanagement) und sorgt für eine engmaschige postoperative Überwachung. Zu seinen Aufgaben gehören auch die Schmerzbehandlung, die frühzeitige Mobilisierung und die Narbenpflege. Die chirurgische Abteilung ist daher ein Umfeld, in dem ständige Wachsamkeit geboten ist, da die Patienten postoperative Komplikationen erleben können und schnelles Handeln bei Problemen entscheidend ist.

Die **Onkologieabteilung** ist speziell auf die Behandlung von Krebserkrankungen spezialisiert, einschließlich urologischer Krebserkrankungen wie Prostata-, Blasen- oder Nierenkrebs. Im Gegensatz zur chirurgischen Abteilung konzentriert sich die Onkologie hauptsächlich auf die Behandlung mit Chemotherapie, Strahlentherapie oder Immuntherapie, die auf die Zerstörung von Krebszellen abzielt. Onkologiepatienten können langfristig betreut werden, und der Pfleger spielt eine wesentliche Rolle bei ihrer Betreuung. Onkologische Behandlungen sind oft schwer und ermüdend, was zu erheblichen Nebenwirkungen wie Müdigkeit, Übelkeit, Schmerzen und einer Beeinträchtigung der Moral führt. Die Pflegekraft sorgt für das körperliche Wohlbefinden der

Patienten, aber auch für ihre psychologische Unterstützung. Er ist ein Bezugspunkt auf einem oft langen und schwierigen Weg und hilft den Patienten, Momente der Entmutigung zu überwinden. Die Onkologie ist eine Abteilung, in der die menschliche Dimension und das Einfühlungsvermögen besonders wichtig sind, da die Patienten nicht nur körperliche, sondern auch emotionale Belastungen durchmachen.

Die **Palliativstation** schließlich ist eine Abteilung für Patienten im Endstadium ihrer Krankheit, wenn die kurativen Behandlungen nicht mehr wirksam sind und das Ziel die Linderung von Schmerzen und die Verbesserung der Lebensqualität ist. In der Urologie können Patienten mit fortgeschrittenem Krebs, insbesondere Prostata- oder Blasenkrebs, in die Palliativpflege verlegt werden, wenn die Krankheit trotz der Behandlungen fortschreitet. Die Rolle des Pflegers in dieser Abteilung besteht in erster Linie darin, für das Wohlbefinden der Patienten zu sorgen und sie bis zum Ende ihres Lebens in Würde zu begleiten. Dies beinhaltet eine umfassende Betreuung: Schmerzmanagement, psychologische Unterstützung, Komfortpflege (Körperpflege, Ernährung), aber auch eine aufmerksame und wohlwollende Präsenz. Der Palliativpfleger muss auch in der Lage sein, die Angehörigen, die in dieser Abteilung oft sehr präsent sind, zu unterstützen, indem er sie informiert und sie in dieser schwierigen Phase begleitet. Die menschliche Dimension hat hier mehr als auf jeder anderen Station Vorrang vor der technischen, und der Pfleger muss großes Mitgefühl und absoluten Respekt für die Wünsche und Bedürfnisse des Patienten zeigen.

Die wesentliche Rolle der Pflegekraft im Behandlungsverlauf
  ◦ Die Bedeutung des Zuhörens und des Einfühlungsvermögens
Die Bedeutung des Zuhörens und des Einfühlungsvermögens bei der Arbeit des Krankenpflegers, insbesondere in einer so sensiblen Abteilung wie der Urologie, kann nicht überschätzt

werden. Diese Qualitäten sind das Herzstück einer effizienten, menschlichen und respektvollen Betreuung der Patienten. Die Urologie behandelt Krankheiten, die oft die Intimsphäre und die Würde des Einzelnen berühren. In diesem Zusammenhang können Zuhören und Einfühlungsvermögen ein Vertrauensverhältnis zwischen Behandler und Patient schaffen, Ängste abbauen und die Einhaltung der Behandlung verbessern.

Zuhören bedeutet in diesem Zusammenhang mehr, als nur die Worte des Patienten zu hören. Es beinhaltet eine aktive Aufmerksamkeit für das, was der Patient ausdrückt, sei es verbal oder durch seine Körpersprache. Viele Patienten zögern, einige ihrer Sorgen mitzuteilen, insbesondere wenn es um intime Probleme wie Inkontinenz, Erektionsstörungen oder Schmerzen beim Wasserlassen geht. Der Pfleger muss daher in der Lage sein, nonverbale Zeichen zu erkennen - eine unbequeme Körperhaltung, einen abgewandten Blick, einen Ausdruck von Unbehagen -, um diese heiklen Themen ansprechen zu können, ohne das Gespräch zu erzwingen, sondern dem Patienten den nötigen Raum zu geben, um sich auszudrücken. Die Fähigkeit, subtile Anzeichen von Besorgnis oder Unbehagen zu erkennen, ist oft entscheidend für das Wohlbefinden des Patienten.

Empathie geht über das bloße intellektuelle Verständnis des Leidens des Patienten hinaus. Es ist die Fähigkeit, sich in die Lage des anderen zu versetzen, zu fühlen, was er durchmacht und sein Verhalten entsprechend anzupassen. In der Urologie, wo Patienten sich wegen ihrer Krankheit schämen oder frustriert sein können, ermöglicht Empathie dem Pfleger, eine Umgebung zu schaffen, in der sich der Patient respektiert und verstanden fühlt, selbst in Momenten großer Verletzlichkeit. Wenn ein Patient beispielsweise befragt wird oder sich aufdringlichen Untersuchungen unterziehen muss, kann die Art und Weise, wie der Pfleger mit diesen Momenten umgeht, mit Sanftheit und Einfühlungsvermögen, eine belastende Erfahrung in eine erträglichere und sogar beruhigende Interaktion verwandeln.

Ein Patient, der sich nicht nur in seinen körperlichen Bedürfnissen, sondern auch in seinen Emotionen wahrgenommen fühlt, ist eher in der Lage zu kooperieren und die ihm angebotene Pflege zu akzeptieren. Empathie ermöglicht es dem Helfer auch, seine Pflege auf die spezifischen Emotionen und Bedürfnisse des Patienten abzustimmen. Beispielsweise könnte ein Patient, der mit der Diagnose Prostatakrebs konfrontiert wird, Ängste nicht nur um seine unmittelbare Gesundheit, sondern auch um die Auswirkungen der Krankheit auf sein persönliches und intimes Leben äußern. Indem er sich die Zeit nimmt, diese Sorgen anzuhören und einfühlsam darauf zu reagieren, bietet der Pfleger eine wichtige emotionale Unterstützung, die dem Patienten hilft, mit seiner Situation besser umzugehen.

Zuhören und Einfühlungsvermögen sind auch bei der Pflege der Beziehungen zu den Familien von entscheidender Bedeutung. Auch die Angehörigen des Patienten können von der Situation erschüttert, besorgt oder manchmal auch frustriert sein. Indem der Pfleger ein offenes Ohr für ihre Sorgen hat und Einfühlungsvermögen zeigt, kann er dazu beitragen, Spannungen abzubauen und Missverständnisse zu klären. Die Begleitung der Familien, insbesondere in Situationen am Lebensende oder bei schweren Krankheiten, ist ein wesentlicher Bestandteil der Pflege. Sowohl die Familien als auch die Patienten müssen das Gefühl haben, dass sie gehört werden und dass ihre Gefühle berücksichtigt werden. Ein freundliches Wort, eine ermutigende Geste oder einfach nur ein offenes Ohr können für die Angehörigen, die sich angesichts der Krankheit oft hilflos fühlen, einen bedeutenden Unterschied machen.

Empathie ermöglicht es dem Krankenpflegehelfer auch, mit emotional schwierigen Situationen umzugehen. In der Urologie können bestimmte Eingriffe oder Behandlungen zu Folgeerscheinungen führen, die das Selbstwertgefühl des Patienten stark beeinträchtigen. Ein Mann, der nach einer Operation an Inkontinenz leidet oder seine erektilen Funktionen verloren hat, kann sich zutiefst verletzt fühlen. Der Pfleger kann durch sein Einfühlungsvermögen dazu beitragen, dass sich diese

Patienten nicht auf ihre Symptome oder ihre Krankheit reduziert fühlen, sondern sich als vollwertige Individuen mit komplexen Gefühlen und Bedürfnissen wahrnehmen.

○ Schnittstelle zwischen dem Patienten und dem medizinischen Team

Die Pflegekraft spielt eine Schlüsselrolle als Schnittstelle zwischen dem Patienten und dem medizinischen Team. Diese Rolle ist oft unsichtbar, aber von grundlegender Bedeutung, da sie eine reibungslose und effiziente Kommunikation gewährleistet und gleichzeitig sicherstellt, dass die Bedürfnisse des Patienten korrekt an das medizinische Fachpersonal weitergeleitet werden. Diese Vermittlerposition erfordert nicht nur technisches Wissen über die Pflege, sondern auch die Fähigkeit zuzuhören, zu beobachten und zu kommunizieren.

Der Patient, insbesondere in einer Abteilung wie der Urologie, wo die Pathologien die Intimsphäre und die Würde berühren, kann Hemmungen haben, seine Sorgen oder sein Unbehagen direkt einem Arzt oder einer Pflegekraft mitzuteilen. Der Pfleger wird durch seine tägliche Nähe zum Patienten oft zum ersten Ansprechpartner, dem sich der Patient anvertraut. Ob es sich nun um lästige Symptome, Schmerzen, Bedenken wegen einer Behandlung oder einfach um den Bedarf an zusätzlichen Informationen handelt, der Patient findet in der Pflegekraft oft ein offenes Ohr. Das sich entwickelnde Vertrauensverhältnis ermöglicht es der Pflegekraft, wertvolle Informationen zu erhalten, die dem medizinischen Team sonst entgehen könnten. Seine Aufgabe ist es dann, diese Informationen klar und präzise weiterzugeben, so dass der Arzt oder das Pflegepersonal die Behandlung des Patienten entsprechend anpassen kann.

Die Weitergabe von Informationen erfordert ein hohes Maß an Genauigkeit. Der Pfleger muss in der Lage sein, den Zustand des Patienten objektiv zu beschreiben: Entwicklung der klinischen Zeichen, Beobachtung von Veränderungen im Verhalten des Patienten, Reaktionen auf Behandlungen oder Interventionen etc.

Diese Beobachtungen, auch wenn sie auf den ersten Blick anekdotisch erscheinen, sind oft entscheidend, um die Behandlung anzupassen. Beispielsweise könnte ein Patient, der plötzlich schweigsamer oder reizbarer wird, Schmerzen oder Unbehagen verbergen. Wenn der Pfleger diese Information aufnimmt und an das Pflegepersonal oder den Arzt weiterleitet, kann dies zu einer Neubewertung der Schmerztherapie oder zu weiteren Untersuchungen führen, um eine Komplikation zu erkennen. Es ist diese ständige Wachsamkeit in Verbindung mit der Fähigkeit zur Kommunikation, die die Pflegekraft zu einem unverzichtbaren Akteur in der medizinischen Versorgung macht.

Andersherum ist der Pfleger auch dafür verantwortlich, die Anweisungen des medizinischen Teams an den Patienten weiterzugeben. Dazu können Anweisungen zur postoperativen Pflege, zum Umgang mit medizinischen Geräten (z.B. Blasenkatheter) oder Empfehlungen für die Genesung zu Hause gehören. Der Pfleger muss sich vergewissern, dass der Patient diese Richtlinien verstanden hat, sie gegebenenfalls erneut erklären und sie vor allem an die Sprache des Patienten anpassen. Diese Aufgabe ist von entscheidender Bedeutung, da medizinische Informationen manchmal komplex oder zu technisch formuliert sein können. Durch seine Nähe zum Patienten kann der Pfleger seine Sprache so anpassen, dass der Patient sich sicher fühlt und klar versteht, was von ihm erwartet wird.

Diese Rolle als Schnittstelle kommt auch im Umgang mit den Emotionen des Patienten bei medizinischen Entscheidungen zum Ausdruck. Wenn ein Arzt eine schwierige Diagnose stellt oder eine komplexe Behandlung verordnet, kann sich der Patient überfordert oder ängstlich fühlen. Der Pfleger kann dann als vertrauenswürdiger Gesprächspartner eine Vermittlerrolle spielen. Er ist oft derjenige, der die ersten Reaktionen des Patienten aufnimmt, seine Zweifel, seine Ängste oder sein Unverständnis. Indem er diesen Emotionen aufmerksam zuhört, kann der Pfleger diese Fragen an die Ärzte oder das Pflegepersonal weiterleiten, während er den Patienten beruhigt und ihm hilft, die Situation besser zu verstehen. Dieser ständige Dialog zwischen dem Patienten und dem medizinischen Team, der durch den Pfleger unterstützt wird, stellt sicher, dass der Patient sich in seinem Behandlungsverlauf nie allein gelassen oder ignoriert fühlt.

Die Rolle der Schnittstelle kommt auch bei der Koordinierung der Pflege zum Tragen. Der Pflegehelfer arbeitet eng mit allen Gesundheitsfachkräften zusammen, seien es Krankenschwestern, Ärzte, Physiotherapeuten oder Spezialisten. Wenn ein Patient von einer Abteilung in eine andere verlegt werden muss (z.B. von der Urologie in die Chirurgie für eine Operation), stellt der Pflegehelfer sicher, dass wichtige Informationen über seinen Zustand korrekt weitergegeben werden und die Kontinuität der Pflege gewährleistet ist. Er sorgt auch dafür, dass der Patient körperlich und geistig auf jeden Schritt gut vorbereitet ist, dass er versteht, was passieren wird und dass er optimal versorgt wird.

Kapitel 2

Urologische Anatomie und Pathologie

Grundlegende Anatomie
  ◦   Männliche und weibliche Harnwege

Die Harnwege spielen sowohl bei Männern als auch bei Frauen eine wichtige Rolle bei der Ausscheidung von Abfallstoffen aus dem Körper, indem sie das Blut filtern und Giftstoffe mit dem Urin ausscheiden. Obwohl die Struktur und die Funktion dieses Systems bei beiden Geschlechtern im Großen und Ganzen ähnlich sind, gibt es anatomische Unterschiede, die die Art und Weise beeinflussen, wie bestimmte Krankheiten auftreten und behandelt werden. Das Verständnis dieser Unterschiede ist für eine angemessene Behandlung der Patienten, insbesondere im Rahmen der urologischen Versorgung, von entscheidender Bedeutung.

Der männliche Harntrakt besteht bei Männern aus den Nieren, den Harnleitern, der Blase und der Harnröhre. Die **Nieren** sind zwei bohnenförmige Organe, die sich auf beiden Seiten der Wirbelsäule befinden und deren Hauptfunktion darin besteht, das Blut zu filtern, um Abfallstoffe und überschüssiges Wasser auszuscheiden und so den Urin zu bilden. Dieser Urin wird dann über die **Harnleiter**, zwei feine Kanäle, die die Nieren mit der **Blase** verbinden, in die Blase geleitet. Die Blase ist ein muskulöses Organ, das als Reservoir für den Urin bis zu seiner Entleerung dient.

Bei Männern verläuft die Harnröhre, die den Urin von der Blase zur Außenseite des Körpers leitet, durch die **Prostata**, eine walnussgroße Drüse, die sich unterhalb der Blase befindet. Diese Struktur ist einzigartig in der männlichen Anatomie und spielt eine Schlüsselrolle im Reproduktionssystem, indem sie zur Bildung von Sperma beiträgt. Die Prostata ist jedoch auch ein häufiger Ort für Erkrankungen wie Prostatakrebs und benigne Prostatahypertrophie, eine nicht krebsartige Vergrößerung der Drüse, die zu Harnwegsproblemen wie Schwierigkeiten beim Wasserlassen oder häufigem Harndrang führen kann. Mit zunehmendem Alter leiden Männer häufig an Harnwegsproblemen im Zusammenhang mit der Prostata, weshalb diese Drüse in der urologischen Behandlung von Männern eine zentrale Rolle spielt.

Die männliche Harnröhre ist länger als die der Frau und hat eine doppelte Funktion: Sie dient nicht nur der Harnableitung, sondern auch der Passage des Spermas bei der Ejakulation. Diese anatomische Besonderheit erklärt, warum bestimmte Krankheiten, wie Harnwegsinfektionen, bei Männern weniger häufig auftreten, aber schwerer sein können, wenn sie auftreten, da die Bakterien einen längeren Weg zurücklegen müssen, um die Blase zu erreichen.

Bei der Frau besteht **der weibliche Harntrakt** ebenfalls aus den Nieren, den Harnleitern, der Blase und der Harnröhre, jedoch mit einigen bedeutenden anatomischen Unterschieden. Die **Nieren** und Harnleiter funktionieren auf die gleiche Weise wie bei Männern, indem sie das Blut filtern und den Urin in die Blase leiten. Die **Blase** der **Frau** befindet sich jedoch näher an den inneren Fortpflanzungsorganen, insbesondere der Gebärmutter und den Eierstöcken, was die Behandlung urologischer Erkrankungen bei Frauen, insbesondere während der Schwangerschaft oder der Menopause, erschweren kann.

Der Hauptunterschied zwischen dem männlichen und weiblichen Harntrakt liegt in der **Harnröhre**. Bei Frauen ist die Harnröhre viel kürzer als bei Männern und misst etwa 4 cm, während sie bei Männern 15 bis 20 cm beträgt. Diese anatomische Besonderheit macht Frauen anfälliger für **Harnwegsinfektionen**, da Bakterien einen direkteren Zugang zur Blase haben. Die weibliche Harnröhre befindet sich in der Nähe des Anus, was die Migration von Keimen in den Harntrakt erleichtert. Dies gilt insbesondere nach dem Geschlechtsverkehr oder während der Menopause, wenn die Östrogenproduktion abnimmt und die Harnröhrenschleimhaut sich verändert.

Die weibliche Harnröhre hat im Gegensatz zu der des Mannes keine reproduktive Funktion. Aufgrund seiner Nähe zu den Fortpflanzungsorganen kann es bei Frauen jedoch manchmal zu Harnwegsproblemen kommen, die mit gynäkologischen Erkrankungen wie Prolaps (Senkung der Organe) in Verbindung stehen, die häufig nach Geburten oder aufgrund einer

Schwächung des Beckenbodens auftreten. Diese Senkungen können zu Schwierigkeiten beim Wasserlassen oder zu Blasenschwäche führen und erfordern eine spezielle Behandlung durch urologische und gynäkologische Teams.

Die Anatomie des männlichen und weiblichen Harntrakts ähnelt sich zwar in ihren Hauptfunktionen, weist jedoch Unterschiede auf, die die Entwicklung und Behandlung von Erkrankungen beeinflussen. Bei Männern spielt die Prostata eine zentrale Rolle bei altersbedingten Harnwegsproblemen, während bei Frauen die Nähe der Harnröhre zum Anus und ihre kurze Länge die höhere Häufigkeit von Harnwegsinfektionen erklären. Diese anatomischen Unterschiede müssen von der Pflegekraft bei der täglichen Pflege und der Vermeidung von Komplikationen berücksichtigt werden. Eine gute Kenntnis dieser Anatomie ermöglicht es, die Pflege auf jeden einzelnen Patienten abzustimmen, die zugrunde liegenden Ursachen der Beschwerden zu verstehen und eine persönliche und effektive Betreuung sowohl für Männer als auch für Frauen zu gewährleisten.

  ◦ Funktionelle Anatomie: Nieren, Blase, Harnröhre, Prostata

Die funktionelle Anatomie der Nieren, der Blase, der Harnröhre und der Prostata bildet ein System, das für die Filtration und den Abtransport von Abfallstoffen aus dem Körper von entscheidender Bedeutung ist und eine Rolle im Wasser- und Elektrolythaushalt spielt. Diese Organe sind zwar miteinander verbunden, erfüllen aber jeweils spezifische Funktionen, die zusammen das reibungslose Funktionieren des Harnsystems gewährleisten.

Die **Nieren** sind die wichtigsten Organe des Harnsystems. Sie befinden sich auf beiden Seiten der Wirbelsäule, direkt unterhalb des Brustkorbs. Ihre Hauptfunktion besteht darin, das Blut zu filtern, um Stoffwechselabfallprodukte zu entfernen und das Gleichgewicht von Wasser, Mineralsalzen und Elektrolyten aufrechtzuerhalten. Jeden Tag filtern die Nieren etwa 180 Liter

38

Blutplasma, aber nur 1 bis 2 Liter Urin werden produziert. Dieser Urin besteht aus Wasser, Salzen, Harnstoff und anderen Substanzen, die der Körper ausscheiden muss. Die Nieren erfüllen auch andere lebenswichtige Funktionen: Sie regulieren den Blutdruck, produzieren Hormone (wie Erythropoietin, das die Produktion von roten Blutkörperchen stimuliert) und sind am Säure-Basen-Gleichgewicht des Körpers beteiligt. Der Filtrationsprozess in den Nieren findet in mikroskopisch kleinen Einheiten statt, die **Nephrone** genannt werden. Sie filtern das Blut und trennen die Stoffe, die ausgeschieden werden müssen, von denen, die wieder aufgenommen werden müssen. Die so gesammelten Abfallstoffe werden in Urin umgewandelt, der dann über die **Harnleiter**, die feinen Leitungen, die die Nieren mit der Blase verbinden, ausgeschieden wird.

Die **Blase**, die sich im Unterbauch befindet, dient als Reservoir für den Urin. Ihre Muskelwand, die aus dem Detrusormuskel besteht, kann sich entspannen, um bis zu 500 ml Urin zu speichern, aber sie kann sich auch zusammenziehen, um den Urin beim Wasserlassen auszustoßen. Die Funktion der Blase wird von einem komplexen Nervensystem gesteuert, das die Kontraktionen aktiviert, wenn die Blase voll ist, und die Öffnung des Harnröhrenschließmuskels koordiniert, um die Entleerung des Urins zu ermöglichen. Der Pfleger muss die Physiologie der Blase verstehen, um die in bestimmten klinischen Kontexten häufig auftretenden Harnwegsprobleme wie Harnverhalt, Inkontinenz oder Infektionen zu überwachen. Harnkatheter, die häufig in der Urologie verwendet werden, erfordern eine besondere Aufmerksamkeit für Hygiene und Infektionsprävention, um Komplikationen zu vermeiden.

Die Harnröhre, der Kanal, der die Blase mit der Außenseite des Körpers verbindet, ist bei Männern und Frauen unterschiedlich aufgebaut. Bei Männern ist sie zwischen 15 und 20 cm lang und verläuft durch die Prostata, bevor sie in den Penis gelangt. Die Harnröhre hat eine doppelte Funktion: Sie ermöglicht die Ableitung des Urins und die Passage des Spermas bei der Ejakulation. Bei Frauen ist die Harnröhre viel kürzer, etwa 4 cm, und befindet sich direkt über der Vaginalöffnung. Diese kürzere Anatomie macht Frauen anfälliger für Harnwegsinfektionen, da Bakterien einen kürzeren Weg haben, um in die Blase zu gelangen. Die Überwachung von Infektionen, Reizungen oder Fehlfunktionen der Harnröhre ist wichtig, um ernsthaftere Komplikationen wie Niereninfektionen zu verhindern.

Bei Männern ist die **Prostata** eine spezifische Drüse, die die Harnröhre am Ausgang der Blase umgibt. Sie spielt eine wichtige Rolle im Fortpflanzungssystem, indem sie einen Teil der Samenflüssigkeit produziert, die die Spermien ernährt und transportiert. Mit zunehmendem Alter kann die Prostata jedoch problematisch werden. Die **benigne Prostatahyperplasie** (BPH), eine nicht kanzeröse Vergrößerung der **Prostata**, tritt häufig bei Männern über 50 Jahren auf und kann zu Schwierigkeiten beim Wasserlassen führen, da die Harnröhre gequetscht wird. Die Symptome umfassen häufigen Harndrang, Schwierigkeiten beim Beginn der Blasenentleerung oder das Gefühl, die Blase nicht vollständig zu entleeren. **Prostatakrebs**, ein weiteres häufiges Problem, kann ähnliche Symptome hervorrufen, erfordert jedoch eine komplexere Behandlung, die häufig eine Operation, Bestrahlung oder Hormontherapie beinhaltet. Die Überwachung der Prostatafunktion ist daher für Männer im mittleren Alter von entscheidender Bedeutung.

Insgesamt arbeiten diese Organe eng zusammen, um eine effiziente Ausscheidung von Körperabfällen zu gewährleisten und gleichzeitig ein lebenswichtiges inneres Gleichgewicht zu erhalten. Die Nieren filtern das Blut, die Blase speichert den Urin, die Harnröhre leitet ihn aus und bei Männern ist die Prostata auch an der Fortpflanzungsfunktion beteiligt. Jedes Organ hat seine spezifischen Schwachstellen und eine gründliche Kenntnis der funktionellen Anatomie ermöglicht es dem Krankenpflegehelfer, auf Anzeichen einer Funktionsstörung zu achten, aktiv an der Pflege teilzunehmen und eine angemessene Behandlung der mit diesem komplexen System verbundenen Krankheiten zu gewährleisten.

Häufige Krankheiten

 ◦ Prostatakrebs, Blasenkrebs, Nierenversagen

Prostatakrebs, **Blasenkrebs** und **Nierenversagen** sind drei der wichtigsten schweren Erkrankungen in der Urologie, die jeweils unterschiedliche Merkmale, Behandlungsmethoden und Auswirkungen auf den Patienten haben. Obwohl sie unterschiedliche Organe des Harntrakts betreffen, haben sie gemeinsame Herausforderungen in Bezug auf die Frühdiagnose, das Behandlungsmanagement und die physische und emotionale Unterstützung der Patienten.

Prostatakrebs ist eine der häufigsten Krebserkrankungen bei Männern, insbesondere ab 50 Jahren. Die Prostata, eine Drüse unterhalb der Blase, spielt eine wichtige Rolle bei der Fortpflanzung, indem sie einen Teil der Samenflüssigkeit produziert, ist aber auch ein anfälliger Ort für die Bildung von Tumoren. Die meisten Prostatakarzinome entwickeln sich langsam und verursachen in der Anfangsphase oft keine Symptome. Aus diesem Grund ist die Früherkennung von entscheidender Bedeutung. Die Diagnose stützt sich hauptsächlich auf zwei Instrumente: die Bestimmung des PSA-Wertes (prostataspezifisches Antigen) im Blut und die rektale Untersuchung, oft gefolgt von einer Biopsie im Verdachtsfall. Die Symptome treten meist in einem späteren Stadium auf und umfassen Schwierigkeiten beim Wasserlassen, einen verminderten Harnstrahl, das Gefühl einer unvollständigen Blasenentleerung und manchmal Schmerzen im unteren Rücken oder im Becken.

Die Behandlung von Prostatakrebs hängt vom Stadium der Krankheit und dem Alter des Patienten ab. In den frühen Stadien kann eine aktive Überwachung angeboten werden, wenn der Tumor klein und wenig aggressiv ist. Im fortgeschrittenen Stadium sind chirurgische Eingriffe (Prostatektomie), Strahlentherapie oder Hormontherapie möglich. Die Betreuung von Patienten mit Prostatakrebs geht weit über die physische Pflege hinaus: Die psychologischen Auswirkungen, insbesondere aufgrund der möglichen Nebenwirkungen wie Inkontinenz oder

Erektionsstörungen nach der Behandlung, sind oft tiefgreifend. Der Pfleger spielt eine wesentliche Rolle bei der Unterstützung dieser Männer bei der Bewältigung der mit der Behandlung verbundenen Schwierigkeiten, während er gleichzeitig ihre Würde bewahrt und ihnen in dieser Phase emotionale Unterstützung bietet.

Blasenkrebs ist eine weitere häufige urologische Erkrankung, die Männer und Frauen gleichermaßen betrifft, obwohl Männer häufiger betroffen sind. Er entwickelt sich aus den Zellen der inneren Blasenwand und wird in der Regel mit Risikofaktoren wie Rauchen oder dem Kontakt mit bestimmten Chemikalien in Verbindung gebracht. Zu den häufigsten Symptomen gehören Blut im Urin (Hämaturie), das anfangs oft schmerzlos ist, Schmerzen beim Wasserlassen und häufiger Harndrang. Da diese Symptome manchmal mit Harnwegsinfektionen in Verbindung gebracht werden, können sie übersehen oder falsch interpretiert werden, was zu einer Verzögerung der Diagnose führt.

Die Behandlung von Blasenkrebs hängt vom Stadium der Erkrankung ab. Bei oberflächlichen Tumoren kann eine endoskopische Resektion (Zystoskopie) ausreichend sein. In fortgeschrittenen Fällen kann eine Chemotherapie, Strahlentherapie oder sogar eine Zystektomie (Entfernung der Blase) erforderlich sein. Die letztgenannte Behandlung ist besonders invasiv und erfordert häufig die Anlage einer Harnableitung, was die Lebensqualität des Patienten beeinträchtigt. Der Pfleger spielt in diesem Fall eine entscheidende Rolle bei der postoperativen Betreuung, insbesondere um den Patienten zu helfen, sich an eine neue Art der Harnableitung zu gewöhnen. Er muss sie auch in den Momenten der Unsicherheit und Angst unterstützen, die oft mit einer solch radikalen Behandlung einhergehen.

Schließlich ist **Nierenversagen** eine Erkrankung, die die Fähigkeit der Nieren beeinträchtigt, das Blut richtig zu filtern und Abfallstoffe aus dem Körper zu entfernen. Es kann akut (plötzlich auftretend, oft reversibel) oder chronisch (langsam fortschreitend und irreversibel) sein. Die Ursachen für Nierenversagen sind vielfältig: Diabetes, Bluthochdruck, wiederholte Niereninfektionen oder auch die langfristige Einnahme bestimmter nephrotoxischer Medikamente. Zu den Symptomen der chronischen Niereninsuffizienz gehören Müdigkeit, Ödeme (Wassereinlagerungen), Schwierigkeiten beim Wasserlassen, Übelkeit und ein schlecht kontrollierter Bluthochdruck. In einem fortgeschrittenen Stadium kann diese Krankheit zu einer toxischen Ansammlung von Abfallstoffen im Blut führen, die eine schwere Behandlung wie Dialyse oder Nierentransplantation erforderlich macht.

Die Pflegekraft spielt eine wichtige Rolle bei der täglichen Betreuung von Patienten mit Niereninsuffizienz. Er sorgt für die Einhaltung der strikten Diät, überwacht die Hydratation und die Anzeichen von Flüssigkeitsüberladung (wie Ödeme oder Atembeschwerden) und bereitet die Patienten auf die Dialyse vor. Bei der Dialyse hilft der Pfleger bei der Unterbringung und Überwachung der Patienten und sorgt dafür, dass sie sich während dieses langen und oft anstrengenden Verfahrens wohlfühlen. Er ist auch eine unverzichtbare moralische Stütze, da die chronische Niereninsuffizienz oft radikale Veränderungen im Lebensstil des Patienten erfordert, was manchmal zu erheblichen emotionalen Belastungen führt.

  ◦ Harnwegsinfektionen: Zystitis, Pyelonephritis

Harnwegsinfektionen, insbesondere **Zystitis** und **Pyelonephritis**, sind häufige Erkrankungen in der Urologie, die hauptsächlich das Harnsystem betreffen und unangenehme und manchmal schwerwiegende Symptome verursachen können, wenn sie nicht rechtzeitig behandelt werden. Sie treten am häufigsten bei Frauen auf, können aber auch bei Männern vorkommen, insbesondere in höherem Alter. Das Verständnis des Unterschieds zwischen diesen Infektionen und ihrer Behandlung ist entscheidend für eine wirksame Behandlung und die Vermeidung von Komplikationen.

Zystitis ist die am weitesten verbreitete Harnwegsinfektion, insbesondere bei Frauen, da die Harnröhre kurz ist, was die Migration von Bakterien in die Blase erleichtert. Sie wird durch Bakterien, hauptsächlich **Escherichia coli**, verursacht, die aus dem Verdauungstrakt stammen und die Harnröhre besiedeln, bevor sie in die Blase aufsteigen. Die Blasenentzündung äußert sich durch die üblichen Symptome wie Brennen oder Schmerzen beim Wasserlassen, häufiger Harndrang auch bei leerer Blase und trüber oder geruchsintensiver Urin. Manchmal können Blutspuren im Urin erscheinen (Hämaturie). Obwohl Blasenentzündungen oft harmlos sind, können sie sehr unangenehm sein und die Lebensqualität der Patienten beeinträchtigen.

Die Behandlung der Zystitis besteht hauptsächlich in der Einnahme von Antibiotika für einige Tage, zusammen mit der Empfehlung, viel Wasser zu trinken, um die Ausscheidung der Bakterien zu fördern. Bei einigen Patienten kann die Zystitis wiederkehrend auftreten, was eine weitere medizinische Überwachung erfordert, um Risikofaktoren oder anatomische Anomalien zu identifizieren, die diese wiederholten Infektionen begünstigen könnten. Die Pflege durch die Pflegekraft bei einer Blasenentzündung umfasst die Gewährleistung des Komforts des Patienten, die Überwachung der Häufigkeit und Qualität des Urinierens und die Einhaltung der Hydratationsvorschriften.

In einigen Fällen, wenn die Zystitis nicht richtig behandelt oder vernachlässigt wird, kann die Infektion in die Nieren aufsteigen und eine **Pyelonephritis** verursachen, eine viel ernstere Infektion, die das Nierengewebe befällt. Die Symptome einer Pyelonephritis sind stärker als die einer einfachen Zystitis. Sie umfassen hohes Fieber, Schüttelfrost, Rückenschmerzen auf der Seite der betroffenen Niere sowie Übelkeit und Erbrechen. Der Urin kann auch trüb sein, mit Anzeichen einer Hämaturie, aber das Hauptsymptom, das sie von einer einfachen Zystitis unterscheidet, sind die starken Schmerzen im unteren Rücken, im Bereich der Nieren.

Pyelonephritis erfordert eine schnelle Behandlung, da eine Niereninfektion zu ernsthaften Komplikationen wie Sepsis oder bleibenden Nierenschäden führen kann. Die Behandlung erfolgt in der Regel durch die Verabreichung von Antibiotika, in schweren Fällen häufig intravenös, und kann einen Krankenhausaufenthalt erforderlich machen, insbesondere wenn der Patient Anzeichen von Dehydrierung oder einer systemischen Infektion aufweist. Als Krankenpfleger ist die Überwachung der Vitalzeichen (Temperatur, Blutdruck, Herzfrequenz) und der Symptome des Patienten von entscheidender Bedeutung, um eine Verschlechterung des Gesundheitszustands zu erkennen und eine schnelle medizinische Reaktion zu gewährleisten.

Bei der Prävention spielt auch der Pfleger eine wichtige Rolle, indem er die Patienten über die Bedeutung von Flüssigkeitszufuhr, Intimhygiene und Verhaltensweisen zur Vermeidung von Rückfällen aufklärt. Für Frauen werden häufig Ratschläge wie das Wasserlassen nach dem Geschlechtsverkehr, eine sanfte Hygiene und die Vermeidung von Reizstoffen empfohlen, um das Risiko einer Zystitis zu verringern. Bei älteren Menschen, insbesondere bei Männern, kann das Vorhandensein von Harnwegsproblemen, die mit einer gutartigen Prostatavergrößerung verbunden sind, dazu führen, dass der Urin in der Blase stagniert, was das Risiko von Infektionen erhöht. In diesen Fällen kann die Pflegekraft bei der Überwachung des Harnflusses und der Aufklärung des Patienten über vorbeugende Maßnahmen helfen.

∘ Harninkontinenz: Ursachen und Folgen

Harninkontinenz ist ein weit verbreitetes, aber oft missverstandenes und unterschätztes Problem, das Millionen von Menschen auf der ganzen Welt betrifft. Sie ist durch unfreiwilligen Urinverlust gekennzeichnet, ein Symptom, das erhebliche Auswirkungen auf die Lebensqualität der Betroffenen haben kann. Harninkontinenz kann Menschen jeden Alters betreffen, obwohl sie häufiger bei älteren Menschen und Frauen auftritt, insbesondere nach der Menopause oder nach

Entbindungen. Die Ursachen sind vielfältig und variieren je nach Art der Inkontinenz, aber die physischen und psychischen Folgen sind oft schwerwiegend und wirken sich nicht nur auf die Gesundheit des Patienten, sondern auch auf sein emotionales und soziales Wohlbefinden aus.

Es gibt verschiedene Arten von Harninkontinenz, deren **Ursachen** je nach den beteiligten Mechanismen variieren. Die **Belastungsinkontinenz** ist eine der häufigsten, insbesondere bei Frauen. Sie tritt auf, wenn der Druck auf die Blase (beim Husten, Niesen, bei körperlicher Anstrengung oder einfach beim Aufstehen) den Widerstand des Harnröhrenschließmuskels übersteigt, was zu einem Urinverlust führt. Diese Art von Inkontinenz wird häufig durch eine Schwächung der Beckenbodenmuskulatur verursacht, die nach Schwangerschaften, mehreren Geburten oder auch altersbedingt auftreten kann. Bei Männern kann eine Prostatektomie (Entfernung der Prostata) manchmal zu Stressinkontinenz führen, da der Schließmuskel der Harnröhre während der Operation verletzt wird.

Eine weitere häufige Form ist die **Dranginkontinenz** (oder Dranginkontinenz). Sie äußert sich durch einen plötzlichen und starken Harndrang, gefolgt von einer Flucht, noch bevor die Person die Toilette erreichen kann. Diese Inkontinenz ist oft mit einer überaktiven Blase verbunden, die sich unangemessen zusammenzieht, selbst wenn die Blase noch nicht voll ist. Zu den Ursachen gehören neurologische Störungen wie Parkinson oder Multiple Sklerose, wiederkehrende Harnwegsinfektionen oder Reizungen der Blase durch Steine oder Tumore. Dranginkontinenz kann auch auf neurologische Probleme zurückzuführen sein, die die Kommunikation zwischen dem Gehirn und der Blase beeinträchtigen.

Schließlich gibt es noch Mischformen der Inkontinenz, bei denen die Symptome der Stress- und Dranginkontinenz kombiniert werden, sowie die Überlaufinkontinenz, die auftritt, wenn die Blase nicht vollständig entleert wird und schließlich überläuft. Dies ist bei Männern häufiger der Fall, da ein Hindernis in der

Prostata (benigne Prostatahypertrophie) die vollständige Entleerung des Urins verhindert.

Die **Folgen** von Harninkontinenz sind oft weitreichender als die bloßen körperlichen Beschwerden. Obwohl Blasenschwäche manchmal als geringfügig empfunden wird, hat sie einen tiefgreifenden Einfluss auf das tägliche Leben der Patienten. Auf **körperlicher** Ebene kann häufiger Harnverlust zu Hautreizungen und Hautinfektionen (Dermatitis) führen und das Risiko von Harnwegsinfektionen erhöhen. Bei älteren Menschen oder Menschen mit eingeschränkter Mobilität kann Inkontinenz auch zu Stürzen führen, wenn der Patient zur Toilette eilt, um ein Leck zu vermeiden, und dabei das Gleichgewicht verlieren kann.

Die **psychologischen** Folgen können noch gravierender sein. Harninkontinenz ist oft mit Scham und Unbehagen verbunden, was dazu führt, dass die Betroffenen soziale Aktivitäten meiden, ihre Reisen einschränken oder sich aus dem öffentlichen Leben zurückziehen, weil sie befürchten, ihren Harnverlust nicht kontrollieren zu können. Diese soziale Isolation kann schnell zu einem Verlust des Selbstvertrauens und sogar zu Depressionen führen. Viele Menschen, die von Inkontinenz betroffen sind, sprechen aus Angst vor Verurteilung nicht über ihr Problem und verzögern so den Arztbesuch, was die Situation noch verschlimmert.

Die **sozialen Auswirkungen** von Inkontinenz sind daher erheblich. Menschen mit Inkontinenz können sich dafür entscheiden, ihre sozialen Interaktionen einzuschränken, ihre körperlichen oder sportlichen Aktivitäten einzustellen oder ihre Routine zu ändern, um in der Nähe der Toilette zu bleiben, was ihre Lebensqualität erheblich beeinträchtigt. Das weit verbreitete Stigma der Inkontinenz führt dazu, dass viele Patienten zögern, Hilfe in Anspruch zu nehmen, was ihre Isolation noch verstärkt.

Glücklicherweise gibt es **Lösungen** zur Behandlung von Harninkontinenz, die je nach Ursache und Art der Inkontinenz unterschiedlich sind. Die Behandlungsmöglichkeiten reichen von

Änderungen des Lebensstils (Gewichtsverlust, Reduzierung des Koffein- oder Alkoholkonsums) bis hin zu Übungen zur Stärkung des Beckenbodens, wie die **Kegel-Übungen**, die besonders bei Belastungsinkontinenz wirksam sind. Weitere Optionen sind eine medikamentöse Behandlung, um die überaktive Blase zu beruhigen, oder medizinische Geräte wie Pessare, die bei Frauen die Blase stützen können. In einigen Fällen ist eine Operation erforderlich, insbesondere bei Männern, die sich einer Prostatektomie unterzogen haben, oder bei Frauen, die nach einer Entbindung an schwerer Inkontinenz leiden.

Behandlungen und medizinische Eingriffe in der Urologie

  ◦   Medizinische und chirurgische Behandlungen

Die **medizinischen und chirurgischen Behandlungen** in der Urologie sind vielfältig und auf die Besonderheiten der jeweiligen Erkrankung abgestimmt, ob es sich nun um Infektionen, Funktionsstörungen, Nierensteine oder Krebserkrankungen handelt. Diese Behandlungen zielen darauf ab, Symptome zu lindern, Krankheiten zu heilen oder die Lebensqualität der Patienten zu verbessern, wenn eine vollständige Heilung nicht möglich ist. Jeder Ansatz, ob medizinisch oder chirurgisch, wird auf der Grundlage der Art der Krankheit, des Stadiums der Entwicklung und der individuellen Eigenschaften des Patienten festgelegt.

Medizinische Behandlungen werden häufig als erster Ansatz bei weniger schweren urologischen Erkrankungen oder in einem frühen Stadium bevorzugt. Diese Behandlungen beinhalten **Medikamente**, die direkt auf die Ursache oder die Symptome der Krankheit abzielen. Bei **Harnwegsinfektionen** sind beispielsweise Antibiotika die Behandlung der Wahl, um die Bakterien zu beseitigen, die die Infektion verursachen. Antibiotika können bei einfachen Infektionen wie Zystitis oral verabreicht werden oder intravenös bei schwereren Fällen wie Pyelonephritis.

Bei chronischen Erkrankungen wie der **benignen Prostatahyperplasie** (BPH), die zu einer Vergrößerung der

Prostata und Schwierigkeiten beim Wasserlassen führt, zielt die medikamentöse Behandlung darauf ab, die Muskeln der Prostata und der Blase zu entspannen oder die Größe der Prostata zu verringern. Zu den verwendeten Medikamenten gehören **Alpha-Blocker**, die das Wasserlassen erleichtern, indem sie die Muskeln der Prostata und des Blasenhalses entspannen, und **5-Alpha-Reduktasehemmer**, die die Größe der Prostata reduzieren, indem sie auf die Hormone einwirken. Diese Behandlungen sind in den frühen Stadien der BPH besonders wirksam und können die Notwendigkeit eines chirurgischen Eingriffs verzögern oder sogar verhindern.

Im Falle einer **überaktiven Blase** oder **Harninkontinenz** können anticholinerge Medikamente oder Beta-3-Agonisten verschrieben werden, um die unwillkürlichen Kontraktionen der Blase zu reduzieren und den häufigen Harndrang zu verringern. Diese medizinischen Behandlungen verbessern die Lebensqualität der Patienten erheblich, da sie die Häufigkeit von Blasenentleerungen und den Harndrang reduzieren.

Wenn jedoch die medikamentöse Behandlung nicht ausreicht oder die Krankheit zu weit fortgeschritten ist, werden **chirurgische Behandlungen** notwendig. Einer der häufigsten urologischen Eingriffe ist die **Prostatektomie**, bei der die Prostata vollständig oder teilweise entfernt wird. Sie wird in Fällen von **gutartiger Prostatahyperplasie**, die gegen medizinische Behandlungen resistent ist, oder bei **Prostatakrebs** durchgeführt. Die radikale Prostatektomie, die zur Behandlung von lokalisiertem Prostatakrebs eingesetzt wird, kann offen, laparoskopisch oder mit Hilfe der robotischen Chirurgie durchgeführt werden. Die letztere Technik ist präziser und weniger invasiv, ermöglicht eine schnellere Genesung und verringert das Risiko von Komplikationen wie Inkontinenz oder Erektionsstörungen.

Bei **Blasenkrebs** hängt die chirurgische Behandlung vom Stadium des Tumors ab. Wenn der Tumor oberflächlich ist, kann er durch eine **transurethrale Resektion der Blase** (TURB) entfernt werden, ein minimal-invasiver Eingriff, bei dem der

Tumor durch die Harnröhre ohne Einschnitt entfernt wird. Bei fortgeschrittenem Krebs kann eine **Zystektomie** (vollständige Entfernung der Blase) erforderlich sein, die mit einer Harnableitung einhergeht, um dem Patienten die Möglichkeit zu geben, seinen Urin auszuscheiden. Diese schwere Operation hat einen großen Einfluss auf die Lebensqualität und die postoperative Betreuung ist von entscheidender Bedeutung, um dem Patienten zu helfen, sich an diese neue Realität anzupassen.

Ein weiterer häufiger chirurgischer Eingriff in der Urologie ist die Behandlung von **Urolithiasis** oder Nierensteinen. Wenn die Steine zu groß sind, um auf natürlichem Wege ausgeschieden zu werden, werden Techniken wie die **extrakorporale Stoßwellenlithotripsie** (**ESWL**) eingesetzt, um die Steine zu zertrümmern, so dass sie leichter durch die Harnwege ausgeschieden werden können. Wenn diese Technik nicht ausreicht, kann eine **Ureteroskopie** oder eine **perkutane Nephrolithotomie** (Eingriff über die Haut) durchgeführt werden, um die Steine zu entfernen. Diese Verfahren führen zu einer schnellen Linderung der starken Schmerzen und der Komplikationen, die mit Nierensteinen verbunden sind, wie wiederholte Harnwegsinfektionen oder Harnwegsobstruktion.

Bei **terminaler Niereninsuffizienz**, bei der die Nieren das Blut nicht mehr effektiv filtern können, wird eine **Dialyse** notwendig. Es gibt zwei Arten der Dialyse: die **Hämodialyse**, bei der das Blut außerhalb des Körpers durch eine Maschine gefiltert wird, und die **Peritonealdialyse**, bei der die Dialyseflüssigkeit in die Bauchhöhle geleitet wird, um die Abfallstoffe zu absorbieren, bevor sie abgelassen wird. Die Dialyse ist eine anstrengende und belastende Behandlung für die Patienten, aber sie erhält das Leben bis zu einer möglichen **Nierentransplantation**, die die Behandlung der Wahl für Patienten mit schwerer chronischer Niereninsuffizienz ist.

○ Die verschiedenen Arten von Kathetern (Ureterkatheter, suprapubischer Katheter usw.).

Harnkatheter spielen eine entscheidende Rolle bei der Behandlung von urologischen Erkrankungen und chirurgischen Eingriffen. Sie dienen zur Ableitung von Urin, wenn der Patient aufgrund einer Erkrankung, einer Harnwegsobstruktion oder einer Operation nicht normal urinieren kann. Es gibt verschiedene Arten von Kathetern, die jeweils für bestimmte klinische Situationen geeignet sind, und die Wahl des Kathetertyps hängt von den individuellen Bedürfnissen des Patienten und der voraussichtlichen Dauer der Anwendung ab. Zu den häufigsten Kathetern gehören **Ureterkatheter, suprapubische** Katheter und **intermittierende** Katheter, die jeweils ihre eigenen Indikationen und Einführmethoden haben.

Der **Ureterkatheter** wird direkt durch die Harnröhre in die Blase eingeführt, um den Urin abzulassen. Er ist der am häufigsten verwendete Kathetertyp in Krankenhäusern, insbesondere in der postoperativen Versorgung oder bei Patienten, die unter Harnverhalt leiden. Er wird in der Regel aus Latex oder Silikon hergestellt und ist mit einem Drainagebeutel verbunden. Diese Art von Katheter wird häufig nach urologischen Operationen wie Prostatektomie oder Nierensteinoperationen eingesetzt oder wenn ein Patient immobilisiert ist und nicht in der Lage ist, die Toilette aufzusuchen. Die Einführung des Harnröhrenkatheters ist in der Regel schnell und minimalinvasiv, aber da er in direktem Kontakt mit der Harnröhre steht, kann er Reizungen oder Infektionen verursachen, wenn die Hygiene nicht genau eingehalten wird. Um Harnwegsinfektionen vorzubeugen, ist es wichtig, dass Sie beim Einsetzen eine gute Asepsis einhalten und den Bereich regelmäßig auf Anzeichen einer Entzündung oder Infektion überwachen.

Der **suprapubische Katheter** wird direkt durch die Haut oberhalb des Schambeins eingeführt, um die Blase zu erreichen, ohne die Harnröhre zu passieren. Dieses Verfahren wird in der Regel unter örtlicher Betäubung durchgeführt und kommt zum Einsatz, wenn die Einführung eines Harnröhrenkatheters nicht möglich oder ungeeignet ist, z.B. bei Harnröhrenobstruktion oder nach Verletzungen der Harnröhre. Der suprapubische Katheter wird häufig bei Patienten bevorzugt, die eine langfristige Harnableitung benötigen, da er bequemer als der Ureterkatheter ist und das Risiko von Harnwegsinfektionen verringert, da er nicht durch die Harnröhre verläuft. Diese Art von Katheter wird auch bei Patienten mit neurologischen Erkrankungen, die die Blasenfunktion beeinträchtigen, wie Multiple Sklerose oder Rückenmarksverletzungen, verwendet, um eine wirksame Harnableitung zu gewährleisten. Es ermöglicht eine bessere Mobilität des Patienten und ist leichter zu Hause zu handhaben.

Intermittierende Katheter, auch **selbstschmierende** Katheter genannt, werden für den **intermittierenden** Katheterismus verwendet, eine Technik, bei der der Katheter mehrmals täglich eingeführt wird, um die Blase zu entleeren, und dann nach jeder Verwendung wieder entfernt wird. Diese Art von Katheter wird häufig für Patienten empfohlen, die in der Lage sind, sich selbst oder mit Hilfe einer Pflegekraft zu katheterisieren. Sie ist besonders geeignet für Patienten mit chronischer Harnretention, die jedoch noch eine Restfunktion der Blase haben und die Verwendung eines Dauerkatheters vermeiden können. Der intermittierende Katheterismus hat den Vorteil, dass er das Risiko von Infektionen erheblich reduziert, da die Blase zwischen den Katheterisierungen frei bleibt, im Gegensatz zu Dauerkathetern, die an Ort und Stelle bleiben und eine Eintrittspforte für Bakterien darstellen. Intermittierende Katheter werden häufig für Patienten mit Blasenneuropathie, Rückenmarksverletzungen oder nach bestimmten Beckenoperationen empfohlen.

Neben diesen Hauptkatheterarten gibt es **Ballonkatheter**, die mit einem kleinen Ball**on** ausgestattet sind, der an der Spitze aufgeblasen wird, sobald er sich in der Blase befindet, um zu verhindern, dass der Katheter verrutscht. Diese Vorrichtung wird häufig bei Ureter- und suprapubischen Kathetern verwendet, um sicherzustellen, dass sie an Ort und Stelle bleiben, insbesondere wenn der Patient über einen längeren Zeitraum katheterisiert werden muss.

Jede Art von Katheter hat Vor- und Nachteile und die Wahl des Gerätes hängt nicht nur vom medizinischen Zustand des Patienten ab, sondern auch von seinem Lebensstil und seiner Fähigkeit, mit einem Katheter umzugehen. Die langfristige Verwendung von Kathetern, insbesondere von Ureter- und suprapubischen Kathetern, erfordert ständige Aufmerksamkeit, um Komplikationen wie Harnwegsinfektionen, Hautverletzungen oder die Bildung von Blasensteinen zu verhindern. Die Pflegekraft spielt bei der Pflege der Katheter eine entscheidende Rolle: Sie muss auf eine gründliche Hygiene achten, die Drainagebeutel regelmäßig leeren, auf Anzeichen einer Infektion achten (wie Fieber, Schmerzen oder übelriechenden Urin) und den Patienten aufklären, damit er versteht, wie er seinen Katheter zu pflegen hat, insbesondere wenn er zu Hause verwendet wird.

Schließlich ist es wichtig anzumerken, dass die Verwendung von Kathetern, obwohl sie oftmals wesentlich ist, eine emotionale Auswirkung auf die Patienten haben kann, insbesondere auf diejenigen, die langfristig mit einem Katheter leben müssen. Der Pfleger spielt daher auch eine wichtige Rolle bei der psychologischen Unterstützung des Patienten, indem er ihm hilft, sich an die neue Realität anzupassen und dafür zu sorgen, dass der Patient ein Höchstmaß an Autonomie und Würde im täglichen Umgang mit seinem Körper behält.

- ○ Lithotripsie, Prostatektomie, Nephrektomie, Zystoskopie

In der Urologie sind mehrere chirurgische oder medizinische Eingriffe zur Behandlung spezifischer Erkrankungen erforderlich. **Lithotripsie**, **Prostatektomie**, **Nephrektomie** und **Zystoskopie** sind häufig angewandte Verfahren, die jeweils unterschiedliche Bedürfnisse erfüllen, von der Behandlung von Nierensteinen bis hin zur Behandlung von Prostata- oder Nierenkrebs. Jeder dieser Eingriffe hat seine eigenen Indikationen, Techniken und Auswirkungen auf den Patienten, und die Rolle der Pflegekraft ist bei der Vorbereitung und Nachsorge dieser Eingriffe von entscheidender Bedeutung.

Die **Lithotripsie** ist eine nicht-invasive Technik zur Behandlung von **Nierensteinen** oder **Harnsteinen**, die auch als Lithiasis bezeichnet werden. Die Steine bilden sich in den Nieren oder Harnwegen aus Mineralablagerungen, die sich zusammenballen und starke Schmerzen verursachen können, wenn sie den Urinfluss blockieren. Bei der Lithotripsie werden diese Steine mit Hilfe von **Stoßwellen** in kleine Stücke zertrümmert, so dass sie auf natürliche Weise über die Harnwege ausgeschieden werden können. Es gibt im Wesentlichen zwei Arten der Lithotripsie: die **extrakorporale Stoßwellenlithotripsie** (ESWL), bei der die Wellen von außerhalb des Körpers auf die Steine gerichtet werden, und die **endoskopische Lithotripsie**, bei der ein Endoskop eingeführt wird, um einen direkten Eingriff zu ermöglichen. Der Vorteil der Lithotripsie ist, dass eine invasive Operation vermieden wird, wodurch die Genesungszeit verkürzt und das Risiko von Komplikationen verringert wird. Die Rolle der Pflegekraft bei diesem Verfahren besteht darin, den Patienten vor dem Eingriff vorzubereiten, die Entfernung der Steinfragmente zu überwachen und auf mögliche Komplikationen wie Infektionen oder Harnverhalt zu achten.

Die **Prostatektomie** ist ein chirurgischer Eingriff, bei dem die **Prostata** ganz oder teilweise entfernt wird, in der Regel als Reaktion auf **Prostatakrebs** oder eine **gutartige Prostatavergrößerung** (BPH). Es gibt verschiedene Arten der Prostatektomie, die häufigste ist die **radikale Prostatektomie**, bei der die Prostata vollständig entfernt wird, häufig zusammen mit den Samenbläschen und manchmal auch den benachbarten Lymphknoten, um die Ausbreitung des Krebses zu verhindern. Dieser Eingriff kann klassisch offen oder mit weniger invasiven Techniken wie **laparoskopischer** oder **roboterassistierter Chirurgie** durchgeführt werden, die die Schnitte, die Genesungszeit und das Risiko von postoperativen Komplikationen wie Harninkontinenz oder Erektionsstörungen verringern. Die **einfache Prostatektomie** wird zur Behandlung von BPH eingesetzt und umfasst die Entfernung nur des inneren Teils der Prostata, der eine Harnwegsverstopfung verursacht. Der Pfleger spielt eine wesentliche Rolle bei der Vorbereitung des

Patienten vor dem Eingriff, indem er ihm hilft, den Ablauf der Operation und ihre Auswirkungen zu verstehen. Er führt eine sorgfältige postoperative Nachsorge durch, überwacht die Genesung und unterstützt den Patienten bei der Behandlung von Nebenwirkungen, wie z.B. der Führung eines temporären Katheters oder der Dammschulung zur Verringerung von Inkontinenzproblemen.

Die **Nephrektomie** ist ein schwerer chirurgischer Eingriff, bei dem eine **Niere** ganz oder teilweise entfernt wird. Sie wird in der Regel bei **Nierenkrebs**, einem großen gutartigen Tumor oder wenn eine Niere durch eine Krankheit oder ein Trauma schwer geschädigt ist, durchgeführt. Die Nephrektomie kann **vollständig** (die gesamte Niere wird entfernt) oder **teilweise** (nur ein Teil der Niere wird entfernt, normalerweise um die verbleibende Nierenfunktion zu erhalten) sein. Wie bei der Prostatektomie kann die Nephrektomie offen oder **laparoskopisch** durchgeführt werden, eine weniger invasive Technik, die eine schnellere Genesung ermöglicht. Die Entfernung einer Niere oder eines Teils davon ist eine heikle Operation, da die Nieren eine wesentliche Rolle bei der Filtration des Blutes und der Beseitigung von Abfallstoffen spielen. Nach der Operation muss die verbleibende Niere den Funktionsverlust kompensieren. Der Pfleger ist besonders an der postoperativen Nachsorge beteiligt, indem er auf Anzeichen von Infektionen, Blutungen und die Nierenfunktion achtet. Er hilft dem Patienten, sich an seinen neuen Zustand anzupassen, indem er ihm erklärt, wie wichtig ein gesunder Lebensstil ist, um die verbleibende Niere zu erhalten, insbesondere durch die Überwachung von Ernährung und Flüssigkeitszufuhr.

Die **Zystoskopie** ist ein **diagnostisches** und manchmal auch **therapeutisches** Verfahren, bei dem das Innere der **Blase** und der Harnröhre mit einem **Zystoskop**, einem dünnen, flexiblen Schlauch mit einer Kamera, untersucht wird. Dieses Verfahren wird zur Untersuchung von Blasenanomalien, zur Diagnose von Krankheiten wie Blasenkrebs oder zur Behandlung bestimmter Probleme wie der Resektion kleiner Tumore oder der Entfernung von Blasensteinen verwendet. Die Zystoskopie kann unter **örtlicher** Betäubung oder **Vollnarkose** durchgeführt werden, je nach Umfang des Eingriffs. Sie wird häufig gut toleriert und ermöglicht eine direkte Visualisierung der Blasenwand und der unteren Harnwege. Der Pflegehelfer begleitet den Patienten vor dem Eingriff, indem er ihn beruhigt und die notwendigen Materialien vorbereitet. Nach dem Eingriff überwacht er die Normalisierung der Harnfunktion, stellt sicher, dass keine abnormalen Schmerzen oder Blutungen auftreten, und ermutigt den Patienten, viel Wasser zu trinken, um die Blase zu spülen.

Kapitel 3

Tägliche Betreuung von Patienten in der Urologie

Die Schlüsselrolle von Hygiene und Asepsis
  ◦   Verhütung von nosokomialen Infektionen

Die **Vermeidung von nosokomialen Infektionen**, d.h. Infektionen, die während eines Krankenhausaufenthalts oder in einer anderen Gesundheitseinrichtung erworben werden, ist ein wichtiges Thema im medizinischen Bereich, insbesondere in der Urologie. Diese Infektionen, die vor allem gefährdete Patienten oder Patienten, die sich medizinischen oder chirurgischen Eingriffen unterziehen, betreffen, können schwerwiegende Folgen haben, die den Krankenhausaufenthalt verlängern, die Gesundheitskosten erhöhen und vor allem die Gesundheit und Sicherheit der Patienten gefährden. Das Pflegepersonal spielt eine zentrale Rolle bei der Prävention, indem es strenge Hygiene- und Sterilisationsprotokolle anwendet, sorgfältig auf Anzeichen einer Infektion achtet und die Patienten über die Präventionsmaßnahmen aufklärt.

Nosokomiale Infektionen entstehen am häufigsten durch **Bakterien**, **Viren** oder **Pilze**, die sich in der Krankenhausumgebung entwickeln, insbesondere durch invasive Behandlungen, medizinische Geräte (wie Harnkatheter oder Katheter) oder den Kontakt mit kontaminierten Oberflächen oder Materialien. In der Urologie, wo Patienten häufig katheterisiert werden oder sich chirurgischen Eingriffen unterziehen müssen, ist die Prävention von Infektionen besonders wichtig. **Katheterassoziierte** Harnwegsinfektionen (auch als **Harnwegsinfektionen** im Zusammenhang **mit einem Harnwegssystem** bezeichnet) gehören zu den häufigsten nosokomialen Infektionen. Sie können auftreten, wenn Bakterien über den Katheter in die Harnwege eindringen oder aufgrund unzureichender Hygiene beim Legen und der Pflege der Katheter.

Die **Händedesinfektion** ist eine der ersten Maßnahmen zur Vermeidung von nosokomialen Infektionen. Jeder Angehörige des Gesundheitswesens, auch der Pfleger, muss sich die Hände gründlich und häufig waschen, vor und nach jedem Patientenkontakt, nach dem Berühren von medizinischem Material oder nach der Handhabung eines Geräts wie eines

Katheters. Die Verwendung von hydroalkoholischen Lösungen oder antiseptischer Seife ist eine grundlegende Maßnahme, die jedoch unerlässlich ist, um die Verbreitung von Krankheitserregern zu begrenzen. Diese einfache und wirksame Maßnahme ist zwar wichtig, muss aber strengstens befolgt werden, um Kreuzübertragungen zwischen Patienten zu vermeiden, insbesondere in Risikoabteilungen wie der Urologie, wo invasive Geräte häufig verwendet werden.

Die **Einhaltung aseptischer Techniken** bei medizinischen Verfahren ist ebenfalls von grundlegender Bedeutung für die Vermeidung nosokomialer Infektionen. Dazu gehören die Verwendung von sterilem Material, die Desinfektion der Haut vor dem Einführen eines Katheters oder einer Sonde und die Verwendung von sterilen Handschuhen und Kitteln für das Pflegepersonal, das an diesen Maßnahmen beteiligt ist. Beim Legen eines Harnkatheters ist es beispielsweise entscheidend, ein strenges Sterilitätsprotokoll zu befolgen, das die Verwendung eines sterilen Abdecktuchs, von Handschuhen und eine angemessene Desinfektion der umliegenden Bereiche vorsieht. Die Pflegekraft, die diese Maßnahmen oft vorbereitet und unterstützt, muss sicherstellen, dass diese Regeln eingehalten werden, um das Risiko einer Bakterieneinschleppung in den Harntrakt zu minimieren.

Die Pflege von **medizinischen Geräten** wie Harnkathetern ist eine weitere potenzielle Quelle für nosokomiale Infektionen, und ihre sorgfältige Handhabung ist von entscheidender Bedeutung. Bei Patienten mit Langzeitkathetern muss sichergestellt werden, dass der Drainagebeutel unterhalb der Blasenhöhe platziert wird, um einen Rückfluss des Urins zu vermeiden, der Bakterien in die Harnwege einschleppen könnte. Die regelmäßige Entleerung des Beutels muss unter strengen hygienischen Bedingungen erfolgen und die Drainagesysteme müssen vorsichtig gehandhabt werden, um eine Kontamination zu vermeiden. Der Pfleger, der diese Geräte regelmäßig überwacht, muss auf Anzeichen einer Infektion achten (Fieber, Schmerzen, trüber oder übelriechender Urin) und bei Verdacht auf eine Infektion schnell eingreifen.

Neben den medizinischen Geräten ist die **Desinfektion der Oberflächen** und des umgebenden Materials eine weitere wichtige Maßnahme zur Begrenzung nosokomialer Infektionen. In Krankenhäusern können Oberflächen wie Türgriffe, Betten oder gemeinsam genutzte Geräte (wie Blutdruckmessgeräte oder Thermometer) als Übertragungswege für Krankheitserreger dienen. Eine regelmäßige Reinigung mit geeigneten Desinfektionsmitteln ist notwendig, um die mikrobielle Belastung dieser Oberflächen zu reduzieren. Die Pflegekraft, die in direktem Kontakt mit dem Patienten und dem Material steht, muss auf die Sauberkeit der Pflegeumgebung, die ordnungsgemäße Entsorgung von medizinischen Abfällen und die angemessene Verwendung von persönlichen Schutzvorrichtungen (Handschuhe, Masken) achten, wenn dies erforderlich ist.

Ein häufig vernachlässigter Aspekt der Prävention von nosokomialen Infektionen ist schließlich die **Aufklärung der Patienten und ihrer Angehörigen**. Der Pfleger spielt eine Schlüsselrolle bei der Aufklärung und Sensibilisierung der Patienten über wichtige Hygienemaßnahmen wie das Händewaschen oder den Umgang mit medizinischen Geräten zu Hause. Es ist wichtig, dass der Patient versteht, wie er einer Infektion vorbeugen kann, insbesondere wenn er mit einem Katheter oder einer Urinsonde nach Hause kommt. Die Aufklärung von Angehörigen und Betreuern über gute Praktiken ist ebenfalls von entscheidender Bedeutung, da diese häufig in die tägliche Pflege des Patienten eingebunden sind. Eine gute Aufklärung kann das Risiko von Infektionen nach der Entlassung des Patienten aus dem Krankenhaus verringern.

   ○   Sterile Pflegetechniken (Sonden, Katheter)

Sterile Pflegetechniken, insbesondere für das Legen und Verwalten von Kathetern und Sonden, sind für die Vermeidung von Infektionen und die Gewährleistung der Patientensicherheit in Krankenhäusern von entscheidender Bedeutung. In der Urologie, wo invasive Geräte wie **Harnkatheter** und **Katheter** häufig verwendet werden, ist eine rigorose Beherrschung der

Sterilitätsprotokolle von entscheidender Bedeutung. Bei korrekter Anwendung minimieren diese Techniken das Risiko einer Kontamination mit Krankheitserregern und verringern so das Risiko von nosokomialen Infektionen, die die Genesung der Patienten erschweren können.

Einer der wichtigsten Aspekte der sterilen Pflege ist die **sorgfältige Vorbereitung** der Ausrüstung und des Personals vor dem Eingriff. Vor der Handhabung eines Katheters oder einer Sonde ist es von entscheidender Bedeutung, dass alle Materialien steril sind. Dazu gehören Handschuhe, OP-Tücher, Instrumente und die medizinischen Geräte selbst. Jede sterile Pflege beginnt mit dem Händewaschen, einem wichtigen Schritt zur Reduzierung der mikrobiellen Belastung der Haut. Die Pflegekräfte müssen dann sterile Handschuhe anziehen und sicherstellen, dass das Operationsfeld sauber und mit sterilen Tüchern abgegrenzt ist, um eine Kontamination zu vermeiden. Durch diesen Vorbereitungsprozess wird sichergestellt, dass jeder Handgriff den Sterilitätsstandards entspricht und das Risiko der Einschleppung von Bakterien oder anderen Infektionserregern verringert wird.

Das **Legen eines Harnkatheters** ist ein typisches Beispiel, bei dem sterile Pflegetechniken unerlässlich sind. Bei diesem Verfahren wird ein Katheter durch die Harnröhre in die Blase eingeführt, um die Entleerung des Urins zu ermöglichen. Vor dem Einführen des Katheters müssen die Harnröhre und die umliegenden Bereiche sorgfältig mit einer geeigneten antiseptischen Lösung desinfiziert werden. Es ist wichtig, methodisch vorzugehen und den Kontakt zwischen sterilem Material und nicht sterilen Oberflächen zu vermeiden. Der Katheter selbst muss bis zum Einführen steril bleiben, und bei der Handhabung der Sonde ist besondere Vorsicht geboten, um zu vermeiden, dass sie vor dem Einführen in den Körper versehentlich mit kontaminierten Oberflächen in Berührung kommt. Sobald die Sonde platziert ist, muss die Pflegekraft überprüfen, ob der Ballon richtig aufgeblasen und die Sonde richtig befestigt ist, während sie gleichzeitig eine einwandfreie Hygiene aufrechterhält.

Die **Behandlung von Venenkathetern** folgt ähnlichen Prinzipien, auch wenn sie eher in anderen medizinischen Fachbereichen stattfindet. Unabhängig davon, ob es sich um einen **peripheren** oder **zentralen Katheter** handelt, beginnt das Verfahren mit der Vorbereitung eines sterilen Operationsfeldes um die Einstichstelle herum und der Anwendung eines Antiseptikums auf der Haut des Patienten. Die Einführung des Katheters muss mit sterilen Handschuhen und unter Anwendung präziser Techniken erfolgen, um das Risiko einer Infektion zu minimieren. Nach der Einführung des Katheters muss die Einführungsstelle mit einem sterilen Verband geschützt werden, der regelmäßig unter Einhaltung strenger aseptischer Verfahren gewechselt werden muss. Die Überwachung der Einstichstelle ist entscheidend, um Anzeichen einer Infektion wie Rötung, Schwellung oder Ausfluss zu erkennen.

Auch nach dem Einsetzen der **Katheter** und **Sonden** ist eine sorgfältige Pflege erforderlich, um die Sterilität zu erhalten und Infektionen zu verhindern. Bei Harnwegskathetern ist es beispielsweise wichtig, dass der Drainagebeutel unterhalb der Blasenhöhe bleibt, um einen Rückfluss des Urins zu vermeiden, der Bakterien in die Harnwege einschleppen könnte. Der Drainageschlauch muss vorsichtig gehandhabt werden und die Ventile müssen aseptisch entleert werden, um das Risiko einer Kontamination zu minimieren. Außerdem muss der Austausch der Katheter in regelmäßigen Abständen oder wenn es medizinisch notwendig ist, unter Einhaltung der gleichen Sterilitätstechniken erfolgen wie bei der Erstverlegung.

Die Bedeutung **steriler Pflegetechniken** zeigt sich auch bei der Prävention von **Katheterinfektionen**, die zu den häufigsten nosokomialen **Infektionen** gehören. Bei Venenkathetern muss die Sterilität während der gesamten Nutzungsdauer aufrechterhalten werden, unabhängig davon, ob es sich um Infusionen oder Blutentnahmen handelt. Das Pflegepersonal sollte die Anschlüsse und Hähne vor jeder Handhabung desinfizieren und Einweg- oder sterilisiertes Material verwenden. Auch bei Harnwegskathetern müssen der Wechsel der Drainagebeutel, die Entleerung und die

Pflege rund um den Katheter nach strengen Protokollen erfolgen, um eine bakterielle Kolonisation zu vermeiden.

Ein weiterer wichtiger Aspekt des Katheter- und Sondenmanagements ist die **kontinuierliche Überwachung** auf Anzeichen einer Infektion. Dazu gehört die regelmäßige Überprüfung der Haut um die Einführungsstelle (bei Kathetern) oder die Harnröhre (bei Kathetern) auf Rötungen, Schwellungen, Schmerzen oder ungewöhnliche Sekretionen. Bei Verdacht auf eine Infektion ist es wichtig, schnell zu handeln, das Gerät gegebenenfalls zu entfernen und eine geeignete Antibiotikatherapie zu verabreichen. Die Kommunikation zwischen den verschiedenen Mitgliedern des medizinischen Teams ist ebenfalls wichtig, um eine effektive Behandlung zu gewährleisten und Komplikationen zu vermeiden.

  ∘   Händewaschen und Vorbereitung des Materials

Das **Händewaschen** und die **Vorbereitung des Materials** sind zwei wesentliche Säulen der Infektionsprävention, insbesondere in Krankenhäusern. Diese einfachen, aber streng kontrollierten Maßnahmen minimieren das Risiko der Übertragung von Mikroorganismen zwischen Pflegepersonal und Patienten und gewährleisten eine sterile Umgebung für die medizinische und chirurgische Versorgung. Ihre Bedeutung ist besonders wichtig in Abteilungen wie der Urologie, wo Eingriffe oft sensible Bereiche betreffen und invasive Geräte wie Sonden oder Katheter häufig verwendet werden.

Das **Händewaschen** ist wahrscheinlich die erste Verteidigungslinie gegen nosokomiale Infektionen. Es ist eine grundlegende Handlung, die, obwohl sie einfach ist, streng und zu wichtigen Zeitpunkten durchgeführt werden muss, um wirksam zu sein. Es gibt zwei Arten des Händewaschens: das **einfache** Händewaschen mit Wasser und Seife und das **antiseptische** Händewaschen, bei dem hydroalkoholische Lösungen oder Desinfektionsmittel verwendet werden. Beide haben ihre spezifischen Indikationen, aber beide zielen darauf ab,

Mikroorganismen auf den Händen zu entfernen, bevor sie mit dem Patienten, sterilem Material oder einem kritischen Pflegebereich in Berührung kommen.

Händewaschen ist in mehreren Phasen der Pflege unerlässlich: **vor und nach dem direkten Kontakt mit einem Patienten**, vor dem Umgang mit invasiven medizinischen Geräten (wie einem Blasenkatheter), nach dem Berühren potenziell kontaminierter Oberflächen oder Gegenstände und nach dem Ausziehen von Handschuhen. Obwohl Handschuhe eine Schutzbarriere darstellen, sind sie kein Ersatz für das Händewaschen, da durch Mikrorisse in den Handschuhen oder durch unsachgemäße Handhabung Keime eingeschleppt werden können. Außerdem ist das Händewaschen vor dem Anziehen von Handschuhen entscheidend, um sicherzustellen, dass keine Bakterien unter den Handschuhen eingeschlossen werden, was das Risiko einer Infektion erhöht.

Einfaches Händewaschen sollte mit Flüssigseife und lauwarmem Wasser durchgeführt werden, wobei die Hände mindestens 30 Sekunden lang gerieben werden. Es ist wichtig, dass Sie bestimmte Bereiche nicht vernachlässigen, wie die Fingerzwischenräume, den Handrücken, die Daumen und unter den Fingernägeln. Das oft vernachlässigte Händetrocknen ist ebenfalls ein wichtiger Schritt: Die Hände sollten mit -Einweg Papierhandtüchern oder Heißluftsystemen getrocknet werden, da feuchte Hände die Verbreitung von Keimen begünstigen. Wenn das Waschen mit Wasser und Seife nicht möglich ist, ist die Verwendung von **hydroalkoholischen Lösungen** eine wirksame Alternative. Sie sind besonders praktisch in Krankenhäusern, da sie eine schnelle Desinfektion ermöglichen und keinen Zugang zu einer Wasserstelle erfordern.

Neben dem Händewaschen spielt die **Vorbereitung des Materials, das** bei der Pflege verwendet wird, eine ebenso entscheidende Rolle für die Sicherheit des Patienten. Ob es sich um einen chirurgischen Eingriff, eine invasive Behandlung wie das Legen eines Blasenkatheters oder ein leichteres Verfahren handelt, die Vorbereitung des Materials muss strengen Sterilisationsprotokollen folgen. Medizinische Geräte wie Zangen, Sonden, Katheter oder OP-Abdeckungen müssen vor der Verwendung sorgfältig sterilisiert werden, um sicherzustellen, dass sie keine Mikroorganismen enthalten, die den Patienten infizieren könnten.

Die Sterilisation von Material ist ein Prozess, der nicht nur Bakterien, sondern auch Viren und Pilzsporen abtötet. Sie kann mit verschiedenen Techniken durchgeführt werden, einschließlich Autoklav (unter Verwendung von Dampfdruck), trockener Hitze oder chemischen Verfahren, abhängig von der Art des Materials. Der Pfleger muss sicherstellen, dass alle Materialien, die er verwendet, aus **sterilen Blistern** (sterile Verpackungen) stammen, die nur zum Zeitpunkt der Verwendung geöffnet werden dürfen, um ihre Sterilität zu erhalten. Wenn wiederverwendbares Material verwendet wird, muss es vor der Wiederverwendung von der Sterilisationsabteilung behandelt werden und es muss streng zurückverfolgt werden, um sicherzustellen, dass es den richtigen Sterilisationskreislauf durchlaufen hat.

Darüber hinaus ist die **Vorbereitung des sterilen Bereichs** ein entscheidender Schritt in der sterilen Pflege, insbesondere bei chirurgischen Eingriffen oder beim Einsetzen invasiver Geräte. Vor dem Einführen eines Katheters oder dem Legen einer Sonde ist es wichtig, einen sterilen Bereich um die Einführungsstelle herum abzugrenzen, indem sterile Tücher oder OP-Abdeckungen verwendet werden. Diese physische Barriere hilft, die Kreuzkontamination zwischen unsterilen Hautbereichen und sterilen Instrumenten zu begrenzen. Die Pflegekraft, die für die Vorbereitung des Materials verantwortlich ist, muss darauf achten, dass diese Sterilitätsbarriere niemals durchbrochen wird, indem sie die Verfahren für die Handhabung der Instrumente genau befolgt, sterile Handschuhe verwendet und jeglichen Kontakt zwischen sterilem Material und nicht sterilen Oberflächen vermeidet.

Schließlich muss der Pfleger im Rahmen der **Infektionsprävention** auch die Patienten und ihre Angehörigen über die Bedeutung des Händewaschens aufklären, insbesondere in Abteilungen, in denen invasive Geräte vorhanden sind. Erklärende Poster oder Demonstrationen über das Händewaschen und die Wichtigkeit, medizinische Geräte nicht ohne Vorsichtsmaßnahmen zu berühren, können erheblich zur Reduzierung des Infektionsrisikos beitragen. Diese Aufklärung ist besonders wichtig, wenn Patienten mit Sonden oder Kathetern nach Hause entlassen werden, da der Umgang mit diesen Geräten außerhalb des Krankenhauses eine erhöhte Wachsamkeit in Bezug auf die Hygienevorschriften erfordert.

Grundlegende und technische Pflege
   ◦   Intimpflege und spezielle hygienische Pflege
Intimpflege und **spezielle hygienische Pflege** sind wesentliche Bestandteile der Patientenversorgung in Krankenhäusern, insbesondere in Abteilungen wie der Urologie, wo die Erkrankungen und Eingriffe direkt die Urogenitalorgane betreffen. Diese Pflege ist nicht nur wichtig, um **den Komfort** und die **Würde der** Patienten zu gewährleisten, sondern auch um Komplikationen vorzubeugen, insbesondere **Infektionen**, die durch invasive Manipulationen oder Geräte wie Harnkatheter entstehen können. Die Intimpflege erfordert eine behutsame und respektvolle Vorgehensweise, wobei strenge Hygiene- und Sicherheitsstandards einzuhalten sind.

Wenn die **Intimpflege** richtig durchgeführt wird, trägt sie dazu bei, den Dammbereich sauber zu halten und die Ansammlung von Bakterien zu verhindern, die zu Harnwegs- oder Hautinfektionen führen können. Sie ist besonders wichtig bei bettlägerigen Patienten, älteren Menschen oder Patienten, die an Inkontinenz leiden oder einen Blasenkatheter tragen. Diese Personen sind anfälliger für Infektionen und ihre Unfähigkeit, sich selbst um ihre Intimhygiene zu kümmern, erfordert eine erhöhte Wachsamkeit seitens der Pflegekraft.

Der erste Schritt bei der Intimpflege ist die **Achtung des Schamgefühls** und der **Würde** des Patienten. Bevor Sie beginnen, ist es wichtig, dem Patienten den Ablauf der Pflege zu erklären, auch wenn er bewusstlos oder nicht in der Lage ist, zu antworten. Dies schafft Vertrauen und stellt sicher, dass der Patient sich wohl fühlt. Es wird auch empfohlen, einen **Paravent** zu verwenden oder die Tür zu schließen, um die Intimsphäre des Patienten zu wahren und nur die für die Körperpflege notwendigen Körperteile freizulegen, um die Exposition zu minimieren.

Die **Vorbereitung des Materials** ist entscheidend für eine hygienische und effektive Pflege. Die Pflegekraft sollte **nicht sterile Handschuhe**, milde Reinigungsmittel wie Reinigungslotionen oder imprägnierte Tücher für empfindliche Bereiche sowie sterile Kompressen bereithalten, wenn die Pflege die Pflege eines besonders empfindlichen Bereichs, wie z.B. um einen Blasenkatheter herum, beinhaltet. Für Patienten mit Allergien oder empfindlicher Haut ist es wichtig, geeignete Produkte ohne Duftstoffe und Reizstoffe zu wählen. Die Verwendung von lauwarmem Wasser ist ebenfalls empfehlenswert, da es für den Patienten angenehmer ist und Hautreizungen vermeidet.

Bei der Intimpflege ist es wichtig, dass Sie **bestimmte Schritte einhalten,** um eine Kontamination zu vermeiden. Das Grundprinzip ist die Reinigung von vorne nach hinten, insbesondere bei Frauen, um zu vermeiden, dass Bakterien aus dem Analbereich in die Harnröhre oder die Genitalien gelangen, was zu Infektionen führen kann. Bei Männern sollte die Körperpflege eine gründliche Reinigung der Vorhaut (falls vorhanden) und der Eichel umfassen, insbesondere wenn der Patient sondiert oder urologisch operiert wurde. Das Zurückfalten der Vorhaut muss sorgfältig durchgeführt werden und nach dem Toilettengang muss die Vorhaut wieder richtig positioniert werden, um das Risiko einer Paraphimose (Strangulation der Eichel durch die Vorhaut) zu vermeiden.

Bei Patienten, die einen **Blasenkatheter** tragen, muss die Intimpflege besonders sorgfältig durchgeführt werden, um **Infektionen zu** vermeiden, die **mit diesen Geräten verbunden sind**. Der Bereich um die Kathetereinführung muss täglich gründlich mit einer milden, sterilen Lösung gereinigt werden, und der Katheter selbst muss mit sauberen Handschuhen angefasst werden, um das Eindringen von Bakterien zu verhindern. Es ist auch entscheidend, den Zustand der Haut um die Sonde herum auf Irritationen oder Anzeichen einer Infektion wie Rötungen, Schwellungen oder Sekretionen zu überprüfen. Die Verwaltung des Urinsammelbeutels muss ebenfalls strengen Hygieneprotokollen folgen, mit regelmäßiger Entleerung und Überwachung der Farbe und des Geruchs des Urins, was Hinweise auf eine sich entwickelnde Infektion liefern kann.

Eine spezielle Hygienepflege ist auch für Patienten mit **Inkontinenz** wichtig. Harn- oder Stuhlinkontinenz kann zu Hautreizungen und sogar zu Druckgeschwüren führen, wenn sie nicht richtig behandelt wird. Bei diesen Patienten ist eine regelmäßige Reinigung und die Verwendung von Barrierecremes, die die Haut vor Urin oder Fäkalien schützen, von entscheidender Bedeutung. Häufiges Wechseln der absorbierenden Vorlagen und der Bettwäsche hilft ebenfalls, Irritationen zu vermeiden und eine gute Körperhygiene zu erhalten.

In bestimmten Situationen, wie nach einer **urologischen Operation** oder nach einer **Entbindung**, ist die Intimpflege noch wichtiger. Nähte, Einschnitte oder Narbenbereiche müssen mit sterilen Produkten und unter Einhaltung strenger aseptischer Techniken gereinigt werden, um eine Infektion zu vermeiden. Der Pfleger sollte darauf achten, dass diese empfindlichen Bereiche nicht gerieben werden, sondern mit sterilen Kompressen, die mit einer milden antiseptischen Lösung getränkt sind, sanft abgetupft werden. Die Überwachung der Wunden ist wichtig, um

Anomalien wie Ausfluss, übermäßige Hitze oder eine abnormale Rötung zu erkennen, die auf eine Infektion hindeuten könnten.

Schließlich darf auch der **psychologische** Aspekt der Intimpflege nicht vernachlässigt werden. Für viele Patienten kann die Abhängigkeit von einer Pflegekraft eine Quelle der Verlegenheit oder des emotionalen Unbehagens sein. Die Pflegekraft muss Wohlwollen, Diskretion und Einfühlungsvermögen zeigen und sicherstellen, dass jeder Handgriff mit Respekt und unter Berücksichtigung der Empfindlichkeit des Patienten ausgeführt wird. Aktives Zuhören und Aufmerksamkeit für die Reaktionen des Patienten ermöglichen es, die Pflege so anzupassen, dass sie angenehmer und weniger invasiv für die Psyche ist.

○ Überwachung von Drainagen und Sonden

Die **Überwachung von Drainagen und Sonden** ist eine wichtige Aufgabe in der Krankenpflege, insbesondere in der Urologie, wo diese Geräte häufig nach chirurgischen Eingriffen oder zur Behandlung bestimmter chronischer Krankheiten eingesetzt werden. Drainagen und Sonden spielen eine entscheidende Rolle bei der Ableitung von Körperflüssigkeiten, sei es Urin, Sekrete oder postoperative Flüssigkeiten, und ihre ordnungsgemäße Funktion ist unerlässlich, um ernsthafte Komplikationen wie Infektionen oder Verstopfungen zu vermeiden. Eine sorgfältige und regelmäßige Überwachung dieser Vorrichtungen ermöglicht es, potenzielle Probleme frühzeitig zu erkennen und die Sicherheit und den Komfort des Patienten zu gewährleisten.

Harnkatheter, wie auch Blasenkatheter, werden in der Urologie häufig verwendet, entweder zur Ableitung von Urin, wenn der Patient nicht urinieren kann, oder als Teil der postoperativen Erholung nach Eingriffen wie Prostatektomie oder Blasenchirurgie. Die Überwachung eines Blasenkatheters beginnt mit der Überprüfung der **korrekten Befestigung** des Katheters und des **Einführbereichs**. Der Pfleger muss sicherstellen, dass der Katheter sicher befestigt ist, um ein versehentliches Verrutschen zu verhindern, und dass er keinen übermäßigen

Druck auf die Harnröhre ausübt, was zu Verletzungen oder Unwohlsein führen könnte. Der Bereich um die Einführung sollte sauber und frei von Rötungen, Schwellungen oder Sekreten sein, die frühe Anzeichen einer Infektion sind. Es wird empfohlen, den Bereich um den Katheter regelmäßig mit einer milden antiseptischen Lösung zu reinigen, um Infektionen vorzubeugen, wobei auf eine einwandfreie Hygiene zu achten ist.

Ein weiterer wichtiger Aspekt der Katheterüberwachung ist die **Kontrolle des Urinflusses.** Die Pflegekraft muss sicherstellen, dass der Urin ungehindert durch den Katheter fließt und dass der **Sammelbeutel** unterhalb der Blasenhöhe platziert ist, um einen Rückfluss zu verhindern. Wenn der Durchfluss gering ist oder ausbleibt, kann dies auf eine Blockierung des Katheters, eine Verdrehung oder eine Verstopfung durch Trümmer oder Gerinnsel hindeuten. In diesem Fall ist es wichtig, schnell einzugreifen, indem die Position des Katheters angepasst wird oder das Pflegeteam kontaktiert wird, um ihn gegebenenfalls auszutauschen. Farbe, Klarheit und Geruch des Urins müssen ebenfalls sorgfältig überwacht werden, da Veränderungen auf eine Infektion oder eine andere Komplikation wie Hämaturie (Blut im Urin) oder eine Harnwegsinfektion hinweisen können. Eine sorgfältige Überwachung dieser Punkte hilft, mögliche Komplikationen zu verhindern und rechtzeitig zu erkennen, während gleichzeitig eine kontinuierliche und effektive Drainage gewährleistet wird.

Chirurgische Drainagen werden häufig nach urologischen Operationen verwendet, um überschüssige Flüssigkeiten wie Blut, Eiter oder andere Sekrete, die sich um das Operationsgebiet herum angesammelt haben, abzusaugen. Diese Drainagen, ob passiv oder aktiv (wie die Redon-Drainagen, die mit einer Absaugung verbunden sind), erfordern eine regelmäßige Überwachung, um ihre Funktionstüchtigkeit zu gewährleisten und postoperative Infektionen zu vermeiden. Der Pfleger muss mehrmals täglich überprüfen, ob die Drainage in gutem Zustand ist, richtig liegt und nicht verstopft ist. Die Stelle, an der die Drainage eingeführt wird, muss auf Anzeichen einer Infektion wie

Rötung, Schwellung oder eitrigen Ausfluss untersucht werden. Jede Veränderung des Aussehens der Wunde oder ein plötzlicher Anstieg des Sekretvolumens muss sofort gemeldet werden, da dies auf eine Komplikation wie eine Infektion oder eine Blutung hindeuten kann.

Die **Menge und die Art der abgeleiteten Flüssigkeit** sind ebenfalls wichtige Indikatoren für den Verlauf der postoperativen Genesung. Der Pfleger sollte regelmäßig die Menge der abgeleiteten Flüssigkeit und ihr Aussehen (klar, trüb, blutig, eitrig) dokumentieren, da jede anormale Veränderung auf ein zugrundeliegendes Problem hinweisen kann, das eine medizinische Intervention erfordert. Beispielsweise kann ein plötzlicher Anstieg der Flüssigkeitsmenge auf innere Blutungen hindeuten, während eitrige Flüssigkeit auf eine Infektion hinweisen kann. Ebenso kann das Fehlen einer Drainage oder ein plötzlicher Stopp des Abflusses auf eine Blockierung der Drainage oder ein Versagen der Absaugvorrichtung hindeuten und erfordert eine sofortige Untersuchung.

Die Verwaltung der **Drainagebeutel**, die mit den Sonden oder Drainagen verbunden sind, ist ein weiterer wesentlicher Teil der Überwachung. Diese Beutel müssen regelmäßig entleert werden, um zu verhindern, dass sie zu voll werden, was zu einem Rückfluss führen und das Infektionsrisiko erhöhen könnte. Die Entleerung muss mit einer aseptischen Technik erfolgen, wobei darauf zu achten ist, dass der Ausgang des Beutels niemals mit kontaminierten Oberflächen in Berührung kommt und dass der Beutel nach jeder Entleerung wieder ordnungsgemäß verschlossen wird, um die Sterilität zu erhalten. Der Füllstand des Drainagebeutels muss ständig kontrolliert werden, um sicherzustellen, dass er unterhalb des Patientenniveaus bleibt, damit die Flüssigkeiten gut abfließen können.

Neben den technischen Aspekten ist auch die **Kommunikation mit dem Patienten** bei der Überwachung von Sonden und Drainagen von entscheidender Bedeutung. Der Pfleger sollte auf **Beschwerden des Patienten** achten, wie z.B. Schmerzen,

Unwohlsein oder Brennen, die auf ein Problem mit dem Gerät hinweisen können. Es ist wichtig, den Patienten zu ermutigen, ungewöhnliche Empfindungen zu melden und ihn darüber zu informieren, wie wichtig die Überwachung dieser Geräte ist, um Komplikationen zu vermeiden. Manchmal kann eine einfache Anpassung der Position des Patienten oder eine Änderung der Befestigung der Vorrichtung den Komfort verbessern und ernsthaftere Probleme verhindern.

Schließlich spielt der Pfleger eine wichtige Rolle bei **der Patientenaufklärung**, insbesondere bei Patienten, die mit einem Katheter oder einer Drainage nach Hause zurückkehren. Es ist entscheidend, den Patienten (und ihren Angehörigen) zu erklären, wie diese Geräte zu Hause zu pflegen sind, wie die Drainagebeutel zu entleeren sind und auf welche Warnzeichen zu achten ist, um eine Infektion oder eine Fehlfunktion zu erkennen. Die Pflegekraft muss sicherstellen, dass der Patient über alle notwendigen Materialien verfügt, um die häusliche Pflege fortzusetzen, und dass er versteht, wie wichtig es ist, die Hygiene- und Überwachungsanweisungen strikt zu befolgen.

> ○ Postoperative Pflege: Überwachung der Narben, Schmerzmanagement

Die **postoperative Pflege**, insbesondere in der Urologie, ist eine wesentliche Phase des Genesungsprozesses nach einem chirurgischen Eingriff. Zwei der wichtigsten Aspekte dieser Pflege sind die **Überwachung der Narben** und die **Schmerzbehandlung**, die eine ständige Wachsamkeit des Pflegepersonals erfordern, um eine optimale Heilung zu gewährleisten und Komplikationen zu vermeiden. Diese Pflege ist zwar Routine, spielt aber eine entscheidende Rolle für die Lebensqualität des Patienten nach der Operation und für seine vollständige Genesung.

Die **Überwachung der Narben** nach einer Operation ist entscheidend, um Infektionen zu verhindern und zu erkennen, eine gute Wundheilung zu fördern und sicherzustellen, dass die

72

Wunde unter guten Bedingungen heilt. Eine Operationswunde kann zu Komplikationen führen, wenn sie nicht ordnungsgemäß überwacht wird, und es können sich schnell Anzeichen einer Infektion entwickeln, insbesondere bei inneren Narben oder sichtbaren Nähten. Der Pfleger sollte die Narbe täglich auf Anomalien untersuchen. Eine **normale Narbe** sollte sauber sein, ohne übermäßige Rötung, Schwellung oder Ausfluss. Wenn sich der Bereich um die Wunde herum warm anfühlt, eine starke Rötung, eitriger Ausfluss oder zunehmende Schmerzen auftreten, kann dies ein Hinweis auf eine **Infektion** sein. Es ist wichtig, dass Sie schnell handeln und das medizinische Team informieren, damit eine angemessene Behandlung erfolgen kann.

Der Wundverband spielt eine Schlüsselrolle beim Schutz der Narbe. Er muss regelmäßig und unter streng aseptischen Bedingungen gewechselt werden, um eine Kontamination der Wunde mit Bakterien von außen zu vermeiden. Der Pfleger muss auch sicherstellen, dass der Verband trocken und sauber bleibt, da ein feuchter oder verschmutzter Verband das Wachstum von Keimen fördern kann. Moderne Verbände, die häufig selbstklebend und durchsichtig sind, ermöglichen eine bessere Überwachung der Narbe, ohne dass der Verband abgenommen werden muss. Bei Feuchtigkeit unter dem Verband, wie z.B. bei einer Ansammlung von Sekreten, ist es jedoch unbedingt erforderlich, den Verband schnell zu wechseln, um eine Mazeration zu vermeiden, die die Wundheilung verzögern kann.

Die **Wundheilung** hängt auch vom Allgemeinzustand des Patienten ab. Eine gute **Ernährung** und ausreichende **Flüssigkeitszufuhr** fördern die Regeneration des Gewebes und beschleunigen den Wundverschluss. Der Pfleger muss sicherstellen, dass der Patient sich ausgewogen ernährt und ausreichend Flüssigkeit zu sich nimmt, da Dehydrierung oder schlechte Ernährung den Heilungsprozess beeinträchtigen können. Darüber hinaus ist es wichtig, dass Sie eine **übermäßige Mobilisierung** des Operationsgebietes einschränken. Wenn die Narbe in einem Bereich liegt, der Spannungen ausgesetzt ist (z.B. Bauch oder Leiste nach einem urologischen Eingriff), muss der

Patient die Anweisungen zur Ruhe befolgen und plötzliche Bewegungen vermeiden, die die Wunde wieder öffnen könnten.

Neben der Überwachung der Narben ist die **Schmerzbehandlung** ein ebenso wichtiger Aspekt der postoperativen Pflege. Wenn Schmerzen nicht richtig behandelt werden, können sie sich direkt auf den Heilungsprozess auswirken, indem sie den Stress erhöhen, die Mobilität des Patienten einschränken und die Rekonvaleszenz verlangsamen. Die Aufgabe der Pflegekraft ist es, die Schmerzintensität mit Hilfe geeigneter **Bewertungsskalen** (numerische oder visuelle Skala) **zu** überwachen und sicherzustellen, dass die verordnete Schmerzbehandlung korrekt und wirksam ist.

Es gibt verschiedene Arten von Behandlungen zur Linderung von postoperativen Schmerzen, die von der Art und Schwere des Eingriffs abhängen. **Schmerzmittel der Stufe 1**, wie Paracetamol, werden häufig bei leichten bis mäßigen Schmerzen verabreicht. Bei stärkeren Schmerzen, insbesondere nach größeren urologischen Eingriffen wie Prostatektomie oder Nephrektomie, können **Analgetika der Stufe 2** (leichte Opiate wie Codein) oder **der Stufe 3** (Morphin und Derivate) erforderlich sein. Der Pfleger muss die Wirkung dieser Medikamente genau überwachen, indem er sicherstellt, dass die Schmerzen gut kontrolliert werden und auf mögliche **Nebenwirkungen** wie Übelkeit, Erbrechen oder Verstopfung achtet, die bei Opiaten häufig auftreten.

Neben Medikamenten können auch andere nicht-pharmakologische Maßnahmen zur **Schmerzbehandlung** beitragen. Die Anwendung von **kalten Kompressen** auf den operierten Bereich kann die Entzündung reduzieren und lokale Schmerzen lindern. Der Pfleger kann auch **Entspannungstechniken** wie tiefes Atmen fördern, um dem Patienten zu helfen, mit den Schmerzen besser umzugehen. Es ist wichtig zu betonen, dass Schmerzen nicht nur körperlich sind, sondern auch psychologische Auswirkungen haben können. Aktives Zuhören und emotionale Unterstützung sind wichtig, um dem Patienten durch diese schwierige Phase der Genesung zu helfen.

Eines der Ziele der Schmerzbehandlung ist es auch, den Patienten in die Lage zu versetzen, die operierten Bereiche sanft zu **mobilisieren**, sobald dies möglich ist. Eine frühzeitige Mobilisierung, selbst eine leichte, ist wichtig, um Komplikationen wie **Venenthrombosen** (Blutgerinnsel) oder **Druckgeschwüren** bei bettlägerigen Patienten vorzubeugen. Durch eine angemessene Schmerzlinderung ermöglicht die Pflegekraft dem Patienten, allmählich aufzustehen, sich zu bewegen und einen Teil seiner Selbständigkeit wiederzuerlangen, während sie gleichzeitig verhindert, dass die Wundheilung gefährdet wird.

Die **Kommunikation** zwischen dem Patienten und dem Helfer ist bei der Schmerzbehandlung von entscheidender Bedeutung. Der Patient sollte ermutigt werden, seine Empfindungen auszudrücken, anhaltende oder neue Schmerzen zu melden und aktiv an seiner eigenen Linderung mitzuwirken, indem er die Anweisungen befolgt. Der Pfleger spielt in dieser Dynamik eine Schlüsselrolle, indem er den Patienten aufmerksam beobachtet, die Pflege den Bedürfnissen des Patienten anpasst und ein wichtiger Gesprächspartner zwischen dem Patienten und dem medizinischen Team ist.

Komfort und Mobilität des Patienten
  ◦ Hilfe bei der Mobilisierung nach einem chirurgischen Eingriff

Die **Unterstützung bei der Mobilisierung nach einem chirurgischen Eingriff** ist ein entscheidender Schritt bei der Genesung des Patienten. Frühe Mobilisierung, d.h. die Ermutigung des Patienten, sich nach einer Operation so schnell wie möglich zu bewegen, aufzustehen und zu gehen, spielt eine wichtige Rolle bei der Vermeidung von Komplikationen und fördert eine schnelle Genesung. Sie reduziert das Risiko von

postoperativen Komplikationen wie **tiefe Venenthrombosen** (Blutgerinnsel), Dekubitus (Druckgeschwüre) und **Atemwegskomplikationen**, die durch lange Bettlägerigkeit verursacht werden. Der Krankenpflegehelfer ist durch seine Unterstützung und Anleitung ein wichtiger Akteur in dieser Phase der Rehabilitation.

Die **Mobilisierung** muss dem Zustand des Patienten, der Art des chirurgischen Eingriffs und dem Verlauf der Rekonvaleszenz angepasst werden. Nach einer urologischen Operation, wie einer **Prostatektomie, Nephrektomie** oder einem Eingriff an der Blase, können Schmerzen, Müdigkeit und mögliche medizinische Geräte (wie Harnkatheter oder Drainagen) den Patienten in seinen Bewegungen behindern. Es ist daher wichtig, schrittweise vorzugehen und dabei die körperlichen Einschränkungen und die Angst des Patienten vor der Bewegung nach der Operation zu berücksichtigen.

In den Stunden nach dem Eingriff kann mit der **passiven Mobilisierung** begonnen werden. Dabei wird dem Patienten geholfen, seine Position im Bett zu verändern, indem man seine Beine sanft anhebt oder ihm hilft, sich auf die Seite zu drehen. Dieser Positionswechsel hilft, **Druckgeschwüre** zu vermeiden und fördert die Blutzirkulation. Der Pfleger kann den Patienten auch zu einfachen Bewegungen ermutigen, wie das **Beugen und Strecken der Füße** oder **das sanfte Bewegen der Beine**, um die Durchblutung anzuregen und der Bildung von Blutgerinnseln vorzubeugen. Diese Bewegungen sind zwar begrenzt, aber wichtig, um eine **venöse Stauung** zu vermeiden und eine minimale Muskelaktivität aufrechtzuerhalten.

Sobald der Patient stabilisiert ist und sein Zustand es zulässt, in der Regel innerhalb von 24 bis 48 Stunden nach der Operation, kann mit der **aktiven Mobilisierung** begonnen werden. Dieser Schritt besteht darin, den Patienten zu ermutigen, sich aufzurichten und sich mit Hilfe des Pflegers an die Bettkante zu setzen. Dieser scheinbar einfache Vorgang kann für den Patienten eine echte Herausforderung darstellen, insbesondere wenn er unter postoperativen Schmerzen oder Schwindel leidet. Der Helfer spielt hier eine entscheidende Rolle, indem er den Patienten körperlich unterstützt, ihn festhält, um ein Ungleichgewicht zu vermeiden, und ihn verbal ermutigt. Es ist wichtig, dass Sie langsam und vorsichtig vorgehen und auf Anzeichen von **Unwohlsein** achten, wie z.B. Schwindel, plötzliche Blässe oder eine erhöhte Herzfrequenz, die auf eine orthostatische Hypotonie hinweisen können.

Wenn der Patient auf der Bettkante sitzt, kann er allmählich ermutigt werden, **aufzustehen** und mit Hilfe des Pflegers oder einer Gehhilfe ein paar Schritte im Zimmer zu machen. Diese ersten, wenn auch begrenzten Schritte sind wichtig, um das Vertrauen des Patienten in seine Fähigkeit, sich nach der Operation zu bewegen, wiederherzustellen. Der Pfleger muss auf jede Bewegung achten und sicherstellen, dass medizinische Geräte wie Sonden oder Drainagen richtig positioniert sind, um Zug oder Unbehagen zu vermeiden.

Im Laufe der Tage wird versucht, das Ausmaß der Bewegungen und die Dauer der Bewegungen schrittweise zu erhöhen. Der Patient kann ermutigt werden, immer länger zu gehen, zuerst in seinem Zimmer und dann auf dem Flur, immer unter Aufsicht. **Regelmäßiges Gehen** kann vielen Komplikationen vorbeugen, da es die Blutzirkulation verbessert, die Darmtätigkeit anregt (die nach einer Operation oft gestört ist) und die erneute Lungenexpansion fördert, wodurch **Atemwegskomplikationen** wie Lungenentzündungen vorgebeugt werden kann. Darüber hinaus wirkt sich die Wiedererlangung der Mobilität positiv auf die Moral des Patienten aus und gibt ihm das Gefühl von Kontrolle und Unabhängigkeit zurück.

Die **Schmerzbehandlung** ist ein grundlegendes Element zur Erleichterung der Mobilisierung. Postoperative Schmerzen können, wenn sie nicht angemessen gelindert werden, die Bereitschaft des Patienten zur Mobilisierung hemmen. Der Pfleger muss daher sicherstellen, dass die Schmerzmittel richtig verabreicht und angepasst werden, damit der Schmerz nicht zu einem Hindernis für die Genesung wird. Nicht-pharmakologische Methoden, wie die Anwendung von Eis auf dem Operationsgebiet oder Entspannungstechniken, können ebenfalls ergänzend eingesetzt werden, um Schmerzen zu lindern und die Bewegung zu erleichtern.

Der Pfleger muss auch die **psychologischen Faktoren** berücksichtigen, die die Mobilisierung beeinflussen können. Manche Patienten haben Angst oder Bedenken, sich nach der Operation zu bewegen, weil sie Schmerzen oder eine Verschlechterung ihres Zustands befürchten. In diesen Situationen beschränkt sich die Rolle des Pflegers nicht nur auf den physischen Aspekt, sondern umfasst auch die psychologische Betreuung. Es ist wichtig, den Patienten zu ermutigen, auf seine Sorgen einzugehen und ihn an die Vorteile der Mobilisierung für seine Genesung zu erinnern. Eine wohlwollende und beruhigende Haltung kann helfen, die Angst zu überwinden.

Schließlich endet die Unterstützung bei der Mobilisierung nach einem chirurgischen Eingriff nicht im Krankenhaus. Wenn der Patient nach Hause zurückkehrt, sind häufig weitere Anstrengungen erforderlich, um die volle Mobilität wieder zu erlangen. Der Pfleger sollte in Zusammenarbeit mit Physiotherapeuten oder Ärzten dem Patienten und seinen Angehörigen **praktische Ratschläge** geben, **um** die Mobilisierung **zu** Hause auf sichere Weise fortzusetzen. Dies kann spezifische Übungen, Empfehlungen zur Bewegungshäufigkeit oder Tipps zur Vermeidung von Stürzen beinhalten. Der Pfleger stellt auch sicher, dass die häusliche Umgebung des Patienten geeignet ist, indem er Hindernisse beseitigt und sicherstellt, dass der Patient über geeignete technische Hilfsmittel (wie einen Rollator oder Haltegriffe) verfügt.

○ Vorbeugung von Druckgeschwüren und Hautüberwachung

Die **Vermeidung von Druckgeschwüren** und die **Überwachung der Haut** sind bei der Pflege bettlägeriger oder in ihrer Mobilität eingeschränkter Patienten von höchster Priorität, da **Druckgeschwüre**, auch als Dekubitus bezeichnet, schwerwiegende Folgen für die Gesundheit des Patienten haben können. Druckgeschwüre entstehen, wenn der Druck auf bestimmte Körperbereiche in Kombination mit Reibung oder längerer Immobilität zu einer verminderten Blutversorgung des Hautgewebes führt, wodurch Hautverletzungen entstehen, die sich zu tiefen Wunden entwickeln können. Diese Läsionen treten in der Regel an knöchernen Körperstellen wie Fersen, Hüften, Kreuzbein oder Ellbogen auf. Die Vermeidung von Druckgeschwüren beruht auf der ständigen Wachsamkeit des Pflegepersonals, der regelmäßigen Mobilisierung des Patienten und der sorgfältigen Überwachung des Hautzustands.

Eine der ersten Maßnahmen zur Vorbeugung ist die **Verringerung der Druckstellen** in den gefährdeten Bereichen. Um dies zu erreichen, ist es wichtig, **die Position** des bettlägerigen Patienten **regelmäßig zu ändern**. Je nach Zustand des Patienten wird empfohlen, die Position alle zwei Stunden zu ändern, um zu vermeiden, dass bestimmte Bereiche über einen längeren Zeitraum Druck aushalten müssen. Die Pflegekraft sollte den Patienten vorsichtig mobilisieren und geeignete Techniken anwenden, um Reibung und Scherkräfte zu vermeiden, die das Risiko von Hautverletzungen erhöhen können. Wenn es beispielsweise notwendig ist, einen Patienten zu heben oder zu drehen, kann die Verwendung von **Transferlippen** oder **Gleitlaken** den Patienten sanft bewegen und so die Reibung auf der Haut verringern.

Spezielle Kissen und **Matratzen** spielen ebenfalls eine entscheidende Rolle bei der Vermeidung von Druckgeschwüren. Geräte wie **dynamische Luftmatratzen** oder **Gelkissen** verteilen den Druck gleichmäßig auf den Körper und reduzieren so die Druckstellen. Diese Materialien sind besonders wirksam bei

Patienten mit hohem Dekubitusrisiko, wie z.B. Patienten mit Durchblutungsstörungen oder Unterernährung. Der Pfleger sollte sicherstellen, dass diese Hilfsmittel richtig verwendet und positioniert werden, indem er die Unterlagen regelmäßig an die Bedürfnisse des Patienten anpasst.

Die regelmäßige **Überwachung der Haut** ist ein weiterer wichtiger Bestandteil der Dekubitusprävention. Die Pflegekraft sollte die Haut von bettlägerigen Patienten täglich untersuchen, insbesondere an den Risikobereichen, um die ersten Anzeichen für die Entstehung eines Dekubitus zu erkennen. Zu diesen Anzeichen gehören eine anhaltende Rötung, die auf Druck nicht verschwindet (Stadium 1), Stellen, die wärmer oder kälter als die übrige Haut sind, Schwellungen oder Stellen, an denen die Haut weicher oder härter wird. Eine Rötung, die nach der Druckentlastung anhält, ist oft das erste Anzeichen für einen Dekubitus. Wenn Sie bereits in dieser Phase eingreifen, können Sie eine Verschlimmerung des Dekubitus verhindern. Die Pflegekraft sollte auch auf Beschwerden des Patienten achten, die auf ein Kribbeln oder Unbehagen hindeuten, was ein Hinweis auf eine Hautreizung sein kann.

Die Hauthygiene spielt ebenfalls eine Schlüsselrolle bei der Vermeidung von Druckgeschwüren. Die Haut von bettlägerigen oder inkontinenten Patienten ist besonders anfällig für Irritationen, da Feuchtigkeit, saurer Urin oder Stuhl die Hautbarriere untergraben können. Daher ist es wichtig, eine **regelmäßige** und sanfte **Reinigung** beizubehalten, bei der nicht reizende Produkte und **Barrierecremes** verwendet werden, um die Haut zu schützen, insbesondere in den Bereichen, die zu Mazeration neigen. Nach jedem Toilettengang muss die Haut sorgfältig getrocknet werden, da Feuchtigkeit die Bildung von Druckgeschwüren fördert. Bei Inkontinenzpatienten ist es wichtig, dass die absorbierenden Vorlagen häufig gewechselt werden und die Haut sauber und trocken bleibt.

Die **Ernährung** ist ein weiterer Schlüsselfaktor bei der Vermeidung von Druckgeschwüren. Patienten, die unterernährt oder dehydriert sind, haben ein höheres Risiko, einen Dekubitus zu entwickeln, da ihre Haut empfindlicher ist und weniger gut heilt. Der Pfleger muss dafür sorgen, dass der Patient eine ausreichende und ausgewogene Ernährung erhält, die reich an Proteinen, Vitaminen und Mineralien ist, die für die Regeneration des Hautgewebes wichtig sind. Ebenso wichtig ist die Feuchtigkeitsversorgung: eine gut mit Feuchtigkeit versorgte Haut ist widerstandsfähiger und weniger anfällig für Verletzungen. Bei Bedarf können Nahrungsergänzungsmittel für Patienten mit Nahrungsmangel angeboten werden.

Wenn ein Dekubitus auftritt, selbst in einem frühen Stadium, ist es entscheidend, dass die Pflege sofort angepasst wird. Der betroffene Bereich sollte druckentlastet werden und **spezielle Verbände** können angelegt werden, um die Haut zu schützen und die Heilung zu fördern. Hydrokolloidverbände schaffen beispielsweise ein feuchtes Wundmilieu, das die Heilung fördert und die Wunde vor Infektionserregern schützt. Die Pflegekraft sollte die Entwicklung der Wunde sorgfältig überwachen und dabei auf das Aussehen, die Tiefe und verdächtige Veränderungen achten. Wenn sich der Dekubitus verschlimmert und es zu Gewebenekrosen oder Infektionen kommt, muss ein Arzt oder ein Wundspezialist hinzugezogen werden, um weitergehende Behandlungen wie ein chirurgisches Debridement oder die Anwendung von Unterdrucktherapien einzuleiten.

Die **regelmäßige Mobilisierung** des Patienten, auch wenn sie nur mäßig ist, ist ein Schlüsselelement bei der Vermeidung von Druckgeschwüren. Die Ermutigung des Patienten, sich zu bewegen, sich aufzurichten oder seine Position zu verändern (wenn sein Zustand es zulässt), hilft, den Druck auf bestimmte Bereiche zu verringern und die Blutzirkulation zu verbessern. Der Pfleger sollte mit dem medizinischen Team und den Physiotherapeuten zusammenarbeiten, um einen Mobilisierungsplan zu entwickeln, der auf die Fähigkeiten des Patienten abgestimmt ist.

∘ Lagerung des Patienten für Untersuchungen und Eingriffe (Zystoskopie, Radiologie)

Das **Einrichten des Patienten** für Untersuchungen und Eingriffe ist ein wesentlicher Schritt, um sowohl den Komfort als auch die Sicherheit des Patienten zu gewährleisten und gleichzeitig die Durchführung des medizinischen Eingriffs unter optimalen Bedingungen zu erleichtern. Ob es sich um eine **Zystoskopie**, eine **Röntgenuntersuchung** oder einen anderen urologischen Eingriff handelt, die Pflegekraft spielt eine grundlegende Rolle bei der physischen und psychologischen Vorbereitung des Patienten. Die richtige Lagerung reduziert nicht nur das Unbehagen und die Angst des Patienten, sondern vermeidet auch Komplikationen, die durch eine schlechte Haltung oder eine längere Immobilisierung verursacht werden können. Es ist daher von entscheidender Bedeutung, dass der Pfleger genaue Protokolle einhält und gleichzeitig Einfühlungsvermögen zeigt, um den individuellen Bedürfnissen des Patienten gerecht zu werden.

Bei einer **Zystoskopie**, einer invasiven urologischen Untersuchung, bei der das Innere der Blase und der Harnröhre mit Hilfe eines Zystoskops untersucht wird, ist die Lagerung des Patienten ein heikler Schritt. Der Patient wird in der Regel in gynäkologischer **Position** auf einem Untersuchungstisch gelagert, wobei die Beine leicht gespreizt und mit Bügeln abgestützt werden, um einen optimalen Zugang zur Harnröhre zu ermöglichen. Der Helfer sollte darauf achten, den Patienten bequem und stabil zu positionieren und die Bügel so einzustellen, dass die Beine gut abgestützt sind, ohne den unteren Rücken oder die Hüften zu belasten. Vor Beginn der Untersuchung ist es wichtig, **den Patienten vorzubereiten**, indem man ihm den Ablauf der Untersuchung erklärt, seine Fragen beantwortet und ihn über die Dauer und die möglichen Empfindungen während des Verfahrens beruhigt. Kommunikation ist wichtig, um Ängste zu reduzieren, insbesondere bei einer Untersuchung, die als intim oder unangenehm empfunden wird.

Sobald der Patient untergebracht ist, ist es wichtig, sicherzustellen, dass alle notwendigen Materialien in Reichweite des Arztes oder des medizinischen Teams sind, während gleichzeitig die **Sterilität** des Operationsfeldes gewährleistet wird. Der Pfleger muss auch darauf achten, die Scham des Patienten zu schützen, indem er nur die für den Eingriff notwendigen Körperteile freilegt und den Rest des Körpers mit sterilen Tüchern oder Abdecktüchern bedeckt. Die Wahrung der Intimität und Würde ist besonders bei invasiven Untersuchungen wie der Zystoskopie von entscheidender Bedeutung, bei denen sich der Patient verletzlich fühlen kann.

Bei der Verwendung eines **starren** Zystoskops ist die Ruhigstellung des Patienten wichtig, um plötzliche Bewegungen während der Einführung des Instruments zu vermeiden. Die Pflegekraft muss daher sicherstellen, dass der Patient richtig positioniert ist und entspannt bleibt. Wenn nötig, kann das medizinische Team eine örtliche Betäubung oder ein Beruhigungsmittel verabreichen, um das Unbehagen zu verringern.

Bei **radiologischen** Untersuchungen, ob zur Diagnose oder zur postoperativen Nachsorge, ist auch die Lagerung des Patienten von großer Bedeutung. Ob **Röntgen**, **CT** oder **MRT**, der Pfleger muss dafür sorgen, dass der Patient richtig auf dem Untersuchungstisch **liegt**, oftmals in **liegender Position**, um die Genauigkeit der Bilder zu gewährleisten. Daher ist es wichtig, dass der Patient in einer bequemen und stabilen Position liegt, um unwillkürliche Bewegungen zu minimieren, die die Qualität der Untersuchung beeinträchtigen könnten.

Für Patienten mit postoperativen Schmerzen oder chronischen Erkrankungen wie urologischen oder orthopädischen Erkrankungen kann es eine große Herausforderung sein, während einer Untersuchung still zu sitzen. Der Pfleger sollte darauf achten, dass er **Kissen** oder **Stützen** unter empfindliche Bereiche wie den unteren Rücken oder die Knie legt, um Druckstellen zu mildern und Beschwerden zu vermeiden. In manchen Fällen können Fixierbinden oder spezielle Vorrichtungen verwendet werden, um den Patienten in der erforderlichen Position zu halten und gleichzeitig seinen Komfort zu gewährleisten.

Die Vorbereitung des Patienten auf eine radiologische Untersuchung beinhaltet auch die **Überprüfung, dass** es **keine Kontraindikationen gibt**, insbesondere in Bezug auf metallische Gegenstände oder implantierte medizinische Geräte. Für eine Untersuchung-MRT ist es beispielsweise wichtig, sicherzustellen, dass der Patient keine Metallgegenstände trägt, sei es Schmuck, herausnehmbare Zahnprothesen oder medizinische Geräte, die nicht mit dem starken Magnetfeld des MRT kompatibel sind. Der Pfleger sollte sich daher die Zeit nehmen, diese Details mit dem Patienten zu besprechen, bevor er den Untersuchungsraum betritt, und ihm die Bedeutung dieser Vorsichtsmaßnahme erklären.

Neben den technischen Aspekten ist die **psychologische** Betreuung des Patienten ein wesentlicher Aspekt der Einrichtung für Untersuchungen und Eingriffe. Einige Patienten können Angst vor Verfahren haben, die sie nicht kennen oder die sie als schmerzhaft oder unangenehm empfinden. Der Pfleger sollte auf diese Ängste eingehen und mit Wohlwollen und Klarheit reagieren, um den Patienten zu beruhigen. Bei einer Untersuchung wie der Kernspintomographie, bei der der Patient für mehrere Minuten in einem Tunnel eingeschlossen wird, ist es wichtig, dem Patienten im Voraus zu erklären, wie er sich fühlen wird, zu betonen, dass es keine Schmerzen gibt, und ihn daran zu erinnern, dass er ständig vom Ärzteteam überwacht wird. **Entspannungstechniken** wie tiefes Atmen können ebenfalls angeboten werden, um dem Patienten zu helfen, seinen Stress besser zu bewältigen.

Nach der Untersuchung oder dem Eingriff muss der Pfleger dem Patienten helfen, sich **wieder richtig zu positionieren**, damit er sich erholen kann. Bei Patienten, die eine Lokal- oder Vollnarkose erhalten haben, oder bei Patienten, die sich über einen längeren Zeitraum in einer unbequemen Position befunden haben, ist es entscheidend sicherzustellen, dass sie sich nicht schwindelig oder schwach fühlen, bevor sie ihnen beim Aufstehen oder Umsetzen helfen. Körperliche Unterstützung und Begleitung beim Übergang in das Zimmer oder den Ruheraum sind wichtig, um Unwohlsein oder einen Sturz zu vermeiden.

Kapitel 4

Management von Notfallsituationen in der Urologie

Erkennen und Reagieren auf eine urologische Komplikation
   ◦   Akute Harnretention
Die **akute Harnretention** ist ein urologischer Notfall, der durch die plötzliche Unfähigkeit gekennzeichnet ist, Urin trotz einer vollen Blase zu entleeren. Dieser Zustand kann zu erheblichen Beschwerden und Schmerzen führen, da sich der Urin weiterhin in der Blase ansammelt und nicht ausgeschieden werden kann. Der akute Harnverhalt erfordert eine schnelle Behandlung, um die Schmerzen zu lindern und ernsthafte Komplikationen wie Nierenschäden oder Harnwegsinfektionen zu vermeiden. Dieses Problem kann sowohl Männer als auch Frauen betreffen, obwohl es bei Männern wesentlich häufiger auftritt, insbesondere aufgrund von Erkrankungen der Prostata.

Die Ursachen für akuten Harnverhalt sind vielfältig und können **mechanische** oder **funktionelle Obstruktionen** der Harnwege umfassen. Eine der häufigsten Ursachen bei Männern ist die **benigne** Prostatahypertrophie (BPH), eine Vergrößerung der Prostata, die auf die Harnröhre drückt und den Urinfluss blockiert. Dieses Phänomen wird häufig durch auslösende Faktoren wie übermäßige Flüssigkeitsaufnahme, die Einnahme bestimmter Medikamente (Anticholinergika oder Sympathomimetika) oder Verstopfungen verstärkt. Bei Frauen kann ein akuter Harnverhalt aufgrund von **Beckenprolaps** auftreten, bei dem die Beckenorgane nach unten sinken und die Harnröhre zusammendrücken, oder nach bestimmten gynäkologischen Operationen.

Die **Symptome** einer akuten Harnverhaltung sind schnell erkennbar. Der Patient klagt über einen starken Harndrang, ist aber nicht in der Lage, Wasser zu lassen. Diese Unfähigkeit wird von einem schmerzhaften Spannungsgefühl im Unterbauch begleitet, das mit der Überdehnung der Blase zusammenhängt. Bei Berührung fühlt sich der Bauch oft hart und gewölbt über dem Schambein an, was ein Zeichen für eine volle und gedehnte Blase ist. Die Schmerzen können sehr stark sein, was das Unbehagen des Patienten erhöht und eine sofortige Intervention zur Entlastung der Blase erforderlich macht.

Die erste Behandlung der akuten Harnretention besteht darin, **den Urin** aus der Blase **abzuleiten,** um die Schmerzen zu lindern und Komplikationen zu vermeiden. Die häufigste und schnellste Methode ist das Legen eines Harnkatheters (Blasenkatheters). Der Pfleger spielt bei diesem Verfahren eine Schlüsselrolle, indem er die notwendigen Materialien vorbereitet und den Patienten während des gesamten Prozesses unterstützt. Der Katheter wird in der Regel durch die Harnröhre gelegt, wobei strenge Sterilitätsprotokolle zur Vermeidung von Infektionen eingehalten werden müssen. Sobald der Katheter platziert ist, wird der Urin abgeleitet und der Patient verspürt sofort eine Erleichterung. Es ist üblich, dass bei der ersten Blasenentleerung große Mengen an Urin, manchmal mehr als ein Liter, abgelassen werden.

In einigen Fällen, in denen die Einführung eines Harnröhrenkatheters aufgrund einer Obstruktion nicht möglich ist, **kann** ein suprapubischer Katheter eingeführt werden. Bei dieser Methode wird ein Katheter unter örtlicher Betäubung durch die Bauchdecke direkt in die Blase eingeführt. Diese Technik wird angewandt, wenn die Obstruktion zu groß ist, um einen Katheter durch die Harnröhre zu führen, oder wenn es Kontraindikationen für einen Harnröhrenkatheter gibt.

Nachdem die akute Harnverhaltung durch das Einsetzen eines Katheters behandelt wurde, führt das Ärzteteam Untersuchungen durch, um die **zugrunde liegende Ursache** der Harnverhaltung zu ermitteln. Neben der Anamnese wird häufig eine **urologische Untersuchung** durchgeführt, die auch bildgebende Verfahren wie Ultraschall umfasst, um die Größe der Prostata bei Männern oder Becken- oder Blasenanomalien bei Frauen festzustellen. Eine **Urinanalyse** wird ebenfalls durchgeführt, um nach möglichen Harnwegsinfektionen zu suchen, die eine Folge oder Ursache des Harnverhalts sein können.

Die **langfristige Behandlung** hängt von der festgestellten Ursache ab. Bei Männern mit BPH werden häufig Medikamente wie **Alpha-Blocker** verschrieben, um die Muskeln der Prostata zu entspannen und den Harnfluss zu erleichtern. In schwereren

Fällen kann ein chirurgischer Eingriff erforderlich sein, um die Größe der Prostata zu reduzieren (transurethrale Resektion der Prostata oder Prostatektomie). Bei Frauen kann die Behandlung Maßnahmen zur Korrektur eines Prolapses oder zur Beseitigung anderer anatomischer Ursachen der Obstruktion umfassen. Manchmal wird ein **Perinealtraining** empfohlen, um die Beckenbodenmuskulatur zu stärken und erneuten Retentionen vorzubeugen.

Die **Überwachung** nach der akuten Episode ist von entscheidender Bedeutung. Wenn ein Blasenkatheter gelegt wurde, muss der Pfleger auf dessen Funktionstüchtigkeit achten und Farbe, Menge und Geruch des Urins sowie den Zustand der Einstichstelle überwachen, um Infektionen vorzubeugen. Der Patient muss über die Warnzeichen eines erneuten Harnverhalts informiert werden, wie z.B. Schwierigkeiten beim Wasserlassen, verminderter Harnfluss oder Schmerzen im Unterbauch, und er muss wissen, wann er einen Arzt aufsuchen muss, um einen erneuten Harnverhalt zu vermeiden.

Der **psychologische** Aspekt des akuten Harnverhalts darf nicht vernachlässigt werden. Das Gefühl der Unfähigkeit, den Urin zu entleeren und die Schmerzen, die mit der Überdehnung der Blase verbunden sind, können den Patienten stark belasten. Der Pfleger sollte einfühlsam sein, den Patienten beruhigen und ihm die einzelnen Schritte der Behandlung erklären, wobei er darauf hinweist, dass es sich um eine vorübergehende Situation handelt. Eine wohlwollende Begleitung hilft, die Angst zu reduzieren und die Erfahrung für den Patienten weniger traumatisch zu machen.

      ◦   Schwere Harnwegsinfektion: Urologische Sepsis

Eine **schwere Harnwegsinfektion**, die sich zu einer **urologischen Sepsis** entwickelt, stellt eine ernste medizinische Situation dar, die eine dringende und intensive Behandlung erfordert. Die urologische Sepsis ist eine systemische Entzündungsreaktion, die durch eine Harnwegsinfektion ausgelöst wird, die sich in die Blutbahn ausgebreitet hat und zu einem potenziellen Organversagen führt. Dieser Zustand wird häufig durch eine aufsteigende Infektion verursacht, die in den unteren Harnwegen beginnt, wie eine Zystitis oder Pyelonephritis, und die kompliziert wird, wenn sie nicht rechtzeitig oder angemessen behandelt wird. Die Entwicklung einer Sepsis ist lebensbedrohlich, da die Bakterien, die die Infektion verursachen, in den Blutkreislauf eindringen und eine allgemeine Entzündungsreaktion im gesamten Körper auslösen.

Die **Ursachen** für eine urologische Sepsis sind vielfältig, aber zu den wichtigsten gehören **unbehandelte Harnwegsinfektionen**, **Harnwegsobstruktionen** (wie Nierensteine oder eine gutartige Prostatavergrößerung), **verlängerte** Harnwegskatheter oder **chirurgische Eingriffe** wie das Einsetzen eines Katheters oder einer Harnröhrenstütze (Ureterstent). Diese Bedingungen begünstigen die Stagnation des Urins, schaffen eine Umgebung, in der sich Bakterien vermehren können, und erleichtern die Passage von Keimen in den Blutkreislauf. Die am häufigsten an der urologischen Sepsis beteiligten Bakterien sind **gramnegative Bakterien** wie **Escherichia coli**, aber auch andere Krankheitserreger können beteiligt sein.

Die **Symptome** einer schweren Harnwegsinfektion, die sich zu einer urologischen Sepsis entwickelt, sind dramatisch und erfordern eine sofortige ärztliche Behandlung. Der Patient zeigt die typischen Anzeichen einer Harnwegsinfektion, wie Schmerzen beim Wasserlassen (Dysurie), häufiger Harndrang, Fieber und Schmerzen im Unterbauch oder in der Nierengegend (Lumbalgie). Bei einer Sepsis werden diese Symptome jedoch schnell von systemischen Anzeichen begleitet: **hohes Fieber** (oder manchmal Hypothermie), **Schüttelfrost**, **Tachykardie** (Herzrasen), **Hypotonie** (niedriger Blutdruck), **Verwirrung** oder verändertes Bewusstsein und in fortgeschrittenen Fällen Anzeichen von **Organversagen**, wie Atembeschwerden oder verminderte Urinproduktion.

Die urologische Sepsis entwickelt sich in mehreren Stadien. Wenn sie in einem frühen Stadium erkannt wird, kann der Patient ein

systemisches Entzündungsreaktionssyndrom (SIRS) entwickeln, bei dem sich die Entzündung im gesamten Körper ausbreitet. Wenn die Infektion nicht schnell behandelt wird, entwickelt sie sich zu einer **schweren Sepsis** mit lebensbedrohlichem Organversagen, einschließlich akutem Nierenversagen, therapierefraktärer Hypotonie und respiratorischer Insuffizienz. In den schwersten Fällen entwickelt sich die Sepsis zu einem **septischen Schock**, einem absoluten Notfall, bei dem der Blutdruck gefährlich abfällt und mehrere Organe versagen können, was eine Behandlung auf der Intensivstation erforderlich macht.

Die **Behandlung einer urologischen Sepsis** beruht auf mehreren Aspekten, die alle dringend durchgeführt werden müssen. Zunächst ist es wichtig, dass bei Verdacht auf eine Sepsis sofort **Breitbandantibiotika** verabreicht werden, ohne die Ergebnisse der Urin- und Blutkulturen abzuwarten. Die Behandlung wird häufig später auf der Grundlage der Ergebnisse des Antibiogramms angepasst, um auf den spezifischen Krankheitserreger zu zielen. Die **Antibiotikatherapie** muss intravenös verabreicht werden, um schnell zu wirken. In einigen Fällen ist ein Aufenthalt auf der Intensivstation erforderlich, um die Vitalfunktionen des Patienten genau zu überwachen.

Die Behandlung der urologischen Sepsis umfasst neben der Antibiotikatherapie auch die **Beseitigung von Harnwegsobstruktionen**, falls diese vorhanden sind. Obstruktionen können durch Nierensteine, Tumore oder anatomische Anomalien verursacht werden. Die Drainage der Blase und der Nieren ist entscheidend, um die Infektion an der Quelle zu beseitigen. Dies kann das Einsetzen eines Harnkatheters, eines **Ureterstents** oder in schwereren Fällen eine **Nephrostomie** (direkte Drainage der Niere durch eine Öffnung in der Haut) erfordern. Die Beseitigung der Obstruktion reduziert den Druck in den Harnwegen und verhindert die Harnretention, die das Bakterienwachstum fördert.

Ein weiterer wichtiger Aspekt der Behandlung ist die **hämodynamische Reanimation**, um den Patienten zu stabilisieren. Aufgrund der schweren Hypotonie, die häufig mit einem septischen Schock einhergeht, werden intravenöse Flüssigkeitsinfusionen verabreicht, um den Blutdruck aufrechtzuerhalten und die Blutzirkulation zu verbessern. Wenn dies nicht ausreicht, können vasopressorische Medikamente erforderlich sein, um den Blutdruck zu erhöhen und eine ausreichende Blutversorgung der lebenswichtigen Organe zu gewährleisten.

Die **Rolle des Pflegers** bei der Behandlung der urologischen Sepsis ist von entscheidender Bedeutung, insbesondere bei der kontinuierlichen Überwachung des Zustands des Patienten und der psychologischen und physischen Unterstützung, die er leistet. Er muss die **Vitalparameter** wie Temperatur, Herzfrequenz, Blutdruck und Atemfrequenz in Zusammenarbeit mit dem Pflegeteam genau überwachen. Darüber hinaus ist der Pfleger häufig für die **Überwachung des Urins** verantwortlich, indem er die Menge und das Aussehen des **Urins** festhält, was wertvolle Hinweise auf den Verlauf der Infektion liefern kann. Jede plötzliche Veränderung des Zustands des Patienten, wie z.B. eine Verschlechterung des Bewusstseins, ein Anstieg des Fiebers oder ein Rückgang der Urinproduktion, muss dem medizinischen Team sofort mitgeteilt werden.

Der **psychologische** und **emotionale** Aspekt der Behandlung darf nicht vernachlässigt werden. Die urologische Sepsis ist ein äußerst belastender Zustand für den Patienten und seine Angehörigen. Der Pfleger spielt eine wichtige Rolle, indem er den Patienten beruhigt, die Behandlungsschritte erklärt und eine ständige, beruhigende Präsenz anbietet. Die Angst und Unruhe, die oft mit einer solch ernsten Situation einhergehen, können durch klare Erklärungen und eine einfühlsame Betreuung gemindert werden.

○ Postoperative Blutungen

Die **postoperative Blutung** ist eine gefürchtete Komplikation, die nach einem chirurgischen Eingriff auftreten kann und eine schnelle und rigorose Behandlung erfordert. Sie ist durch einen übermäßigen Blutverlust an der Operationsstelle gekennzeichnet, der zu hämodynamischen Ungleichgewichten, einem hämorrhagischen Schock und in den schwersten Fällen zum Ausfall der Lebensfunktionen führen kann. Die Behandlung dieser Komplikation erfordert eine frühzeitige Erkennung von Blutungszeichen, eine kontinuierliche Überwachung des Patienten und eine sofortige medizinische Intervention.

Die **Ursachen** für eine postoperative Blutung können vielfältig sein. Sie kann als Folge eines Versagens der Nähte oder Ligaturpunkte auftreten, die die Hämostase (Blutstillung) während der Operation nicht ordnungsgemäß gewährleistet haben. In einigen Fällen kann die Blutung auch auf Gerinnungsstörungen des Patienten, Infektionen oder frühzeitige Bewegungen zurückzuführen sein, die den operierten Bereich übermäßig belasten. Bei urologischen Eingriffen, insbesondere bei Eingriffen an gefäßreichen Organen wie Nieren, Prostata oder Blase, besteht aufgrund der komplexen Strukturen und der Nähe zu großen Blutgefäßen ein besonders hohes Blutungsrisiko.

Die **Warnzeichen** für eine postoperative Blutung müssen vom Pflegeteam streng überwacht werden. Das deutlichste Zeichen ist die **äußere Blutung**, die an der Operationsstelle sichtbar ist. Sie kann sich in einer kontinuierlichen Nässen oder einem stärkeren Austritt von hellrotem Blut äußern, was auf eine aktive Blutung hinweist. Blutdurchtränkte Verbände oder Ausfluss auf der Bettwäsche müssen systematisch überwacht und ihre Menge notiert werden, um das medizinische Team zu informieren.

Nicht alle postoperativen Blutungen sind jedoch sichtbar. **Innere Blutungen** können in einer Körperhöhle wie dem Bauch oder dem Brustkorb auftreten, ohne dass äußere Anzeichen erkennbar sind. In diesen Fällen muss der Helfer besonders auf subtilere Symptome achten, wie z.B. **plötzliche Blässe**, **kalter Schweiß**,

niedriger Blutdruck (Hypotonie), **beschleunigter Herzschlag** (Tachykardie) oder **verminderte Diurese** (verminderte Urinproduktion). Diese Anzeichen deuten darauf hin, dass das Blutvolumen schnell abnimmt und der Patient in einen **hämorrhagischen Schock gerät**.

Je nach Ausmaß der Blutung können die **Folgen** unterschiedlich sein. Eine mäßige Blutung kann zu Schwäche, Schwindel und allgemeinem Unwohlsein führen, aber eine massive Blutung kann zu einem hämorrhagischen Schock führen, einer Situation, in der das Herz nicht mehr in der Lage ist, einen ausreichenden Blutdruck aufrechtzuerhalten, um die lebenswichtigen Organe zu versorgen. Der hämorrhagische Schock ist ein lebensbedrohlicher Notfall, der eine sofortige Intervention erfordert, um das zirkulierende Blutvolumen wiederherzustellen und die Blutung zu stoppen.

Die **Erstbehandlung** einer postoperativen Blutung beginnt mit der Stabilisierung des Patienten. Bei einer starken Blutung besteht der erste Schritt in der Anwendung einer **lokalen Kompression** an der Operationsstelle, um die Blutung zu kontrollieren. Wenn eine innere Blutung vermutet wird, muss der Patient unter ständiger Beobachtung bleiben, bis der Arzt oder Chirurg eintrifft, um die Situation zu beurteilen.

Die Flüssigkeitsreanimation ist ein wesentlicher Schritt bei der Behandlung von Blutungen. Der Patient erhält **intravenöse Infusionen** mit Lösungen, um den Verlust des Blutvolumens auszugleichen und den Blutdruck aufrechtzuerhalten. In schwereren Fällen kann eine **Bluttransfusion** erforderlich sein, um das verlorene Blut zu ersetzen und den Hämoglobinspiegel wiederherzustellen, der für den Transport von Sauerstoff zu den Organen wichtig ist. Der Pfleger muss sicherstellen, dass diese Infusionen schnell verabreicht werden und den Zustand des Patienten während der Reanimation genau überwachen.

Wenn die Blutung auf ein Versagen der Operationsstelle zurückzuführen ist, kann ein **erneuter chirurgischer Eingriff** erforderlich sein, um die Blutung zu stoppen. Der Chirurg muss die Wunde möglicherweise erneut öffnen, um die blutenden Gefäße zu identifizieren und zu reparieren oder um ein inneres Hämatom zu entfernen, das auf die umliegenden Organe drückt. In diesen Situationen spielt der Pfleger eine entscheidende Rolle bei der Vorbereitung des Patienten auf die Notoperation, indem er das medizinische Team informiert, die Überwachung der Lebenszeichen aufrechterhält und die notwendigen Protokolle sicherstellt.

Sobald die Blutung unter Kontrolle ist, ist die **Überwachung nach der Blutung** ebenso wichtig, um Rezidive zu verhindern und mögliche Komplikationen zu behandeln. Der Pfleger muss die Operationswunde genau überwachen und den Verband regelmäßig auf Anzeichen von Blutungen überprüfen. Die Überwachung der **Vitalparameter** muss häufig erfolgen, wobei Blutdruck, Puls, Temperatur und Diurese genau zu überwachen sind. Es ist auch wichtig, auf subkutane **Hämatome** oder Schwellungen um die Operationsstelle herum zu achten, die auf eine nicht drainierte Blutansammlung hinweisen könnten.

Die **Erholung des Patienten** von einer postoperativen Blutung kann langwierig sein, insbesondere wenn eine Bluttransfusion oder eine Notoperation erforderlich war. Es ist wichtig, den Allgemeinzustand des Patienten sorgfältig zu überwachen, einschließlich der Energierückgewinnung und der allmählichen Rückkehr zu einer normalen Ernährung. In einigen Fällen können zusätzliche Untersuchungen wie Ultraschall oder Computertomographie (CT(durchgeführt werden, um sicherzustellen, dass keine Restblutungen vorhanden sind.

Die **Rolle der Pflegekraft** beschränkt sich nicht auf die physische Überwachung. Sie umfasst auch einen **psychologischen** Aspekt, indem sie den Patienten beruhigt, der wegen des Auftretens einer Blutung sehr ängstlich sein kann. Der Pflegehelfer muss jeden Schritt der Pflege und die bevorstehenden Verfahren klar erklären und dabei auf Anzeichen von emotionaler Not achten. Diese menschliche Dimension der Pflege ist wichtig, um dem Patienten zu helfen, diese unvorhergesehene Komplikation mit möglichst wenig Stress zu überstehen.

Die Rolle des Pflegers im Notfallteam
               °   Umgang mit Stress und Emotionen in Notfällen
Der **Umgang mit Stress und Emotionen** in Notfällen ist ein grundlegender Aspekt der Arbeit im medizinischen Bereich, insbesondere für Pflegekräfte, die mit kritischen Situationen konfrontiert sind, in denen das Leben der Patienten in Gefahr sein kann. In einer Umgebung, in der Entscheidungen schnell getroffen werden müssen und der Druck konstant ist, ist die Fähigkeit, mit Emotionen und Stress umzugehen, von entscheidender Bedeutung, um die Sicherheit der Patienten zu gewährleisten und eine optimale Pflegequalität aufrechtzuerhalten. Pflegekräfte wie Pfleger, Krankenschwestern und Ärzte stehen oft an vorderster Front in unvorhergesehenen Situationen, in denen Selbstbeherrschung und die Fähigkeit, ruhig und effizient zu handeln, von entscheidender Bedeutung sind.

Wenn eine Notfallsituation eintritt, wie Herzstillstand, massive Blutungen oder ein anaphylaktischer Schock, kann sich Stress auf verschiedene Weise äußern. Er kann zu körperlichen Reaktionen wie erhöhtem Herzschlag, schnellerer Atmung oder übermäßigem Schwitzen führen, aber auch zu psychologischen Reaktionen wie Panik, Verwirrung oder Handlungsunfähigkeit. In solchen Momenten **besteht das** Stressmanagement darin, diese Reaktionen zu kanalisieren, um zu verhindern, dass die Emotionen die Urteils- und Handlungsfähigkeit überwältigen. Die Fähigkeit, trotz des Drucks konzentriert zu bleiben und methodisch zu handeln, ist ein Zeichen von Professionalität und Notfallbereitschaft.

Einer der ersten Schritte zur Bewältigung von Stress ist es, sich **auf die Prioritäten zu konzentrieren**. In einer Notsituation ist es entscheidend, sich auf die sofort zu ergreifenden Maßnahmen zu konzentrieren, indem man die zuvor erlernten Notfallprotokolle befolgt. Diese Protokolle sind so konzipiert, dass sie die Pflegekräfte bei ihren Handlungen anleiten und es ihnen ermöglichen, in Momenten, in denen jede Sekunde zählt, keine Zeit mit Nachdenken zu verschwenden. Die **Organisation von Prioritäten** reduziert die Angst vor der Situation, da der Pfleger genau weiß, was er in jedem Schritt zu tun hat, sei es, um einen Patienten wiederzubeleben, einen kritischen Zustand zu stabilisieren oder Verstärkung zu rufen.

Die **Schulung** und **regelmäßige Wiederholung von Notfallmaßnahmen** ist ein wichtiges Instrument zur effektiven Stressbewältigung. Durch die Wiederholung der Handgriffe in Notfallsimulationen verinnerlicht das Pflegepersonal diese Handlungen automatisch, so dass es schneller und gelassener reagieren kann, wenn eine reale Situation eintritt. Je besser ein Pfleger vorbereitet ist, desto besser kann er mit seinen Emotionen in der Situation umgehen. Das Training von Wiederbelebungsmaßnahmen, die Behandlung eines hämorrhagischen Schocks oder die Verwendung von medizinischem Notfallmaterial stärkt das Selbstvertrauen und verringert das Gefühl der Panik vor dem Unerwarteten.

Ein weiterer Schlüsselaspekt der Stressbewältigung in Notfällen ist die **klare und effektive Kommunikation** mit dem medizinischen Team. Notfallsituationen werden selten allein bewältigt, sondern erfordern oft eine enge Zusammenarbeit mit anderen Mitgliedern des Gesundheitsteams. Eine knappe, präzise und unmissverständliche Kommunikation hilft, die Bemühungen zu koordinieren und Fehler zu vermeiden. Der Pfleger muss beispielsweise in der Lage sein, lebenswichtige Informationen wie die beobachteten klinischen Zeichen (Herzfrequenz, Blutdruck, Bewusstseinszustand) schnell zu übermitteln und den Anweisungen des Arztes oder des Oberpflegers zu folgen. Eine gute Kommunikation trägt nicht nur zur Rationalisierung von Handlungen bei, sondern reduziert auch den Stress, da jeder weiß, was er zu tun hat und sich auf seine spezifische Aufgabe konzentrieren kann.

Die **kontrollierte Atmung** ist eine einfache, aber effektive Technik zur Stressbewältigung in Notfallsituationen. Durch tiefes und langsames Atmen kann der Pfleger seinen Herzschlag beruhigen und sein Gehirn mit Sauerstoff versorgen, was ihm hilft, klarer zu denken und Ängste abzubauen. Die Bauchatmung ist beispielsweise eine weit verbreitete Methode, um den Stresspegel innerhalb von Sekunden zu senken. Wenn Sie sich einen Moment Zeit nehmen, um **tief** durchzuatmen, bevor Sie mit einer Handlung beginnen, können Sie sich wieder konzentrieren und die Situation mit mehr Ruhe und Kontrolle angehen.

Der **Umgang mit Emotionen** in einer Notfallsituation bedeutet auch, dass man eine **emotionale Distanz** wahren **und** gleichzeitig empathisch bleiben muss. Es ist natürlich, Angst, Furcht oder Trauer zu empfinden, wenn ein Patient in Gefahr ist, aber es ist wichtig, dass diese Emotionen nicht die Kontrolle über die Handlung übernehmen. Professionelles **Mitgefühl bedeutet**, aufmerksam und menschlich zu bleiben und gleichzeitig eine gewisse emotionale Distanz zu bewahren, die es ermöglicht, sich auf die Pflege zu konzentrieren. Erst nach einem Notfall kann der Pfleger eine emotionalere Reflexion über das Geschehene zulassen.

Nach einer Notfallsituation ist es wichtig, sich Zeit für eine **Nachbesprechung** zu nehmen und **den angestauten Stress** zu **bewältigen**. Die Nachbesprechung ermöglicht es, die Ereignisse noch einmal Revue passieren zu lassen, zu diskutieren, was gut funktioniert hat und was hätte besser gemacht werden können, und **die eigenen Gefühle** mit den anderen Teammitgliedern **zu teilen**. Die gegenseitige Unterstützung unter Kollegen ist für die Bewältigung des mit Notfällen verbundenen Stresses von grundlegender Bedeutung. Über Gefühle und Erfahrungen zu sprechen, kann die emotionale Belastung reduzieren und Burnout oder chronischem Stress vorbeugen.

Im Rahmen eines präventiven Ansatzes **ist** eine **ausgewogene Lebensweise** ebenfalls wichtig für die Stressbewältigung. Eine Pflegekraft, die auf sich selbst achtet, indem sie eine gesunde

Ernährung, einen guten Schlafrhythmus und regelmäßige körperliche Aktivität beibehält, ist besser in der Lage, mit Stresssituationen im medizinischen Umfeld umzugehen. Darüber hinaus können langfristige **Stressbewältigungstechniken** wie Meditation, Yoga oder Entspannung sehr hilfreich sein, um eine bessere Widerstandsfähigkeit gegenüber schwierigen Situationen zu entwickeln.

Schließlich ist **Anpassungsfähigkeit** eine Schlüsselkompetenz bei der Bewältigung von Stress in Notfallsituationen. Medizinische Notfälle sind per Definition unvorhersehbar, und manchmal ist es notwendig, die Prioritäten schnell zu ändern oder zu improvisieren, wenn etwas Unvorhergesehenes passiert. Eine Pflegekraft, die in der Lage ist, sich an die Umstände anzupassen und gleichzeitig Ruhe zu bewahren, wird auch mit den komplexesten Situationen gelassen umgehen können.

○ Effektive Zusammenarbeit mit dem medizinischen Team

Die effektive Zusammenarbeit mit dem medizinischen Team ist entscheidend für eine qualitativ hochwertige Pflege und die Sicherheit und das Wohlbefinden der Patienten. Die Effizienz eines medizinischen Teams hängt von einer reibungslosen Kommunikation, einer klaren Verteilung der Rollen und Verantwortlichkeiten und einem Geist der Zusammenarbeit ab, der die Komplementarität der Kompetenzen hervorhebt. Ob in einer Notaufnahme, einem Operationssaal oder einer spezialisierten Abteilung wie der Urologie, die Fähigkeit, mit allen Gesundheitsfachkräften (Ärzte, Krankenschwestern, Pfleger, Physiotherapeuten usw.) zusammenzuarbeiten, ist für eine optimale Patientenversorgung unerlässlich.

Eine der ersten Säulen einer effektiven Zusammenarbeit ist eine **klare und strukturierte Kommunikation**. Die Übermittlung präziser und verständlicher Informationen ist entscheidend, um Fehler zu vermeiden und eine reibungslose Pflege zu gewährleisten. Das Pflegepersonal muss in der Lage sein, wichtige Informationen über den Zustand des Patienten, beobachtete Veränderungen oder Untersuchungsergebnisse kurz und direkt weiterzugeben. Wenn ein Pfleger beispielsweise Anzeichen einer Verschlechterung bei einem Patienten bemerkt (Schmerzen, Atembeschwerden, Veränderungen der Vitalparameter), ist es entscheidend, dass er sofort die Pflegekraft oder den Arzt mit genauen Details informiert, einschließlich des Zeitpunkts des Auftretens der Symptome, ihrer Intensität und ihres Verlaufs. Die **schriftliche Kommunikation** in Form von Patientenakten, Protokollen oder Notizen in der Krankenakte muss ebenfalls streng und umfassend sein, damit das Team die Entwicklung des Patienten genau verfolgen kann.

Neben der verbalen Kommunikation spielt auch die **nonverbale Kommunikation** eine wichtige Rolle bei der Zusammenarbeit. Angehörige der Gesundheitsberufe sollten auf die Gesten, Haltungen und Gesichtsausdrücke der Teammitglieder achten, da diese wichtige Signale über den Ernst einer Situation oder die Notwendigkeit einer dringenden Intervention geben können. Zuhören, einen freundlichen Blick aufrecht erhalten und verfügbar sein sind wesentliche Aspekte einer effektiven nonverbalen Kommunikation, die den Zusammenhalt des Teams stärkt.

Eine **klare Verteilung der Rollen und Verantwortlichkeiten** innerhalb des medizinischen Teams ist ebenfalls unerlässlich, um eine reibungslose Zusammenarbeit zu gewährleisten. Jedes Teammitglied, ob Arzt, Krankenschwester, Pfleger oder Techniker, muss sich über seine Rolle und seine Aufgaben bei der Behandlung des Patienten im Klaren sein. Diese Aufteilung hilft, Verwirrung und Redundanzen zu vermeiden und stellt sicher, dass jede Aufgabe effizient ausgeführt wird. In einer Notfallsituation kann beispielsweise die Krankenschwester für die Verabreichung von Medikamenten zuständig sein, während der Pfleger die Überwachung der Vitalparameter übernimmt und der Arzt sich auf die Diagnose und Entscheidungsfindung konzentriert. Die richtige Organisation der Aufgaben ist entscheidend, um sicherzustellen, dass der Patient eine schnelle und angemessene Versorgung erhält, ohne Zeitverlust durch schlechte Koordination.

Teamgeist ist ein weiteres Schlüsselelement für eine effektive Zusammenarbeit. Er beinhaltet die Anerkennung und Wertschätzung der Fähigkeiten jedes einzelnen Fachmanns, wobei die Beiträge jedes Einzelnen respektiert werden. Jedes Teammitglied bringt ein spezifisches Fachwissen mit, und die Stärke eines medizinischen Teams liegt in der Vielfalt dieser Fähigkeiten. Es ist wichtig, ein Klima des gegenseitigen Respekts zu fördern, in dem sich jeder wertgeschätzt fühlt und sich frei äußern kann. Dieser Teamgeist hilft auch bei der Bewältigung von Spannungen und Stress, insbesondere in Notfallsituationen, in denen die Arbeitsbelastung hoch ist und der Druck stark sein kann.

Interdisziplinäre Zusammenarbeit ist häufig in komplexen medizinischen Situationen erforderlich, in denen mehrere Spezialisten zum Wohle des Patienten tätig werden müssen. Beispielsweise kann ein Patient mit Prostatakrebs in einer urologischen Abteilung die Beteiligung eines Urologen, Radiologen, Pathologen, Chirurgen und Onkologen erfordern, die jeweils eine andere Perspektive auf die Behandlung haben. In solchen Situationen ist es wichtig, dass jeder Beteiligte in der Lage ist, klar mit den anderen zu kommunizieren, seinen Standpunkt zu erklären und zusammenzuarbeiten, um einen umfassenden und kohärenten Behandlungsplan zu erstellen. Teamsitzungen oder Staffings ermöglichen es, diese Interventionen zu koordinieren und eine gemeinsame Strategie für die Behandlung des Patienten festzulegen.

Konfliktmanagement ist eine wichtige Fähigkeit zur Aufrechterhaltung einer effektiven Zusammenarbeit. In jedem Team kann es zu Meinungsverschiedenheiten oder Spannungen kommen, insbesondere in stressigen Situationen oder wenn sich Verantwortlichkeiten überschneiden. Es ist wichtig, diese Konflikte mit Taktgefühl und Professionalität zu bewältigen. Ein offener und respektvoller Dialog ist der Schlüssel, um

Meinungsverschiedenheiten zu lösen und Lösungen zu finden, die in erster Linie dem Patienten zugute kommen. Aktives Zuhören, die Fähigkeit, Kompromisse einzugehen, und der Respekt vor den Standpunkten aller Beteiligten sind wesentliche Eigenschaften, um zu verhindern, dass Konflikte die Qualität der Pflege beeinträchtigen.

Im Rahmen der Zusammenarbeit spielt auch die **Fortbildung** eine entscheidende Rolle. Die medizinische Praxis entwickelt sich ständig weiter und es ist wichtig, dass die Teammitglieder regelmäßig in neuen Techniken, Technologien und Pflegeprotokollen geschult werden. Ein Krankenpfleger kann z.B. in der Handhabung von Blasenkathetern, der Vermeidung von Infektionen oder der Behandlung von postoperativen Patienten geschult werden, wodurch er seine Fähigkeiten verbessern und noch effektiver mit den anderen Fachkräften zusammenarbeiten kann. Durch die Weitergabe dieser neuen Fähigkeiten an das Team trägt jedes Mitglied zur Verbesserung der Qualität der Pflege bei.

Schließlich bedeutet eine effektive Zusammenarbeit auch, dass **sich** die Teammitglieder **gegenseitig unterstützen**. Die Arbeit in einem medizinischen Umfeld kann physisch und emotional anstrengend sein. Zu wissen, dass man sich auf seine Kollegen verlassen kann, wenn man Unterstützung, Hilfe oder sogar Ermutigung in schwierigen Situationen benötigt, ist für die Aufrechterhaltung eines gesunden und kooperativen Arbeitsklimas von entscheidender Bedeutung. Empathie, nicht nur gegenüber Patienten, sondern auch gegenüber anderen Teammitgliedern, trägt zur Stärkung der Solidarität und der Widerstandsfähigkeit in schwierigen Zeiten bei.

- ○ Verwaltung der Logistik (Vorbereitung der Notaufnahme, Überwachung)

Die Verwaltung der Logistik im Krankenhaus, insbesondere in kritischen Situationen wie der Vorbereitung einer Notaufnahme oder der engmaschigen Überwachung von Patienten, ist ein Schlüsselelement für eine reibungslose Versorgung und die Sicherheit der Patienten. Der Pfleger spielt eine zentrale Rolle in dieser Organisation, indem er sicherstellt, dass alles bereit und funktionstüchtig ist, bevor die Patienten eintreffen, und dass Geräte, Medikamente und Materialien verfügbar und funktionstüchtig sind. Die medizinische Logistik beschränkt sich nicht nur auf die Vorbereitung der Ausrüstung, sondern umfasst auch das Raummanagement, die Koordination mit den medizinischen Teams und die kontinuierliche Überwachung der Patienten, um eine schnelle und effiziente Behandlung zu gewährleisten.

Die **Vorbereitung der** Notaufnahme beginnt lange vor der Ankunft der Patienten. Der Pfleger muss sicherstellen, dass der Raum richtig **ausgestattet**, ordentlich und für alle Mitglieder des medizinischen Teams zugänglich ist. Der erste Schritt besteht darin, zu überprüfen, ob alle Wiederbelebungsgeräte vorhanden und einsatzbereit sind. Dazu gehören **Überwachungsmonitore zur Überwachung** der Vitalfunktionen (Herzfrequenz, Sauerstoffsättigung, Blutdruck), ein **Defibrillator** zur Behandlung von Herzstillstand sowie **Intubations-** und Absauggeräte für den Fall einer Atemnot. Jedes Gerät muss auf Funktion und Batterieladung überprüft werden, um sicherzustellen, dass es im Bedarfsfall ohne Verzögerung eingesetzt werden kann.

Als nächstes muss der **Pfleger** sicherstellen, dass der Raum alle **Notfallmedikamente** enthält, einschließlich Gegenmittel, Vasopressoren, Anästhetika und Sedativa. Diese Medikamente sollten in gut organisierten **Notfallwagen** mit klaren Beschriftungen aufbewahrt werden, damit das medizinische Team schnell und einfach darauf zugreifen kann. Jede Schublade des Notfallwagens muss systematisch und mit einer standardisierten Organisation geordnet werden, um Zeitverluste zu minimieren. Es ist auch wichtig, die Verfallsdaten der Medikamente regelmäßig zu überprüfen, um das Risiko von Engpässen oder Verzögerungen aufgrund abgelaufener Medikamente zu vermeiden.

Das **Layout des Raumes** ist ebenfalls ein entscheidender Faktor. Der Raum sollte so organisiert sein, dass die Mobilität und der schnelle Zugang zu den Geräten erleichtert werden. Es ist wichtig, dass um den Untersuchungstisch herum ausreichend Platz vorhanden ist, damit die verschiedenen Gesundheitsfachkräfte zusammenarbeiten können, ohne sich gegenseitig zu behindern. Die Pflegekraft sorgt dafür, dass alles gut aufgeräumt und dennoch zugänglich ist, so dass sich jedes Teammitglied auf die Pflege konzentrieren kann, ohne nach den benötigten Geräten suchen zu müssen.

Besondere Aufmerksamkeit muss der **Sterilisation** und der Hygiene in der Notaufnahme gewidmet werden. Vor jedem Eingriff müssen die Oberflächen desinfiziert werden, um das Risiko von nosokomialen Infektionen zu verringern. Einwegmaterial muss im Voraus vorbereitet und auf sterilen Tabletts bereitgestellt werden. Auch die Entsorgung von **medizinischen Abfällen** muss sorgfältig organisiert werden. Behälter für Nadeln, Spritzen und andere gefährliche Abfälle müssen in der Nähe des Behandlungsbereichs vorhanden sein und regelmäßig gemäß den Protokollen zur Gesundheitssicherstellung geleert werden.

Neben der materiellen Versorgung muss der Krankenpflegehelfer auch **die besonderen Bedürfnisse** jeder Notfallsituation **berücksichtigen**. Wenn es sich beispielsweise um einen traumatischen Notfall handelt, müssen **Immobilisierungen**, **Schienen** und Geräte zur Durchführung von **Bluttransfusionen** oder zur Verabreichung von Blutprodukten bereitgestellt werden. Wenn es sich um einen Atemwegsnotfall handelt, muss sichergestellt werden, dass die Sauerstoffflaschen gefüllt sind und dass **Sauerstoffmasken** und **Nasenkanülen** leicht zugänglich sind. Dies spart wertvolle Zeit, wenn der Notfall eintritt, und gewährleistet eine sofortige und angemessene Reaktion auf die Bedürfnisse des Patienten.

Neben der Vorbereitung des Raumes ist die **engmaschige Überwachung** der Patienten eine weitere Schlüsselkomponente des Logistikmanagements. Eine engmaschige Überwachung ist häufig bei Patienten in kritischem Zustand oder nach einem chirurgischen Eingriff erforderlich, wenn sich ihr Zustand schnell ändern kann. Diese Überwachung erfordert eine **ständige Wachsamkeit** des Pflegers, der die Vitalzeichen des Patienten genau beobachten, die Infusionen überwachen und die verschriebenen Medikamente verabreichen muss. Der Pfleger muss in der Lage sein, die ersten Anzeichen einer Verschlechterung des Gesundheitszustands des Patienten zu erkennen, wie z.B. eine Abnahme der Sauerstoffsättigung, eine anormale Beschleunigung des Herzrhythmus oder eine Veränderung des Bewusstseinszustands.

Die **regelmäßige Dokumentation** der Beobachtungen ist für die Gewährleistung einer qualitativ hochwertigen Pflegekontinuität von entscheidender Bedeutung. Der Pfleger sollte die Vitalparameter des Patienten, die verabreichten Behandlungen und alle klinischen Entwicklungen sorgfältig dokumentieren. Diese Dokumentation ermöglicht es dem medizinischen Team, die Entwicklung des Patienten zu verfolgen und fundierte Entscheidungen auf der Grundlage genauer Daten zu treffen. Die Kommunikation zwischen den Teams ist ebenfalls ein entscheidender Faktor bei der engmaschigen Überwachung. Der Pfleger muss das Pflegepersonal oder den Arzt sofort über jede Veränderung im Zustand des Patienten informieren, damit bei Bedarf schnell eingegriffen werden kann.

In einigen Fällen beinhaltet die engmaschige Überwachung auch den Einsatz von **Fernüberwachungstechnologien**, wie tragbare Monitore oder Fernüberwachungsgeräte. Diese Technologien ermöglichen eine kontinuierliche Überwachung der Vitalzeichen des Patienten, auch wenn er nicht physisch in der Notaufnahme anwesend ist. Der Pfleger muss im Umgang mit diesen Technologien geschult sein und in der Lage sein, die von diesen Geräten gesendeten Alarme oder Warnungen zu erkennen.

Schließlich umfasst das Logistikmanagement in einem Notfall auch die **Steuerung des Patientenflusses**. Der Pfleger muss sicherstellen, dass der Raum nach jeder Operation für die Aufnahme neuer Patienten bereit ist. Dies bedeutet, dass der Raum schnell gereinigt und neu organisiert werden muss, dass die verwendeten Materialien wieder aufgefüllt werden müssen und dass das Bett oder der Untersuchungstisch für den nächsten Patienten vorbereitet werden muss. Ein gutes Flussmanagement sorgt für eine kontinuierliche Verfügbarkeit der Ressourcen und stellt sicher, dass jeder Patient sofort nach seiner Ankunft ohne unnötige Verzögerungen behandelt werden kann.

Vorsichtsmaßnahmen und Protokoll im Falle eines Anfalls
  ◦ Gewährleistung der Sicherheit des Patienten
Die Gewährleistung der Patientensicherheit ist eine der Hauptverantwortlichkeiten eines jeden Angehörigen eines Gesundheitsberufs und betrifft jeden Aspekt der Pflege, sei es physisch, psychologisch oder umweltbedingt. Die Patientensicherheit umfasst eine Reihe von Maßnahmen, um Fehler zu vermeiden, Risiken zu antizipieren und Zwischenfälle zu minimieren, die die Gesundheit oder das Wohlbefinden des Patienten während seines Aufenthalts im Krankenhaus oder in der ambulanten Pflege beeinträchtigen könnten. Der Pfleger, der in erster Linie mit den Patienten in Kontakt kommt, spielt eine wesentliche Rolle bei der Umsetzung dieser Sicherheitspraktiken im Alltag.

Die erste Komponente der Patientensicherheit ist die **Vermeidung von Stürzen**, ein häufiges Risiko in Krankenhäusern, insbesondere bei älteren Menschen oder Patienten, die nach einem chirurgischen Eingriff geschwächt sind. Um diese Unfälle zu vermeiden, muss der Pfleger sicherstellen, dass die Umgebung des Patienten **sicher und** an seine Bedürfnisse **angepasst** ist. Dies beinhaltet die Überprüfung, ob die Haltegriffe richtig angebracht sind, das Bett auf einer angemessenen Höhe steht und die Bremsen des Bettes oder des Rollstuhls aktiviert sind. Darüber hinaus muss der Pfleger auf mögliche Unordnung im Zimmer

107

achten, indem er sicherstellt, dass keine Kabel, Taschen oder Gegenstände die Durchgänge blockieren oder eine Stolpergefahr darstellen. Wenn ein Patient aufstehen oder gehen muss, ist es wichtig, ihm eine angemessene Hilfe zu bieten, sei es durch direkte Begleitung oder durch den Einsatz von Hilfsmitteln wie Gehhilfen. Jede Bewegung muss vorausgesehen und unterstützt werden, um einen Sturz oder eine Verletzung zu vermeiden.

Die **Vermeidung von Infektionen** ist ein weiterer wichtiger Aspekt der Patientensicherheit. In Krankenhäusern sind Patienten besonders anfällig für nosokomiale Infektionen, insbesondere solche, die invasive Geräte wie Sonden oder Katheter haben oder sich gerade einer Operation unterzogen haben. Der Pfleger spielt eine entscheidende Rolle bei der Anwendung strenger Hygienemaßnahmen, um diese Infektionen zu vermeiden. Dies beginnt mit der strikten Einhaltung der **Handdesinfektionsprotokolle** vor und nach jedem Patientenkontakt, aber auch beim Umgang mit medizinischen Geräten oder beim Wechseln von Verbänden. Das Tragen von **sterilen Handschuhen**, die Verwendung von **hydroalkoholischen Lösungen** und die Einhaltung von **Reinigungsprotokollen für Oberflächen** sind einfache, aber unverzichtbare Maßnahmen zur Minimierung von Infektionsrisiken.

Der **richtige Umgang mit medizinischen Geräten** ist ebenfalls ein wichtiger Teil der Patientensicherheit. Harnkatheter, intravenöse Infusionen oder Katheter müssen sorgfältig gehandhabt und regelmäßig auf Anomalien oder Anzeichen einer Infektion hin überwacht werden. Der Pfleger muss sicherstellen, dass die Geräte richtig positioniert sind, dass die Anschlüsse richtig befestigt sind und dass es keine Lecks oder Verdrehungen gibt, die die Funktion des Gerätes beeinträchtigen könnten. Darüber hinaus ermöglicht die Überwachung der Einstichstellen von Kathetern oder Sonden auf Anzeichen von Rötung, Schmerzen oder Ausfluss ein schnelles Handeln im Falle einer Komplikation.

Die **Vermeidung von Medikationsfehlern** ist ein weiterer wesentlicher Bestandteil der Patientensicherheit. Der Pfleger ist zwar nicht direkt für die Verabreichung von Medikamenten zuständig, aber oft für die **Vorbereitung** und die **korrekte Identifizierung der Patienten** verantwortlich. Vor jeder Verabreichung von Medikamenten ist es entscheidend, die Identität des Patienten anhand verschiedener Kriterien (Name, Vorname, Geburtsdatum) zu überprüfen, um Verwechslungen zwischen den Patienten zu vermeiden. Im Zweifelsfall muss der Pfleger vor der Verabreichung einer Behandlung immer den zuständigen Pfleger oder Arzt konsultieren. Die Einhaltung der **Rückverfolgbarkeit von Medikamenten** und die doppelte Überprüfung der Dosis und der Einnahmezeiten reduzieren ebenfalls das Risiko von Fehlern.

Die **Überwachung der Vitalparameter** ist eine tägliche Praxis, die zur Sicherheit der Patienten beiträgt, insbesondere bei Patienten in kritischem Zustand oder nach einem chirurgischen Eingriff. Der Pfleger ist häufig für die regelmäßige Messung der Temperatur, des Blutdrucks, der Sauerstoffsättigung und des Pulses verantwortlich. Diese Parameter müssen in der Patientenakte genau festgehalten werden, da jede abnormale Veränderung auf eine Verschlechterung des Gesundheitszustands des Patienten hinweisen kann und ein schnelles Eingreifen des medizinischen Teams erfordert. Die Rolle des Pflegers besteht nicht nur darin, diese Daten zu sammeln, sondern auch darin, bei beunruhigenden Anzeichen wie plötzlichem Fieber, Blutdruckabfall oder unzureichender Sauerstoffsättigung **sofort** zu **alarmieren**.

Die **effektive Kommunikation mit dem medizinischen Team** ist eine grundlegende Dimension der Patientensicherheit. Jeder Pfleger muss alle relevanten Informationen über den Zustand des Patienten, seine Symptome, seine Bedürfnisse und alle jüngsten Veränderungen mitteilen. Eine gute Kommunikation vermeidet Auslassungen und stellt sicher, dass alle Mitglieder des Pflegeteams über die gleichen Informationen verfügen, um fundierte Entscheidungen treffen zu können. Wenn ein Patient beispielsweise ungewöhnliche Schmerzen oder Symptome hat, sollte der Pfleger diese Informationen sofort an das Pflegepersonal oder die Ärzte weiterleiten, damit diese die Pflege entsprechend anpassen können.

Aktives Zuhören und **Einfühlungsvermögen** spielen ebenfalls eine entscheidende Rolle für die Sicherheit des Patienten. Es ist wichtig, auf die Sorgen oder Gefühle des Patienten zu achten, da diese oft die ersten Anzeichen einer Komplikation erkennen können. Ein Patient, der ungewöhnliche Schmerzen, ein unangenehmes Gefühl oder ein allgemeines Unwohlsein äußert, sollte ernst genommen werden, da diese Anzeichen auf ein zugrunde liegendes Problem hinweisen können. Indem er auf die Beschwerden des Patienten achtet, kann der Pfleger frühzeitig handeln, um eine Verschlimmerung der Situation zu verhindern.

Die **Vorbereitung des Patienten** vor einem Eingriff oder einer Untersuchung ist ebenfalls ein entscheidender Moment, um seine Sicherheit zu gewährleisten. Dazu gehört es, sicherzustellen, dass der Patient versteht, was passieren wird, dass er nüchtern ist, wenn nötig, oder dass er seine präoperativen Medikamente wie vorgeschrieben eingenommen hat. Der Pfleger muss sicherstellen, dass der Patient richtig gelagert ist, dass die medizinischen Geräte richtig angebracht sind und dass er über die bevorstehenden Schritte informiert wurde, um die Angst zu verringern und eine optimale Zusammenarbeit zu gewährleisten.

Schließlich bedeutet die Gewährleistung der Patientensicherheit auch, dass man sich um das **psychologische Wohlbefinden** des Patienten kümmern muss. Ein ängstlicher oder gestresster Patient ist anfälliger für Komplikationen und weniger bereit, mit dem Pflegepersonal zu kooperieren. Indem er sich die Zeit nimmt, den Patienten zu beruhigen, ihm die Pflege zu erklären und ihm zuzuhören, trägt der Pfleger aktiv zur Schaffung einer sicheren Umgebung bei, die der Genesung förderlich ist.

◦ Protokoll bei schweren Infektionen oder postoperativen Komplikationen

Das **Protokoll für schwere Infektionen oder postoperative Komplikationen** besteht aus einer Reihe wichtiger Schritte, um eine kritische medizinische Situation zu erkennen, zu behandeln und eine Verschlechterung zu verhindern. In einem Krankenhaus kann eine schwere Infektion oder eine postoperative Komplikation schnell lebensbedrohlich werden, wenn sie nicht schnell und effektiv behandelt wird. Der Krankenpfleger, der bei der Betreuung der Patienten an vorderster Front steht, spielt eine zentrale Rolle bei der Erkennung von Frühzeichen, der Kommunikation mit dem medizinischen Team und der Durchführung von Sofortmaßnahmen. Die Behandlung einer Infektion oder einer postoperativen Komplikation erfordert eine sorgfältige Koordination aller Gesundheitsfachkräfte und einen methodischen Ansatz, der auf gut etablierten Protokollen basiert.

Postoperative Komplikationen können ein breites Spektrum von Problemen umfassen, wie Infektionen, Blutungen, tiefe Venenthrombosen, Organversagen oder die Wiedereröffnung von Operationswunden. **Schwere Infektionen** können sich als Wundinfektionen, Harnwegsinfektionen in Verbindung mit Geräten wie Kathetern oder schwereren systemischen Infektionen wie Sepsis manifestieren. Die Geschwindigkeit, mit der diese Komplikationen erkannt und behandelt werden, ist für die Sicherheit des Patienten von entscheidender Bedeutung.

Der **erste Schritt des Protokolls** besteht darin, **die frühen Anzeichen einer Infektion oder Komplikation zu erkennen**. Dazu muss der Pfleger auf die klassischen Symptome einer Infektion achten, wie **Fieber** (erhöhte Körpertemperatur), **Schüttelfrost, ungewöhnliche Schmerzen** oder **Rötung** um die Operationswunde, **eitriger oder** übel riechender **Ausfluss** sowie Zeichen **allgemeiner Schwäche** (extreme Müdigkeit, Verwirrung, Kurzatmigkeit). Wenn es sich um eine systemische Infektion handelt, können weitere Anzeichen wie **Tachykardie, niedriger Blutdruck** oder **verminderte Diurese** auftreten, **die** eine sofortige Alarmierung **des** medizinischen Teams erforderlich machen.

Bei Infektionen durch **chirurgische Wunden** ist die tägliche Überwachung der Operationsstelle von entscheidender Bedeutung. Der Pfleger sollte das Aussehen der Wunde regelmäßig auf Anzeichen von übermäßiger Entzündung, diffuser **Rötung, Schwellung** oder **abnormaler Drainage** überprüfen. Wenn eitriger Ausfluss oder ungewöhnlicher Geruch festgestellt wird, kann dies auf eine Infektion hindeuten und eine Sekretprobe sollte zur mikrobiologischen Untersuchung entnommen werden.

Wenn die Anzeichen einer Infektion oder Komplikation erkannt werden, ist die **sofortige Kommunikation mit dem medizinischen Team** von entscheidender Bedeutung. Der Pfleger muss die verantwortliche Pflegekraft oder den Arzt alarmieren, um eine weitere Beurteilung und eine schnelle Entscheidungsfindung zu ermöglichen. In dieser Phase ist eine **klare und präzise** Informationsübermittlung unerlässlich: Der Pfleger sollte die beobachteten Symptome, die Dauer ihres Auftretens und alle erschwerenden Faktoren melden. So muss beispielsweise über zunehmende Schmerzen in der Nähe der Operationswunde, die mit Fieber einhergehen, ausführlich berichtet werden, da sie auf eine **tiefe Infektion** oder einen **subkutanen Abszess** hinweisen können.

Die **sofortige Behandlung** von schweren Infektionen beruht in der Regel auf der raschen Verabreichung von Breitbandantibiotika, die intravenös verabreicht werden, um eine schnelle Wirkung zu gewährleisten. Das medizinische Team erstellt einen **Plan für die Antibiotikatherapie** auf der Grundlage der Ergebnisse der entnommenen Kulturen und des Antibiogramms. Der Pfleger ist dafür verantwortlich, die korrekte Verabreichung der Antibiotika zu überwachen und dabei die Zeiten, Dosen und Infusionsprotokolle einzuhalten. Er ist auch dafür verantwortlich, auf mögliche Nebenwirkungen oder allergische Reaktionen zu achten, die sofort gemeldet werden müssen.

Bei **postoperativen Komplikationen** wie Blutungen oder Thrombosen können spezifischere Maßnahmen erforderlich sein. Bei einer **Blutung** muss der Pfleger beispielsweise eine **lokale Kompression** anlegen, um den Blutverlust zu begrenzen und einen hämorrhagischen Schock zu verhindern. Er muss auch den Blutdruck des Patienten überwachen und jeden starken Abfall melden, da dies auf eine Dekompensation hinweisen könnte. Die Verabreichung von **intravenösen Lösungen und** manchmal **Bluttransfusionen** können erforderlich sein, um das Blutvolumen des Patienten wiederherzustellen. In einigen Fällen kann ein **erneuter chirurgischer Eingriff** erforderlich sein, um innere Blutungen zu stoppen oder eine Wunde zu reparieren.

Neben der Behandlung der Infektion oder der Komplikation ist die **genaue Überwachung der Vitalparameter** unerlässlich. Der Pfleger muss regelmäßig die Temperatur, den Blutdruck und den Puls messen und die Sauerstoffsättigung des Patienten überprüfen. Diese Daten müssen in der Krankenakte genau festgehalten werden, damit das medizinische Team die Wirksamkeit der laufenden Behandlung beurteilen und die Behandlung gegebenenfalls anpassen kann. Wenn beispielsweise das Fieber trotz der Verabreichung von Antibiotika anhält, kann dies auf eine bakterielle Resistenz oder eine tiefer liegende Infektion hindeuten, die weitere Untersuchungen wie eine Computertomographie oder einen Ultraschall erfordert.

Die Behandlung von postoperativen Komplikationen beschränkt sich nicht auf die unmittelbare medizinische Versorgung. Sie umfasst auch eine **sorgfältige Verwaltung der medizinischen Geräte**. So kann beispielsweise eine Harnwegsinfektion, die durch einen Katheter verursacht wurde, den Austausch des Katheters erforderlich machen, um die Infektionsquelle zu beseitigen. Der Pfleger muss dafür sorgen, dass Geräte wie Harnkatheter, chirurgische Drainagen oder Katheter unter streng sterilen Bedingungen gehandhabt werden, um eine weitere Einschleppung von Keimen zu verhindern. Wenn ein Katheter oder eine Drainage gewechselt werden muss, sollte das Pflegepersonal sicherstellen, dass der Patient ordnungsgemäß über den Ablauf des Verfahrens informiert wird und dass er bequem liegt.

Die **psychologische Unterstützung** des Patienten ist ebenfalls ein wichtiger Aspekt bei der Behandlung von schweren Infektionen und postoperativen Komplikationen. Ein Patient, der mit einer schweren Infektion oder einer unerwarteten Komplikation konfrontiert wird, kann Angst, Furcht oder Frustration empfinden. Der Pfleger muss Einfühlungsvermögen zeigen, indem er die Behandlungsschritte ruhig erklärt, die Fragen des Patienten beantwortet und während des gesamten Prozesses emotionale Unterstützung leistet. Die Information des Patienten über die Entwicklung seines Zustands und die Wirksamkeit der Behandlung kann dazu beitragen, seine Angst zu verringern und seine Kooperation zu verbessern.

Schließlich muss nach der ersten Behandlung der Infektion oder Komplikation eine **strenge Nachsorge** erfolgen, um sicherzustellen, dass der Patient sich gut erholt und die Komplikationen nicht wieder auftreten. Dazu gehört die Überwachung der Wundheilung, die Fortsetzung der Antibiotikatherapie gemäß den Vorschriften und die Überwachung auf Anzeichen eines Rückfalls oder einer neuen Komplikation. In einigen Fällen können Folgekonsultationen mit dem medizinischen Team oder weitere Untersuchungen erforderlich sein, um sicherzustellen, dass das Problem vollständig gelöst ist.

Kapitel 5

Beziehung zwischen Patient und Pflegekraft in der Urologie

Psychologische Unterstützung von Patienten
◦   Angst vor urologischer Chirurgie

Angst vor urologischen Operationen ist ein häufiges Phänomen bei Patienten, da diese Eingriffe intime Organe betreffen, die für lebenswichtige Funktionen wie die Ausscheidung von Körperabfällen und die Fortpflanzung wichtig sind. Die Vorstellung, sich einem chirurgischen Eingriff zu unterziehen, kann natürlich Angst und Furcht hervorrufen. In der Urologie wird die Angst jedoch häufig durch die Furcht vor den Auswirkungen auf die Lebensqualität verstärkt, insbesondere im Hinblick auf die Harnkontinenz und die sexuelle Funktion. Der Pfleger als erste Anlaufstelle im Behandlungsverlauf spielt eine Schlüsselrolle bei der Linderung dieser Ängste, indem er den Patienten bei jedem Schritt begleitet und ihm die Informationen und die Unterstützung gibt, die er benötigt, um die Angst zu lindern.

Die präoperative Angst bei urologischen Patienten kann mit verschiedenen **emotionalen** und **physiologischen Faktoren** zusammenhängen. Einerseits ist das Unbekannte - nicht zu wissen, was während der Operation passieren wird und wie die Erholungsphase verlaufen wird - ein natürlicher Grund für Ängste. Andererseits berührt die urologische Chirurgie Teile des Körpers, die als sensibel oder tabu angesehen werden, was das Unbehagen und die Verlegenheit verstärkt. Die Patienten fragen sich, wie sich die Operation auf ihr tägliches Leben auswirken wird, sei es in Bezug auf Inkontinenz, erektile Dysfunktion oder chronische Schmerzen. Außerdem haben einige Patienten Angst vor der Anästhesie oder der Dauer des Krankenhausaufenthalts, während andere sich über das Risiko von postoperativen Komplikationen wie Infektionen, Blutungen oder Wundheilungsstörungen sorgen.

Die Bereitstellung klarer Informationen ist eines der besten Mittel, um diese Angst zu verringern. Ein gut informierter Patient ist ein ruhigerer Patient. Der Pfleger kann in Zusammenarbeit mit dem medizinischen Team einfache und verständliche Erklärungen zum Ablauf des Eingriffs, zu den Vorbereitungen vor der

Operation (z.B. die Notwendigkeit, nüchtern zu sein oder bestimmte Medikamente abzusetzen) und zur geplanten postoperativen Versorgung geben. Eine Erklärung der Rolle jedes Einzelnen, vom Chirurgen über den Anästhesisten bis hin zum Pfleger-OP, trägt dazu bei, den Eingriff zu entmystifizieren und verständlicher zu machen. Es ist auch hilfreich, dem Patienten zu versichern, dass die üblichen urologischen Operationen, wie die transurethrale Prostataresektion (TURP) oder die partielle Nephrektomie, von den Ärzteteams gut beherrscht werden und dass die postoperative Nachsorge so gestaltet ist, dass eine sichere Genesung gewährleistet ist.

Eine **offene Kommunikation** mit dem Patienten ist wichtig, um seine spezifischen Anliegen anzusprechen. Jeder Patient ist einzigartig und die Quellen des Stresses können unterschiedlich sein. Einige sind besorgt über die postoperativen Schmerzen, andere über die Auswirkungen der Operation auf ihre Sexualität oder über die Angst vor dem Verlust der Selbständigkeit. Wenn der Pfleger dem Patienten aufmerksam zuhört, kann er diese Stressquellen erkennen und sie proaktiv angehen. Wenn ein Patient beispielsweise Angst vor Schmerzen nach der Operation hat, ist es wichtig, ihm zu erklären, dass wirksame Schmerzbewältigungsstrategien, einschließlich Analgetika und angemessener Pflege, eingesetzt werden, um sein Wohlbefinden zu gewährleisten. Wenn Sie sich Sorgen über Harninkontinenz machen, kann der Pfleger erklären, dass Hilfsmittel wie temporäre Katheter verwendet werden, um dieses Problem in den Griff zu bekommen, und dass die meisten Patienten nach ihrer Genesung wieder eine gute Harnkontrolle erlangen.

Einfühlungsvermögen und Präsenz sind weitere starke Werkzeuge, um Ängste zu lindern. Manchmal kann schon das Gefühl, angehört und unterstützt zu werden, eine beruhigende Wirkung auf den Patienten haben. Der Pfleger kann sich die Zeit nehmen, für den Patienten da zu sein, um seine Fragen zu beantworten, ihm die Kompetenz des Pflegeteams zu versichern und ihm emotionale Unterstützung zu geben, indem er auf seine Reaktionen und seinen Gemütszustand achtet. Der menschliche

Kontakt spielt hier eine wesentliche Rolle, da er ein Vertrauensverhältnis schafft, das für den Patienten unerlässlich ist, um sich betreut und begleitet zu fühlen. Das Wissen, dass man sich auf ein aufmerksames und wohlwollendes Team verlassen kann, reicht oft aus, um die hartnäckigsten Bedenken zu zerstreuen.

Entspannungstechniken können ebenfalls sehr hilfreich sein, um die Angst vor einer urologischen Operation zu reduzieren. Der Pfleger kann dem Patienten beispielsweise Übungen zur tiefen Atmung oder zur positiven Visualisierung anbieten, um ihm zu helfen, sich vor dem Eingriff zu entspannen. Diese einfachen Techniken, wie Bauchatmung oder Herzkohärenz, regulieren den Herzrhythmus und beruhigen das Nervensystem, was dazu beiträgt, die Anspannung und Angst zu verringern. Die Ermutigung des Patienten, sich in Stressmomenten auf seine Atmung zu konzentrieren, kann ihm helfen, seine Emotionen besser zu steuern und sich in der Situation besser unter Kontrolle zu fühlen.

Darüber hinaus kann **die Einbeziehung der Angehörigen** in den präoperativen Prozess eine entscheidende Rolle bei der Angstbewältigung spielen. Für viele Patienten kann es ein Gefühl des Trostes und der Sicherheit sein, zu wissen, dass sie von ihrer Familie oder ihren Freunden unterstützt werden. Der Pfleger kann die Angehörigen ermutigen, den Patienten bei den präoperativen Konsultationen zu begleiten, bei den Vorbereitungen vor der Operation anwesend zu sein oder sogar mit dem Ärzteteam zu sprechen, um sicherzustellen, dass alle Fragen und Bedenken angesprochen werden. Durch die Einbeziehung der Angehörigen in den Prozess fühlt sich der Patient weniger isoliert und mehr unterstützt, was sich positiv auf seinen emotionalen Zustand auswirken kann.

Nach der Operation verschwindet die Angst nicht zwangsläufig. Postoperative **Angst** kann mit der Ungewissheit über die Genesung oder mit dem Auftreten unvorhergesehener Komplikationen zusammenhängen. Der Pfleger sollte den

Patienten auch nach der Operation beruhigen, indem er seinen Zustand genau überwacht und ihn über den Verlauf der Genesung informiert. Die Erklärung der postoperativen Pflege, wie z.B. der Umgang mit Drainagen oder Sonden, die Überwachung der Wundheilung und die Rehabilitation, hilft, die Unsicherheit zu verringern. Es ist auch hilfreich, realistische Erwartungen zu setzen, indem Sie den Patienten darüber informieren, dass einige Schritte der Genesung, wie die vollständige Wiedererlangung der Harnkontrolle oder die Schmerzbehandlung, einige Zeit in Anspruch nehmen können. Durch Transparenz und klare Ziele hilft das Behandlungsteam, die Angst des Patienten zu kanalisieren und ihm die Möglichkeit zu geben, sich auf seine Genesung zu konzentrieren.

○ Psychologische Auswirkungen von Krankheiten wie Inkontinenz oder Krebs

Die **psychologischen Auswirkungen von Krankheiten** wie Inkontinenz oder Krebs sind tiefgreifend und vielfältig. Diese Erkrankungen beeinflussen weit über ihre körperlichen Symptome hinaus das emotionale und geistige Wohlbefinden der Patienten und können ihre Selbstwahrnehmung, ihre Beziehung zu anderen und ihre Lebensqualität radikal verändern. Inkontinenz beispielsweise betrifft Körperfunktionen, die oft mit Würde und Autonomie verbunden sind, während Krebs grundlegende Ängste vor dem Tod, einer schweren Krankheit und dem Verlust der Kontrolle hervorruft. Diese Krankheiten erfordern daher ein ganzheitliches Management, das nicht nur die medizinische Versorgung, sondern auch die psychologische Betreuung der Patienten berücksichtigt.

Harninkontinenz, sei es aufgrund eines chirurgischen Eingriffs, des Alters oder einer chronischen Erkrankung, wird oft als eine Verletzung der persönlichen Würde empfunden. Der Verlust der Kontrolle über die Körperfunktionen führt bei den Patienten zu einem Gefühl der Verletzlichkeit und Beschämung. Viele Patienten leiden im Stillen und wagen es aus Scham oder Angst vor Verurteilung nicht, das Thema mit ihren Angehörigen oder sogar ihren Ärzten anzusprechen. Dieses Schweigen kann zu **sozialer Isolation** führen, da die Patienten Unfälle in der Öffentlichkeit oder den Geruch von Urin fürchten, was sie dazu veranlasst, Ausflüge, soziale Interaktionen und manchmal sogar ihr Arbeitsleben zu meiden. Diese Isolation kann sich zu einer Form von **Depression** oder **sozialer Angst** entwickeln, da der Patient sich zunehmend von der Welt um ihn herum abgekoppelt fühlt und in ständiger Angst vor einem Vorfall lebt.

Inkontinenz hat auch Auswirkungen auf das **Selbstwertgefühl** des Betroffenen. Der Verlust der Harnkontrolle kann dazu führen, dass sich der Patient als weniger selbständig, weniger fähig oder sogar als "minderwertig" wahrnimmt. Diese Selbstabwertung kann sich auf alle Bereiche des täglichen Lebens auswirken, einschließlich der Beziehung zum Ehepartner. Im intimen Bereich kann die Angst vor einem Unfall oder das Unbehagen wegen des Geruchs zu einem **Rückgang der Libido** und zum Rückzug aus dem Sexualverkehr führen. Dieser Rückzug kann das Gefühl von Einsamkeit und Unzulänglichkeit verstärken, so dass ein Teufelskreis entsteht, in dem die Krankheit die emotionalen und zwischenmenschlichen Schwierigkeiten verstärkt.

Für einen Krebspatienten können die psychologischen Auswirkungen noch komplexer sein. Die Diagnose Krebs ist oft mit tiefen existenziellen Ängsten verbunden. Die erste Reaktion auf eine solche Diagnose ist oft ein **Schock**, gefolgt von **emotionaler Verzweiflung**. Die Aussicht auf eine schwere und manchmal tödliche Krankheit erschüttert den Patienten, der plötzlich mit der Ungewissheit über die Zukunft, der Angst vor Schmerzen und dem Gedanken an den Tod konfrontiert wird. Die Angst vor dem Fortschreiten der Krankheit, den aggressiven Behandlungen wie Chemotherapie oder Bestrahlung und den Nebenwirkungen kann den Patienten in einen **ständigen Stresszustand** versetzen.

Dieser Stress geht oft mit einem **Verlust der Kontrolle** über das eigene Leben einher. Der Patient kann sich hilflos, seiner Gesundheit beraubt und von medizinischen Entscheidungen abhängig fühlen. Häufige Krankenhausaufenthalte, schwere Behandlungen und chirurgische Eingriffe tragen zu diesem Gefühl der Hilflosigkeit bei. Krebs bedeutet auch eine drastische Veränderung der täglichen Routine, sei es wegen der Müdigkeit, der Nebenwirkungen der Behandlungen oder der vielen Arzttermine. Diese Veränderungen verstärken das Gefühl, den Boden unter den Füßen zu verlieren und der Krankheit ausgeliefert zu sein.

Das Körperbild wird durch Krebs oft stark beeinträchtigt, insbesondere bei urologischen Krebserkrankungen, die Körperteile betreffen, die an der Fortpflanzung, der Sexualität und der Entsorgung von Körperabfällen beteiligt sind. Die Patienten, insbesondere diejenigen, die sich einer **Prostatektomie** oder **Zystektomie unterziehen**, können aufgrund der Auswirkungen auf ihre Sexualität eine **Beeinträchtigung ihrer Männlichkeit** oder Weiblichkeit erfahren. Der Verlust der erektilen Funktion bei Männern nach einer Prostataoperation oder die Notwendigkeit, nach einer Blasenentfernung einen Urinbeutel zu tragen, kann ein Gefühl der Verstümmelung hervorrufen, das die Beziehung des Patienten zu seinem eigenen Körper tiefgreifend verändert. Diese körperlichen Veränderungen verstärken das **Gefühl des Identitätsverlustes**, was das Selbstvertrauen und die Beziehungen zu anderen Menschen beeinträchtigen kann.

Die **Angst vor einem Rückfall** ist eine weitere psychische Belastung, die Krebspatienten zu tragen haben. Selbst nach einer erfolgreichen Behandlung bleibt diese Angst oft bestehen, da der Krebs als ständige Bedrohung wahrgenommen wird. Jeder Schmerz oder jedes kleinere Symptom kann als Zeichen der Rückkehr der Krankheit interpretiert werden und führt zu chronischem Stress. Diese Angst in Kombination mit den regelmäßigen Überwachungsuntersuchungen (CT, Bluttests usw.) führt dazu, dass der Patient ständig wachsam bleibt und nicht in der Lage ist, sich völlig zu entspannen oder zu einem "normalen" Leben zurückzukehren.

Angesichts dieser psychologischen Auswirkungen ist die **emotionale Unterstützung** für Inkontinenz- und Krebspatienten von entscheidender Bedeutung. Eine angemessene psychologische Betreuung kann ihnen helfen, mit diesen emotionalen Veränderungen umzugehen. Es ist wichtig, ihnen einen Raum zu bieten, in dem sie ihre Ängste, Frustrationen und Zweifel ohne Verurteilung äußern können. Sie hören zu, beantworten Fragen und liefern klare Informationen, um Unsicherheit und Angst zu verringern.

Bei Inkontinenz ist es zum Beispiel wichtig, das Thema ohne Tabu anzusprechen und dem Patienten zu erklären, dass es Lösungen gibt, wie z.B. absorbierende Vorrichtungen, Dammtraining oder chirurgische Eingriffe. Das Wissen, dass die Situation verbessert werden kann, hilft oft, einen Teil des Selbstvertrauens wiederherzustellen und die Isolation zu durchbrechen. Außerdem können Selbsthilfe- oder Gesprächsgruppen besonders hilfreich sein, da sie es den Patienten ermöglichen, ihre Erfahrungen auszutauschen und sich verstanden zu fühlen.

Bei Krebs kann die **psychologische Betreuung** Einzel- oder Gruppentherapien sowie gezieltere Maßnahmen wie Stressbewältigung oder Entspannung umfassen. **Palliativmedizin**, sofern erforderlich, zielt nicht nur auf die Linderung körperlicher Schmerzen ab, sondern bietet auch psychologische und spirituelle Unterstützung, indem sie dem Patienten hilft, die Krankheit zu akzeptieren und einen Sinn im Leben zu finden, selbst im Angesicht des Todes.

○   Die Bedeutung der nonverbalen Kommunikation
Die **nonverbale Kommunikation** spielt eine wesentliche Rolle in der Gesundheitsfürsorge, insbesondere in der Beziehung zwischen Pflegekräften und Patienten. Sie umfasst alles, was ohne Worte ausgedrückt wird, sei es durch **Körpersprache**, **Gesichtsausdrücke**, **Gesten** oder den **Tonfall der Stimme**. Diese nonverbalen Signale vermitteln oft genauso viel oder sogar mehr

Informationen als die verbale Kommunikation, da sie Emotionen, Absichten und Haltungen offenbaren, die sich den Worten entziehen können. Für einen Pfleger ist das Verständnis und die Beherrschung der nonverbalen Kommunikation von entscheidender Bedeutung, um Vertrauen aufzubauen, den Patienten zu beruhigen und die Qualität der Pflege zu verbessern.

Die **Körperhaltung** ist eines der wichtigsten Elemente der nonverbalen Kommunikation. Die Art und Weise, wie ein Pfleger in der Gegenwart eines Patienten steht, sendet klare Signale über sein Engagement, sein Interesse und seine Empathie. Eine offene Körperhaltung, bei der der Körper dem Patienten zugewandt ist, die Arme entspannt sind und das Gesicht aufmerksam ist, zeigt, dass der Pfleger verfügbar ist und zuhört. Im Gegensatz dazu können ein zur Seite gedrehter Körper, verschränkte Arme oder plötzliche Gesten unwillkürlich Distanz, Desinteresse oder sogar Aggressivität signalisieren. Der Patient, der oft ängstlich oder verletzlich ist, reagiert sehr empfindlich auf diese Signale, da er in der Haltung der Pflegekraft nach Hinweisen sucht, die ihm das Gefühl geben, sicher und umsorgt zu sein. Eine Pflegekraft, die eine entspannte, aber aufmerksame Haltung einnimmt, hilft dem Patienten, sich verstanden und respektiert zu fühlen.

Auch die **Mimik** spielt eine zentrale Rolle in der nonverbalen Kommunikation. Ein einfaches Lächeln kann einen enormen Einfluss auf das Empfinden des Patienten haben, insbesondere in Zeiten von Stress oder Besorgnis. Ein aufrichtiges und warmes Lächeln kann helfen, Ängste abzubauen und Vertrauen aufzubauen, da es zeigt, dass die Pflegekraft wohlwollend und einfühlsam ist. Umgekehrt kann ein verschlossener oder abwesender Gesichtsausdruck Desinteresse oder Ungeduld signalisieren, auch wenn dies nicht die Absicht der Pflegekraft ist. Patienten, insbesondere solche, die leiden oder verletzlich sind, suchen in den Gesichtsausdrücken der Pflegekraft nach Zeichen von Verständnis und Zuversicht. Ein ruhiges und besänftigendes Gesicht, selbst in angespannten Situationen, hilft, den Patienten zu beruhigen und vermittelt ihm die Vorstellung, dass die Situation unter Kontrolle ist.

Der **Blickkontakt** ist ein weiteres entscheidendes Element der nonverbalen Kommunikation. Dem Patienten in die Augen zu schauen, wenn man mit ihm spricht oder ihm zuhört, ist eine Möglichkeit, ihm zu zeigen, dass er beachtet wird und dass man ihm seine volle Aufmerksamkeit schenkt. Der Blickkontakt schafft Nähe und gegenseitigen Respekt, da er zeigt, dass der Pfleger in der Interaktion voll anwesend ist. Andererseits kann das Vermeiden von Blickkontakt als ein Zeichen von Unbehagen, Vermeidung oder Gleichgültigkeit angesehen werden. Dies kann das Gefühl der Isolation oder Verlassenheit des Patienten verstärken, insbesondere in Momenten, in denen er Trost oder klare Antworten braucht. Der direkte Blick sollte sanft und wohlwollend sein, ohne aufdringlich zu sein, um zu zeigen, dass der Pfleger offen für Gespräche ist und bereit ist, auf die Fragen oder Sorgen des Patienten einzugehen.

Gesten und **therapeutische Berührungen** sind ebenfalls starke Mittel der nonverbalen Kommunikation. Eine einfache Geste wie das Legen einer Hand auf die Schulter eines Patienten kann großen Trost spenden, insbesondere wenn Worte nicht ausreichen, um Mitgefühl oder Empathie auszudrücken. Berührungen können, wenn sie angemessen sind, eine starke emotionale Bindung schaffen, indem sie menschliche Wärme und Wohlwollen vermitteln. Es ist jedoch wichtig, die individuellen und kulturellen Grenzen des Patienten zu respektieren. Manche Menschen fühlen sich bei körperlichem Kontakt unwohl, so dass es für den Pfleger wichtig ist, die nonverbalen Signale des Patienten zu lesen, um sein Verhalten anzupassen. Eine beruhigende Geste, wie eine leichte Berührung des Arms oder die Unterstützung bei einer schwierigen Bewegung, kann eine Interaktion in einen Moment geteilter Menschlichkeit verwandeln.

Der **Tonfall** ist zwar Teil der verbalen Kommunikation, hat aber oft mehr Einfluss als die Worte selbst. Ein ruhiger, besonnener und beruhigender Tonfall kann auf einen ängstlichen oder gestressten Patienten viel beruhigender wirken als die gesprochenen Worte. Umgekehrt kann ein schroffer, autoritärer oder ungeduldiger Tonfall, selbst bei wohlwollenden Worten,

Misstrauen oder Angst bei dem Patienten hervorrufen. Das Tempo und die Intensität der Stimme sind ebenfalls wichtig: zu schnelles Sprechen kann den Eindruck erwecken, dass der Pfleger in Eile oder nicht verfügbar ist, während ein langsames und kontrolliertes Tempo dazu beiträgt, eine Atmosphäre der Ruhe und Kontrolle zu schaffen. Die Stimmlage sollte daher an den emotionalen Zustand des Patienten angepasst werden, um einen harmonischen und beruhigenden Dialog zu schaffen.

Proxemik, d.h. das Management des persönlichen Raums, ist ebenfalls Teil der nonverbalen Kommunikation und spielt eine entscheidende Rolle in der Beziehung zwischen Pflegekraft und Patient. Zu nahes Herantreten kann als Eindringen in den persönlichen Raum des Patienten empfunden werden, insbesondere in einem medizinischen Umfeld, in dem der Patient häufig bereits körperlich und emotional verletzlich ist. Umgekehrt kann eine zu große Distanz den Eindruck von Kälte oder Distanzlosigkeit vermitteln. Die richtige Distanz zu finden ist entscheidend, um einen Raum der Interaktion zu schaffen, in dem sich der Patient respektiert und sicher fühlt, während gleichzeitig genügend Nähe gewahrt bleibt, um eine vertrauensvolle Beziehung aufzubauen.

Aktives Zuhören ist ein weiterer Aspekt der nonverbalen Kommunikation, der einen tiefgreifenden Einfluss auf die Qualität der Beziehung zwischen Pflegekraft und Patient hat. Aktives Zuhören äußert sich in einfachen Gesten wie Nicken, um zu zeigen, dass man den Worten des Patienten folgt, eine leichte Neigung des Körpers in Richtung des Patienten, um ihm zu signalisieren, dass man voll und ganz aufmerksam ist, oder die Vermeidung von Ablenkungen wie der Blick auf das Telefon oder das Wegschauen, während der Patient spricht. Diese nonverbalen Signale zeigen dem Patienten, dass er im Mittelpunkt der Aufmerksamkeit des Betreuers steht, was sein Gefühl von Wert und Respekt stärkt.

Schließlich ist es wichtig, sich daran zu erinnern, dass die Patienten selbst viel über ihre **eigene nonverbale Sprache** kommunizieren. Ein Patient, der den Blick abwendet, eine verschlossene Haltung einnimmt oder Spannungen in seinen Gesten zeigt, kann Angst, Sorge oder Misstrauen ausdrücken. Ein Pfleger, der auf die nonverbalen Signale des Patienten achtet, kann diese Emotionen erkennen und seine Reaktion entsprechend anpassen, sei es durch eine sanftere Annäherung, beruhigende Worte oder einfach durch eine aufmerksame Präsenz. Die Beobachtung der nonverbalen Signale des Patienten ermöglicht es dem Pfleger, die emotionalen Bedürfnisse des Patienten besser zu verstehen und angemessen zu reagieren.

Begleitung des Patienten bei der Akzeptanz seiner Krankheit
  ◦   Die Rolle des Pflegers bei der Information des Patienten

Die **Rolle des Pflegers bei der Information des Patienten** ist von entscheidender Bedeutung für eine qualitativ hochwertige Pflege, **bei** der **der** Mensch im Mittelpunkt steht und die individuellen Bedürfnisse des Patienten respektiert werden. Obwohl der Pfleger nicht direkt für die Bereitstellung komplexer medizinischer Informationen oder Diagnosen verantwortlich ist, nimmt er eine Schlüsselposition bei der Begleitung des Patienten während seines gesamten Behandlungsverlaufs ein. Durch seine Nähe zum Patienten spielt der Pfleger eine entscheidende Rolle als **Schnittstelle** zwischen dem Patienten und dem medizinischen Team, und seine Informationsarbeit trägt direkt zum Wohlbefinden, zum Vertrauen und zum Verständnis des Patienten in Bezug auf die Pflege, die er erhält, bei.

Die Information durch den Pflegehelfer beginnt oft schon bei der Aufnahme des Patienten. Sei es bei der Aufnahme in eine Krankenhausabteilung oder vor einem medizinischen Eingriff, der Pfleger ist oft der erste Ansprechpartner, der dem Patienten den **Ablauf der Behandlung**, die **administrativen Schritte** oder die **Regeln**, die innerhalb der Einrichtung zu befolgen sind (Besuchszeiten, Hygienevorschriften usw.), erklärt. Dieser erste

Kontakt ist von entscheidender Bedeutung, da er die Art und Weise beeinflusst, wie der Patient seinen Aufenthalt oder seine Behandlung wahrnimmt. Durch die Bereitstellung klarer und verständlicher Informationen hilft der Pfleger, die **Angst** vor dem Unbekannten zu verringern und ein **Vertrauensverhältnis** aufzubauen.

Bei der Vorbereitung auf einen Eingriff, wie z.B. eine urologische Operation, muss der Pfleger den Patienten über die **präoperativen Anweisungen** in einer präzisen und seinem Zustand angemessenen Weise informieren. Dies kann praktische Informationen beinhalten, wie z.B. dass der Patient nüchtern sein muss, keinen Schmuck tragen darf oder eine antiseptische Dusche nehmen muss. Dies sind wichtige Details, die einfach erscheinen mögen, aber einen direkten Einfluss auf die Sicherheit des Eingriffs haben. Indem er sicherstellt, dass der Patient diese Anweisungen versteht und sie korrekt befolgt, spielt der Pfleger eine entscheidende Rolle bei der optimalen Vorbereitung des Patienten auf seine medizinische Behandlung.

Neben diesen praktischen Aspekten spielt der **Pflegehelfer** auch eine wichtige Rolle bei der **Vermittlung** von **Informationen** über **die tägliche** Pflege. Er kann dem Patienten die grundlegenden Pflegemaßnahmen erklären, die er durchführen wird, wie das Messen der Vitalparameter, das Waschen, das Wechseln von Verbänden oder die Überwachung von medizinischen Geräten (Sonden, Katheter usw.). Indem er sich die Zeit nimmt, diese Tätigkeiten zu erklären, trägt der Pfleger dazu bei, ein Klima der Transparenz und Sicherheit zu schaffen. Der Patient, der im Voraus darüber informiert wird, was getan werden muss, fühlt sich stärker in seine Pflege einbezogen und hat weniger Angst vor dem Unbekannten.

Wenn beispielsweise ein Blasenkatheter gelegt oder gewechselt wird, kann der Pfleger dem Patienten erklären, warum der Katheter notwendig ist, wie er gelegt wird und wie er überwacht wird. Diese Art der Information, auch wenn sie für das Pflegepersonal routinemäßig erscheint, ist für den Patienten von entscheidender Bedeutung, da sie ihm hilft, den Vorgang zu verstehen und sich besser unter Kontrolle zu fühlen. Indem der Pfleger dem Patienten versichert, dass dieses Verfahren üblich ist und gut beherrscht wird, verringert er die Angst vor dem Eingriff.

Der Pfleger spielt auch eine zentrale Rolle in der **Pädagogik des Alltags**. Wenn der Patient bestimmte Handlungen ausführen muss, um zu seiner Genesung beizutragen, wie z.B. Rehabilitationsübungen, ist der Pflegehelfer oft dafür verantwortlich, ihm zu erklären, wie er diese korrekt ausführen muss. Dies kann z.B. Perinealtraining sein, um die Kontrolle über die Blase nach einer urologischen Operation wiederzuerlangen. Der Pfleger muss dann nicht nur die Anweisungen geben, sondern auch sicherstellen, dass der Patient sie verstanden hat und in der Lage ist, sie korrekt auszuführen, und dabei auf Fragen oder Bedenken eingehen. Diese Pädagogik ist für die Selbstständigkeit des Patienten und den Erfolg seiner Genesung von entscheidender Bedeutung.

Ein weiterer grundlegender Aspekt der Rolle des Pflegers bei der Information des Patienten ist das **aktive Zuhören**. Wenn der Patient mit einer Krankheit oder einem Eingriff konfrontiert wird, kann er Fragen oder Zweifel haben, die er sich nicht immer traut, dem Arzt zu stellen. Die Pflegekraft, die dem Patienten im Alltag nahe ist, kann diese Fragen aufnehmen und direkt beantworten, wenn sie praktische oder organisatorische Aspekte betreffen. Ein Patient kann sich beispielsweise fragen, wie lange er einen Katheter behalten muss oder ob er nach einer Operation laufen kann. Die Pflegekraft kann diese Fragen aufgrund ihrer Erfahrung und ihrer Nähe zum medizinischen Team oft beantworten oder, wenn nötig, die Bedenken des Patienten an das Pflegepersonal oder die Ärzte weiterleiten.

Die **Rückversicherung** ist ein weiterer wichtiger Aspekt der Informationen, die der Pfleger vermittelt. Bei einem ängstlichen oder unsicheren Patienten besteht die Rolle des Helfers darin, beruhigende Informationen zu geben, die die Angst abbauen. Wenn ein Patient beispielsweise auf ein Untersuchungsergebnis wartet oder sich vor einem Eingriff fürchtet, kann der Pfleger ihm den Ablauf der bevorstehenden Behandlung erklären und ihn über die angemessenen Wartezeiten informieren. Natürlich kann der Pflegehelfer den Arzt nicht ersetzen, wenn es darum geht, Ergebnisse zu liefern oder eine Diagnose zu stellen, aber er kann helfen, **bestimmte** Situationen zu **entmystifizieren**, indem er klare Erklärungen abgibt und den Patienten hinsichtlich der Pflegeprotokolle und ihrer Wirksamkeit beruhigt.

Darüber hinaus spielt die Pflegekraft eine wichtige Rolle bei der **Prävention**. Indem er die Patienten über einfache Maßnahmen wie Händewaschen oder den Umgang mit medizinischen Geräten zu Hause informiert, trägt der Pfleger zur Vermeidung von Infektionen und zur Sicherheit des Patienten bei. Er kann auch die Bedeutung bestimmter Vorsichtsmaßnahmen erläutern, wie z.B. die Einhaltung von Mobilisationsanweisungen zur Vermeidung von Druckgeschwüren oder postoperativen Komplikationen. Diese erzieherische Dimension der Pflegekraft trägt aktiv zur Gesundheit und zum Wohlbefinden der Patienten bei, auch nach ihrer Entlassung aus dem Krankenhaus.

Schließlich ist der Pfleger auch ein wichtiger Informationsvermittler, wenn es darum geht, **Anweisungen** an die Angehörigen des Patienten **weiterzugeben**. Häufig möchten die Angehörigen in die Pflege einbezogen werden oder machen sich Sorgen über die Folgen einer Operation. Der Pflegehelfer kann den Angehörigen erklären, wie sie den Patienten am besten begleiten können und gleichzeitig praktische Fragen zur täglichen Pflege, zu Besuchszeiten oder zu Vorsichtsmaßnahmen in der Wohnung beantworten. Durch die Bereitstellung dieser Informationen hilft der Pfleger nicht nur dem Patienten, seine Genesung besser zu bewältigen, sondern erleichtert auch den Übergang vom Krankenhaus nach Hause.

○ Die Intimsphäre und das Schamgefühl bei der Pflege respektieren

Die Wahrung der Intimsphäre **und des Schamgefühls bei der Pflege** ist eine grundlegende Anforderung an alle Angehörigen der Gesundheitsberufe, insbesondere an die Pflegekräfte, die täglich in direktem Kontakt mit den Patienten stehen. Jeder Patient, unabhängig von seinem Gesundheitszustand oder seiner Situation, muss sich in seinem Körper, in seinem persönlichen Raum und in seiner Würde respektiert fühlen. Intimität und Scham sind tiefe Dimensionen der Pflegebeziehung, und ihre Achtung ist nicht nur für das psychologische Wohlbefinden der Patienten, sondern auch für den Aufbau einer vertrauensvollen Beziehung zu ihnen von entscheidender Bedeutung.

Der erste Schritt zur Wahrung der Intimsphäre des Patienten besteht darin, **seinen persönlichen Raum** zu **schützen**. In einer Krankenhausumgebung befindet sich der Patient oft in einer sehr verletzlichen Situation, unbekleidet oder auf die Hilfe anderer angewiesen, um intime Handlungen wie das Waschen, das Wechseln der Kleidung oder die Benutzung von medizinischen Geräten durchzuführen. In diesen Momenten muss der Pfleger immer daran denken, dass jeder Patient ein **anderes** Schamgefühl hat und dass es notwendig ist, sich auf die individuellen Bedürfnisse des Patienten einzustellen. Beim Waschen oder Wechseln von Verbänden ist es beispielsweise wichtig, die Körperteile, die nicht direkt von der Pflege betroffen sind, mit einem Laken oder Handtuch zu bedecken, um die Exposition zu begrenzen und das Schamgefühl des Patienten zu schützen.

Kommunikation ist ein weiteres Schlüsselelement für die Wahrung der Intimsphäre. Vor Beginn einer Pflegemaßnahme, die eine Manipulation des Körpers oder die Freilegung von Körperteilen beinhaltet, ist es wichtig, **den Patienten zu informieren** und ihm zu erklären, was getan werden soll, warum es notwendig ist und wie es ablaufen wird. Indem der Pfleger jeden Schritt der Pflege ankündigt, ermöglicht er dem Patienten, sich geistig und körperlich vorzubereiten, wodurch Angst und Unbehagen verringert werden. Wenn man sich beispielsweise vor dem Legen eines Blasenkatheters oder dem Wechseln eines chirurgischen Verbandes die Zeit nimmt, das Verfahren zu erklären, fühlt sich der Patient auch in einer Situation, in der er verletzlich ist, besser unter Kontrolle. Dies zeugt auch von Respekt für den Patienten als Person, die in der Lage ist, seine Pflege zu verstehen und daran teilzunehmen.

Es ist auch von entscheidender Bedeutung, die **Zustimmung** des Patienten **einzuholen**, bevor Maßnahmen ergriffen werden. Obwohl dies in manchen Kontexten selbstverständlich erscheint, kann es vorkommen, dass die Pflegeroutine diesen Schritt übersieht. Den Patienten zu fragen, ob er bereit ist, sich wohl fühlt oder Fragen hat, bevor eine Intimpflege durchgeführt wird, stärkt sein Gefühl der Würde und zeigt, dass der Pfleger seinen Körper und seine Entscheidungen respektiert. Selbst wenn die Pflege unvermeidlich ist, ist das Einholen des Einverständnisses des Patienten eine Möglichkeit, sein Recht anzuerkennen, trotz medizinischer Notwendigkeit über seinen eigenen Körper zu bestimmen.

Bei der Pflege in Anwesenheit anderer Personen, wie in einem **Mehrbettzimmer** oder auf einer Intensivstation, ist es unbedingt erforderlich, **die Intimsphäre** des Patienten zu **schützen**, indem Sie **Paravents** oder Vorhänge verwenden oder andere anwesende Personen bitten, den Raum zu verlassen, wenn dies möglich ist. Eine einfache Geste wie das Schließen der Tür oder das Zuziehen eines Vorhangs um das Bett vor der Durchführung einer Intimpflege zeigt dem Patienten, dass sein Raum respektiert wird. Die Idee ist, eine **Blase der Vertraulichkeit** zu schaffen, in der sich der Patient vor fremden Blicken geschützt fühlt, selbst in einer Umgebung, in der es schwierig ist, die Intimsphäre zu wahren.

Die **Achtung des Körpers des Patienten** bei der Handhabung ist ebenfalls ein entscheidender Aspekt der Wahrung der Intimsphäre. Die Pflege von Patienten beinhaltet oft direkte Manipulationen des Körpers, manchmal in besonders sensiblen Bereichen. Es ist von entscheidender Bedeutung, dass diese

Eingriffe sanft und **sorgfältig** durchgeführt werden und dass Sie sich die Zeit nehmen, die Bewegungen so anzupassen, dass sie sanft und respektvoll sind. Zum Beispiel beim Drehen zur Vermeidung von Druckgeschwüren oder beim Waschen eines bettlägerigen Patienten ist es wichtig, vorsichtig vorzugehen und sicherzustellen, dass jede Bewegung so ausgeführt wird, dass die körperliche und emotionale Integrität des Patienten so weit wie möglich erhalten bleibt. Wenn der Patient Anzeichen von Unwohlsein oder Unbehagen zeigt, ist es wichtig, die Vorgehensweise anzupassen.

Schamgefühl ist ein Begriff, der von Patient zu Patient unterschiedlich sein kann, abhängig von der **persönlichen Geschichte**, der **Kultur** oder den **religiösen Überzeugungen**. Für manche Patienten kann es besonders schwierig oder sogar traumatisch sein, einen Teil ihres Körpers zu zeigen oder zu akzeptieren, dass jemand anderes ihre Intimsphäre berührt. Der Pfleger muss daher auf diese individuellen Unterschiede achten und sein Verhalten an die Empfindlichkeiten des Einzelnen anpassen. Beispielsweise ziehen es manche Patienten vor, von einer Person des gleichen Geschlechts gepflegt zu werden, oder sie möchten eine gewisse Autonomie bei intimen Handlungen wie der Körperpflege behalten. Die Berücksichtigung dieser Präferenzen zeigt, dass der Pfleger nicht nur den Körper des Patienten respektiert, sondern auch seine **Identität** und seine **Werte**.

Einfühlungsvermögen und **Wohlwollen** sind unerlässlich, um die Intimsphäre und das Schamgefühl des Patienten zu respektieren. Es geht nicht nur darum, technische Protokolle zu befolgen, sondern auch darum, zu verstehen, was der Patient angesichts seiner Verletzlichkeit empfindet. Die einfache Tatsache, dass man erkennt, dass bestimmte Situationen für den Patienten unangenehm oder schwierig sein können, und dies in seiner Haltung und Vorgehensweise berücksichtigt, trägt dazu bei, ein Klima des Vertrauens zu schaffen. Der Pflegende muss in der Lage sein, auf Signale von Unbehagen oder Unbehagen zu achten, die der Patient manchmal subtil ausspricht, und seine

Vorgehensweise entsprechend anzupassen. Zuhören und Geduld sind wertvolle Verbündete, wenn es darum geht, die Pflege menschlicher und weniger aufdringlich zu gestalten.

Die Privatsphäre und das Schamgefühl des Patienten zu respektieren, geht über die Körperpflege hinaus. Dazu gehört auch die **Achtung** der **Privatsphäre** und der persönlichen Informationen des Patienten. Es ist wichtig, die Gesundheitsdaten des Patienten **streng** vertraulich zu behandeln und diese Informationen nur mit den entsprechenden Mitgliedern des Pflegeteams und unter Einhaltung der ethischen Regeln zu teilen. Wenn die Pflege eines Patienten in seiner Gegenwart besprochen wird, er aber nicht in das Gespräch einbezogen wird, kann dies ebenfalls zu Unbehagen oder Entwertung führen. Es ist daher wichtig, den Patienten immer in die Diskussion über ihn einzubeziehen, auch wenn es sich um medizinische Themen handelt.

○   Sterbebegleitung im Rahmen der urologischen Palliativmedizin

Die **Sterbebegleitung** im Rahmen der **urologischen Palliativmedizin** ist eine zutiefst menschliche und sensible Phase, in der es nicht mehr um Heilung geht, sondern um Schmerzlinderung, Komfort und die Achtung der Würde des Patienten bis zum letzten Augenblick. Diese Pflege konzentriert sich auf die Verbesserung der Lebensqualität, sowohl physisch als auch psychologisch und emotional, wobei die besonderen Bedürfnisse von Patienten mit fortgeschrittenen urologischen Erkrankungen wie Prostatakrebs, Blasenkrebs oder terminaler Niereninsuffizienz berücksichtigt werden. Der Pfleger ist oft die Person, die dem Patienten am nächsten steht und sowohl technische Pflege als auch psychologische Unterstützung und beruhigende Präsenz bietet.

Die palliativmedizinische Betreuung beginnt mit einem umfassenden Management zur **Linderung von Schmerzen** und körperlichen Symptomen. Bei urologischen Erkrankungen umfasst dies häufig die Behandlung von Symptomen wie **Inkontinenz, wiederkehrenden Harnwegsinfektionen, Harnverhalt** oder auch Schmerzen im Zusammenhang mit Knochenmetastasen bei Prostatakrebs. Der Pfleger spielt eine Schlüsselrolle bei der Überwachung der Symptome und der Verabreichung von Behandlungen zur Linderung der Symptome. Er muss sicherstellen, dass Geräte wie Harnkatheter oder Katheter richtig platziert sind und richtig funktionieren, und er muss darauf achten, dass diese Geräte keine zusätzlichen Schmerzen oder Unannehmlichkeiten verursachen. Das körperliche Wohlbefinden des Patienten steht an erster Stelle und der Pflegehelfer muss die Pflege in Zusammenarbeit mit dem medizinischen Team auf die individuellen Bedürfnisse des Patienten abstimmen.

Die **Schmerzlinderung** in der Palliativmedizin beruht häufig auf einer medikamentösen Behandlung mit hochpotenten Analgetika (Morphin und andere Opioide). Obwohl der Pfleger nicht direkt für die Verschreibung verantwortlich ist, muss er die Wirksamkeit der Medikamente überwachen, Anzeichen von Unbehagen oder nicht gelinderten Schmerzen melden und die Lagerung des Patienten anpassen, um Druckstellen oder Druckgeschwüren vorzubeugen. Er ist auch für die Hygiene und die Vermeidung von Infektionen verantwortlich, indem er die Haut- und Intimpflege so sanft wie möglich durchführt, um die Würde des Patienten zu wahren und weitere Komplikationen zu vermeiden.

Die Begleitung am Lebensende beschränkt sich nicht auf die physische Dimension. Sie umfasst auch eine wichtige **psychologische und emotionale** Betreuung. Patienten am Lebensende können Angst, Traurigkeit, Wut oder tiefe Einsamkeit angesichts des nahenden Todes empfinden. Der Pfleger ist in diesen Momenten oft eine beruhigende und tröstende Präsenz, die aufmerksam und ohne zu urteilen zuhört. Manchmal geht es einfach darum, da zu sein, die Hand des Patienten zu halten und ihm eine beruhigende Präsenz zu bieten. Das Lebensende ist ein Moment großer Verletzlichkeit, und der Pfleger ermöglicht es dem Patienten durch seine wohlwollende Haltung, sich verstanden, gehört und unterstützt zu fühlen.

Urologische Palliativpflege kann auch heikle Situationen mit sich bringen, die mit **Scham** und **Intimität** zu tun haben. Pflegemaßnahmen wie der Umgang mit Inkontinenz oder Harnkathetern berühren sehr persönliche Aspekte des Körpers des Patienten. Der Pfleger muss besonders darauf achten, die Scham und die Intimsphäre des Patienten zu respektieren, indem er ihn so weit wie möglich bedeckt, jeden Schritt behutsam erklärt und sicherstellt, dass die Pflege in einer privaten und respektvollen Umgebung stattfindet. Die Würde des Patienten bis zum letzten Augenblick zu wahren, ist eine Priorität, da dies dazu beiträgt, sein Selbstwertgefühl und das Gefühl der Kontrolle über seinen Körper auch in der Endphase zu erhalten.

Die **Unterstützung der Familien** ist ebenfalls ein integraler Bestandteil der Sterbebegleitung. Die Angehörigen des Patienten sind oft mit Verzweiflung, Fragen über das Leiden ihres geliebten Menschen und der Antizipation von Trauer konfrontiert. Der Pfleger spielt aufgrund seiner Erfahrung und seiner Menschlichkeit eine Vermittlerrolle zwischen dem Pflegeteam und den Familien. Er kann einfache Informationen über die laufende Pflege geben, den Angehörigen versichern, dass alles getan wird, um das Wohlbefinden des Patienten zu gewährleisten, und ihnen einfühlsam zuhören. Die emotionale Unterstützung, die er den Familien bietet, kann ihre Angst verringern, ihnen helfen, die Situation besser zu verstehen, und sie manchmal dabei unterstützen, den drohenden Verlust allmählich zu akzeptieren.

Im Rahmen der Palliativmedizin ist es auch wichtig, den **Willen des Patienten** zu respektieren. Einige Patienten möchten vielleicht bestimmte invasive Behandlungen einschränken oder spezielle Vorkehrungen für ihre letzten Momente wünschen. Der Pfleger muss diese Entscheidungen respektieren und sicherstellen, dass der Wille des Patienten gehört und befolgt wird, sei es im Rahmen der Patientenverfügung oder in Gesprächen mit dem Pflegeteam. Dies kann Entscheidungen über die Begrenzung medizinischer Eingriffe, die Anpassung der Pflege, um mehr Komfort zu bieten, oder auch spirituelle und religiöse Entscheidungen, die respektiert werden müssen, beinhalten.

Die **Zeit, die man mit einem Patienten** am Lebensende verbringt, ist von unschätzbarem Wert. Im Gegensatz zur klassischen medizinischen Versorgung, bei der die Zeit oft knapp bemessen ist, lässt die Palliativmedizin Raum für menschliche Begleitung, bei der die Zeit nicht mehr nur auf technische Handlungen ausgerichtet ist, sondern auf Zuhören, Präsenz und Teilen. Manchmal hat ein Patient am Lebensende keine Worte mehr, um seine Bedürfnisse auszudrücken, aber sein Leiden oder sein Unbehagen können durch nonverbale Signale wahrgenommen werden, die der Pfleger mit seiner Erfahrung und seiner Aufmerksamkeit wahrnehmen kann. Es geht darum, das Schweigen zu verstehen, Gesten oder Blicke wahrzunehmen, die viel über den Gemütszustand des Patienten aussagen.

Das **Lebensende** im Rahmen der urologischen Palliativpflege erfordert daher nicht nur technisches Know-how, sondern vor allem auch **soziale** Kompetenz. Der Pfleger ist in diesen Momenten eine **Säule des Wohlwollens**, indem er unerschütterliche Unterstützung, persönliche Begleitung und Aufmerksamkeit für jedes Detail bietet. Er ist ein Hüter der Würde und der Menschlichkeit des Patienten und stellt sicher, dass dieser selbst in seinen letzten Momenten mit dem Respekt behandelt wird, den er verdient. Diese Sterbebegleitung ist ein zutiefst humanistischer Akt, bei dem Technik und Mitgefühl zusammenwirken, um dem Patienten zu ermöglichen, seine letzten Momente so ruhig wie möglich zu erleben.

Umgang mit den Angehörigen

∘ Einbeziehung der Angehörigen in die tägliche Pflege

Die **Einbeziehung der Angehörigen in die tägliche Pflege** ist ein grundlegender Aspekt der Pflege eines Patienten, insbesondere wenn dieser mit einer chronischen Krankheit, einem chirurgischen Eingriff oder einer Pflegesituation konfrontiert ist. Die Anwesenheit und Unterstützung von Angehörigen ist nicht nur emotional vorteilhaft, sondern sie können auch eine aktive Rolle bei der täglichen Pflege spielen und so zur Verbesserung der Lebensqualität des Patienten und zur Entlastung des Pflegepersonals beitragen. In dieser Dynamik nimmt der Pfleger eine Schlüsselposition als Vermittler zwischen dem medizinischen Team, dem Patienten und seinen Angehörigen ein, indem er deren Integration in den Pflegeprozess erleichtert.

Der **emotionale Aspekt** der Einbeziehung von Angehörigen ist von entscheidender Bedeutung. Ihre Anwesenheit vermittelt dem Patienten ein Gefühl der Sicherheit, des Trostes und der Liebe, was die Angst und Hilflosigkeit erheblich verringern kann, insbesondere in Zeiten, in denen sich der Patient verletzlich oder hilflos fühlt. Die Angehörigen sind oft die Personen, denen der Patient am meisten vertraut, und dieses Vertrauen zeigt sich in einer emotionalen Beruhigung, wenn sie in die Pflege einbezogen werden. Ob es sich nun um einfache Dinge handelt, wie die Begleitung des Patienten bei der Körperpflege, das Aufrichten des Bettes oder die Anwesenheit in schwierigen Momenten, ihre Unterstützung ist für das psychologische Gleichgewicht des Patienten von entscheidender Bedeutung.

Die Einbeziehung der Angehörigen ist jedoch nicht auf eine bloße emotionale Präsenz beschränkt. Sie können **aktiv** an der konkreteren Pflege beteiligt sein, unter der Aufsicht und Anleitung des Pflegepersonals. Der Pfleger spielt eine entscheidende Rolle bei der **Ausbildung** und **Anleitung der Angehörigen** bei der Durchführung bestimmter Aufgaben, **die** auf die Bedürfnisse des Patienten abgestimmt sind. Bei der Pflege urologischer Erkrankungen kann ein Angehöriger beispielsweise darin geschult werden, dem Patienten unter Anleitung des Pflegers beim Umgang mit einem Blasenkatheter oder bei der Überwachung eines Katheters zu helfen, so dass die Pflege auch außerhalb der Zeiten, in denen medizinisches Personal verfügbar ist, sicher fortgesetzt werden kann.

Die **Schulung der Angehörigen** muss dem Grad ihres Verständnisses und ihrer Bequemlichkeit in Bezug auf die medizinischen Maßnahmen angepasst werden. Einige Angehörige können sich mit den technischen Aspekten der Pflege wohlfühlen, während andere vielleicht Vorbehalte oder Angst vor der Verantwortung haben, in die Körperpflege ihres geliebten Menschen einzugreifen. Der Pflegende sollte auf diese Reaktionen eingehen und eine persönliche Betreuung anbieten, die das Lerntempo und die Vorlieben des Einzelnen respektiert. Dies kann die Vermittlung einfacher Handgriffe sein, wie z.B. die Repositionierung eines bettlägerigen Patienten zur Vermeidung von Druckgeschwüren, oder die Erklärung, wie man auf Anzeichen einer Infektion in der Umgebung einer Operationswunde oder eines medizinischen Geräts achtet.

Die Einbeziehung der Angehörigen in die Pflege kann auch **die Rückkehr** nach **Hause** und die Fortsetzung der Pflege nach einem Krankenhausaufenthalt **erleichtern**. Wenn der Patient aus dem Krankenhaus entlassen wird, kann es sein, dass er weiterhin tägliche Pflege benötigt, wie z.B. die Verwaltung von Medikamenten, das Wechseln von Verbänden oder Rehabilitationsmaßnahmen. Der Pfleger muss in Zusammenarbeit mit dem Pflegepersonal die Angehörigen auf diese Aufgaben vorbereiten, bevor der Patient entlassen wird. Dazu gehört nicht nur das Erlernen der Techniken, sondern auch das Verständnis der **Warnsignale**, die auf eine Komplikation hinweisen können (Fieber, Schmerzen, Rötung, Schwellung) und eine Rückkehr ins Krankenhaus erforderlich machen. Durch die Schulung der Angehörigen macht der Pfleger diese nicht nur kompetenter, sondern auch selbstbewusster im Umgang mit solchen Situationen, was den mit der häuslichen Pflege verbundenen Stress und die Angst reduziert.

Die Begleitung von Angehörigen in der Pflege muss auch eine **menschliche** und empathische **Dimension** beinhalten. Für viele Menschen kann es emotional erschöpfend sein, einen geliebten Menschen leiden zu sehen oder täglich auf Unterstützung angewiesen zu sein. Sie können Hilflosigkeit, Traurigkeit oder sogar Frustration angesichts der Krankheit empfinden. Der Pfleger spielt dann eine Rolle der **moralischen Unterstützung**, indem er ein offenes Ohr für die Sorgen der Angehörigen hat, die Schwierigkeit ihrer Rolle anerkennt und ihnen versichert, dass sie in diesem Prozess nicht allein sind. Es kann ihnen helfen, die Situation besser zu verstehen und die mit der Pflege verbundenen Herausforderungen zu akzeptieren, wenn sie Zeit haben, sich auszutauschen und Erfahrungen zu teilen.

Ein weiterer wichtiger Aspekt der Einbeziehung von Angehörigen ist die **Koordination der Pflege**. Angehörige, die in die tägliche Pflege eingebunden sind, können auch zu entscheidenden Informationsvermittlern zwischen dem Patienten und dem medizinischen Team werden. Sie sind oft die ersten, die Veränderungen im Gesundheitszustand des Patienten, Anzeichen einer Verschlechterung oder eine Verbesserung bemerken. Der Pfleger sollte diesen Dialog fördern, indem er die Angehörigen regelmäßig nach ihren Beobachtungen fragt und ihnen erklärt, welche Aspekte beobachtet werden müssen. Dieser Dialog ist wertvoll, um die Pflege anzupassen und sicherzustellen, dass der Patient die notwendige Aufmerksamkeit zum richtigen Zeitpunkt erhält.

Die Einbeziehung der Angehörigen bedeutet nicht, dass sie die Last der Pflege allein tragen müssen. Es ist wichtig, sie daran zu erinnern, dass das medizinische Team immer da ist, um zu **unterstützen** und **zu übernehmen**, wenn es nötig ist. Der Pfleger muss sicherstellen, dass die Angehörigen sich nicht von ihrer neuen Verantwortung überfordert fühlen und dass sie wissen, dass sie jederzeit um Hilfe oder Rat fragen können. Es ist auch wichtig, dafür zu sorgen, dass die Angehörigen Ruhepausen haben und ihr **eigenes Gleichgewicht bewahren** können. Die Pflege eines Patienten zu Hause, insbesondere wenn er am

Lebensende steht oder an einer chronischen, invalidisierenden Krankheit leidet, kann physisch und emotional anstrengend sein. Der Pfleger kann sie an Entlastungsangebote wie häusliche Pflegedienste oder zeitweilige Aufenthalte in Pflegeeinrichtungen verweisen, damit sie sich ohne Schuldgefühle erholen können.

Die Einbeziehung der Angehörigen in die Pflege erstreckt sich auch auf die **Berücksichtigung der Wünsche** des Patienten und seiner Familie. Einige Patienten, insbesondere am Lebensende, haben möglicherweise spezielle Wünsche bezüglich der Pflege, die sie erhalten möchten oder nicht. Der Pfleger muss sicherstellen, dass diese Wünsche respektiert und dem Pflegeteam mitgeteilt werden. Dazu gehören die Art und Weise der Pflege, die Entscheidung, ob der Patient zu Hause oder in einer Einrichtung bleiben möchte, sowie spirituelle oder religiöse Aspekte, die für den Patienten und seine Familie von Bedeutung sein können. Die Respektierung dieser Wünsche stärkt die Würde des Patienten und gibt den Angehörigen das Gefühl, stärker eingebunden zu sein und mit den getroffenen Entscheidungen einverstanden zu sein.

○ Angemessene Kommunikation mit der Familie

Die **angemessene Kommunikation mit der Familie** ist ein wesentlicher Bestandteil der Arbeit des Pflegepersonals, insbesondere in Situationen, in denen der Patient schwer krank ist, sich in der Rekonvaleszenz befindet oder palliativ betreut wird. Die Familie des Patienten, ob es sich nun um Verwandte, Freunde oder Hauptverdiener handelt, spielt oft eine zentrale Rolle bei der Begleitung, Entscheidungsfindung und Überwachung der Pflege. Für den Pfleger ist es entscheidend, eine klare, einfühlsame und familienfreundliche Kommunikation zu entwickeln, die nicht nur dazu beiträgt, die Angehörigen zu beruhigen, sondern auch ein Umfeld des Vertrauens und der Zusammenarbeit zu schaffen, das dem Patienten zugute kommt.

Der erste Schritt zu einer **angemessenen Kommunikation** mit der Familie besteht darin, eine Beziehung aufzubauen, die auf

Transparenz und **aktivem Zuhören** basiert. Die Angehörigen des Patienten sind oft besorgt und durchleben Zeiten der Unsicherheit, der Angst und des Stresses. Der Pfleger muss daher sicherstellen, dass er ihnen zuhört, indem er auf ihre Sorgen, Fragen und Bedürfnisse achtet. Dies bedeutet, ihnen einen Raum zu bieten, in dem sie ihre Ängste und Fragen frei äußern können. Indem er präzise und ehrlich antwortet, hilft der Pfleger, Spannungen abzubauen und Vertrauen aufzubauen. Stattdessen sollte eine klare und verständliche Sprache verwendet werden, damit die Familie den Gesundheitszustand des Patienten und die Pflege, die er erhält, gut verstehen kann.

Empathie ist eine entscheidende Dimension in der Kommunikation mit Familien. Jede Familie reagiert anders auf die Krankheit oder die Verschlechterung des Gesundheitszustands eines Angehörigen. Einige können sehr besorgt sein und viele Fragen stellen, während andere eher schweigsam oder resigniert sein können. Der Pflegende muss **sensibel** auf diese unterschiedlichen Reaktionen reagieren und seine Vorgehensweise an den emotionalen Zustand der Familie anpassen. Es ist wichtig, das Leiden oder die Angst der Angehörigen zu erkennen und ihnen zu zeigen, dass sie in dieser Situation nicht allein sind. Ein tröstendes Wort, Aufmerksamkeit für ihre Bedürfnisse oder eine wohlwollende Präsenz können einen großen Unterschied machen, auch wenn die Situation schwierig ist.

Der Pfleger muss auch sicherstellen, dass er **regelmäßig** über den Zustand des Patienten **informiert** wird. Familien möchten oft über den Gesundheitszustand ihres Angehörigen auf dem Laufenden gehalten werden, insbesondere wenn sich der Patient in einer kritischen Situation befindet oder am Lebensende steht. In Zusammenarbeit mit dem medizinischen Team kann der Pfleger über den aktuellen Stand der Pflege informieren, bevorstehende Verfahren erläutern oder Fragen zu den durchgeführten Behandlungen beantworten. Diese Transparenz hilft den Familien, besser zu verstehen, was vor sich geht, sich auf mögliche Veränderungen vorzubereiten und sich stärker in den

Pflegeprozess eingebunden zu fühlen. Komplexe medizinische Informationen sollten vom Arzt weitergegeben werden, während der Pfleger diese Informationen durch praktische Erklärungen oder Ratschläge zum täglichen Pflegemanagement ergänzen kann.

In manchen Fällen muss die Familie **schwierige Entscheidungen** über die Pflege treffen, insbesondere in der Palliativpflege oder am Lebensende. Der Pfleger ist zwar nicht für medizinische Entscheidungen zuständig, kann aber als **wohlwollender Gesprächspartner** für die Familie eine wertvolle Unterstützung bieten. Er kann helfen, praktische Aspekte der Pflege zu klären, Fragen zu den Auswirkungen bestimmter Entscheidungen (z.B. Abbruch invasiver Behandlungen) beantworten oder einfach nur ein offenes Ohr bieten. In solchen Momenten kann der Pfleger die Familie auch an Ressourcen wie Psychologenteams oder Begleitdienste verweisen, die ihnen helfen, diese schwierige Zeit zu überstehen.

Eine angemessene Kommunikation mit der Familie muss auch **kulturelle** oder religiöse **Vorlieben und Empfindlichkeiten** berücksichtigen. Jede Familie hat ihre eigenen Werte und Überzeugungen, die die Art und Weise beeinflussen, wie sie Krankheit, Tod oder medizinische Versorgung wahrnimmt. Der Pflegende muss auf diese Besonderheiten achten und die Wünsche der Familie oder des Patienten bezüglich Ritualen, religiösen Praktiken oder Entscheidungen am Lebensende respektieren. Es ist wichtig, nicht eine standardisierte medizinische Sichtweise aufzuzwingen, sondern zu versuchen, die spezifischen Bedürfnisse der Familie zu verstehen und zu integrieren, und sicherzustellen, dass diese bei der Pflege berücksichtigt werden.

Eine der Herausforderungen bei der Kommunikation mit der Familie besteht darin, **mit Spannungen oder Konflikten umzugehen**, die auftreten können. Zeiten der Krankheit oder Not können die Spannungen in der Familie verschärfen, und es ist nicht ungewöhnlich, dass es zu Meinungsverschiedenheiten über die für den Patienten zu treffenden Entscheidungen kommt. Der

Pfleger muss in diesem Zusammenhang neutral und professionell bleiben, während er gleichzeitig auf diese Dynamiken achtet. Er kann helfen, Spannungen abzubauen, indem er den Dialog fördert und eine ruhige Diskussion zwischen den Familienmitgliedern und dem medizinischen Team anregt. Manchmal kann schon die Klärung der Pflege oder der Behandlungsmöglichkeiten Missverständnisse abbauen und Konflikte lösen.

Eine angemessene **nonverbale Kommunikation** ist ebenfalls sehr wichtig für die Interaktion mit der Familie. Einfache Gesten wie ein Lächeln, ein freundlicher Blick oder eine diskrete, aber verfügbare Präsenz können helfen, die Familie zu beruhigen, insbesondere wenn es schwierig ist, die richtigen Worte zu finden. Der Pfleger muss **Präsenz** und **Aufmerksamkeit** zeigen, auch in Momenten, in denen der verbale Austausch eingeschränkt ist. Eine stille, aber respektvolle Begleitung kann sehr tröstlich sein, insbesondere wenn die Familie Momente der Unsicherheit oder Traurigkeit durchlebt.

Schließlich kann der Pflegehelfer ein **wertvoller Verbündeter** bei der Begleitung der Familien nach der Entlassung aus dem Krankenhaus oder dem Ende der Pflege sein. Wenn der Patient nach Hause oder in eine Einrichtung verlegt wird, kann sich die Familie hilflos fühlen, wenn es um die Fortsetzung der Pflege zu Hause oder die Bewältigung des Alltags geht. Indem er klare Erklärungen zur häuslichen Pflege gibt, praktische Ratschläge erteilt oder die Familie an ambulante Pflegedienste verweist, trägt der Pfleger dazu bei, die Angehörigen zu beruhigen und ihnen mehr Autonomie bei der Pflege des Patienten zu verschaffen.

Kapitel 6

Technologische Hilfsmittel und Innovationen in der Urologie

Fortschrittliche Technologien in der Diagnose und Behandlung

◦ CT, MRT, urologischer Ultraschall

Bildgebende Verfahren wie **CT**, **MRT** und **urologischer Ultraschall** sind wichtige Hilfsmittel bei der Diagnose und Behandlung von urologischen Erkrankungen. Diese Techniken liefern genaue und detaillierte Bilder der Organe des Harnsystems, einschließlich der Nieren, der Blase, der Harnleiter und der Prostata, sowie einiger umliegender Strukturen. Jede dieser Methoden hat ihre Besonderheiten, Vorteile und Indikationen, die es den Ärzten ermöglichen, den Gesundheitszustand der betroffenen Organe zu beurteilen, Anomalien zu erkennen und geeignete Behandlungen zu planen. Der Krankenpfleger spielt in diesem Zusammenhang eine zentrale Rolle, indem er die Patienten während des gesamten Prozesses begleitet, sie beruhigt und auf die Untersuchungen vorbereitet.

Die Computertomographie (**CT**) ist ein bildgebendes Verfahren, bei dem mit Hilfe von Röntgenstrahlen Querschnittsbilder des Körpers erstellt werden. Diese Art der Untersuchung wird häufig in der Urologie eingesetzt, um Erkrankungen wie **Nierensteine**, Nieren- oder Blasentumore zu diagnostizieren und zu beurteilen oder um strukturelle Anomalien in den Harnwegen zu erkennen. Die Computertomographie ist besonders effektiv bei der Darstellung der inneren Strukturen des Körpers mit hoher Genauigkeit, insbesondere in Kombination mit der Injektion eines Kontrastmittels, das die Blutgefäße und das Gewebe besser sichtbar macht.

Bei einer **urologischen** Untersuchung-CT spielt der Pfleger eine entscheidende Rolle bei der Vorbereitung des Patienten. Er muss dem Patienten die Untersuchung erklären und ihm versichern, dass die Untersuchung schmerzlos und relativ schnell ist. Wenn ein Kontrastmittel verwendet wird, muss der Helfer mögliche Kontraindikationen wie Jodallergien oder Nierenprobleme überprüfen und sicherstellen, dass der Patient nüchtern ist, falls dies erforderlich ist. Der Patient wird dann bequem auf dem Tisch des Scanners platziert, und der Pfleger achtet darauf, dass er richtig positioniert ist, um eine gute Bildqualität zu gewährleisten. Sobald die Untersuchung beginnt, ist es wichtig, den Patienten daran zu erinnern, still zu halten, um Artefakte auf den Bildern zu vermeiden, und gleichzeitig für Fragen oder Bedenken zur Verfügung zu stehen.

Die Magnetresonanztomographie (**MRT**) ist ein weiteres fortschrittliches bildgebendes Verfahren, das Magnetfelder und Radiowellen verwendet, um sehr detaillierte Bilder der inneren Organe zu erstellen. In der Urologie ist die MRT besonders nützlich für die Beurteilung von **Prostatatumoren**, **Nierentumoren** oder um komplexe Anomalien der Harnwege zu erkennen. Die MRT hat den Vorteil, dass sie sehr genaue Bilder des Weichgewebes liefert, so dass gutartige von bösartigen Tumoren besser unterschieden werden können und das Ausmaß von Krebs, insbesondere bei der Prostata, besser beurteilt werden kann.

Die MRT ist jedoch eine zeitaufwändigere und belastendere Untersuchung als die Computertomographie, aufgrund der langen Aufnahmezeit der Bilder und des starken Lärms, der von der Maschine erzeugt wird. Aus diesem Grund ist die Vorbereitung und Begleitung des Patienten von entscheidender Bedeutung. Der Pfleger muss den Patienten vorbereiten, indem er überprüft, dass keine Kontraindikationen vorliegen, wie z.B. Herzschrittmacher, Metallprothesen oder metallische Fremdkörper im Körper. Er muss sich auch vergewissern, dass der Patient sich damit wohl fühlt, mehrere Minuten lang bewegungslos in einem engen Tunnel zu verharren. Einige Patienten leiden unter **Klaustrophobie**, daher ist es wichtig, sie vor der Untersuchung zu beruhigen, indem man ihnen erklärt, dass sie während der MRT über eine Gegensprechanlage mit dem Techniker kommunizieren können. Der Pfleger spielt hier eine beruhigende Rolle, indem er dem Patienten zuhört und sicherstellt, dass alles getan wird, damit die Untersuchung unter den besten Bedingungen stattfindet.

Der **urologische Ultraschall** ist ein häufigeres und einfacheres Bildgebungsverfahren, bei dem **Ultraschall** zur Darstellung der Organe des Harnsystems verwendet wird. Es ist eine nicht-invasive und schmerzlose Untersuchung, die in der Regel keine besondere Vorbereitung erfordert und häufig als erste Wahl zur Untersuchung von Symptomen wie Unterleibsschmerzen, Harnwegsbeschwerden oder zur Erkennung von Massen verwendet wird. In der Urologie wird der Ultraschall zur Untersuchung der **Nieren**, der **Blase** und der **Prostata** bei Männern eingesetzt. Die Ultraschalluntersuchung ist besonders nützlich, um Nierensteine, Tumore oder Zysten zu erkennen und um die Größe der Prostata zu beurteilen, insbesondere bei gutartiger Prostatavergrößerung (BPH).

Einer der Vorteile der Ultraschalluntersuchung ist, dass sie schnell und unter relativ komfortablen Bedingungen für den Patienten durchgeführt werden kann. Der Pfleger bereitet den Patienten vor, indem er ihm den Ablauf der Untersuchung erklärt und sicherstellt, dass er genügend Wasser getrunken hat, um seine Blase zu füllen, falls dies für die Ultraschalluntersuchung erforderlich ist. Anschließend hilft er dem Patienten, sich auf den Untersuchungstisch zu setzen und stellt sicher, dass er gut positioniert ist, damit der Arzt oder Techniker die Ultraschalluntersuchung unter guten Bedingungen durchführen kann. Während der Untersuchung sorgt der Helfer für den Komfort des Patienten und bleibt in der Nähe, um seine Bedürfnisse zu erfüllen.

In einigen Fällen kann eine **transrektale Ultraschalluntersuchung** erforderlich sein, um genauere Bilder der Prostata zu erhalten. Diese Untersuchung kann für den Patienten unangenehmer sein, da eine Sonde in das Rektum eingeführt werden muss. Auch hier spielt die Pflegekraft eine entscheidende Rolle bei der **Beruhigung des Patienten**, indem sie erklärt, dass die Beschwerden vorübergehend sind und dass die Untersuchung genaue Informationen liefert, die für die Diagnose wichtig sind.

Insgesamt ergänzen sich diese bildgebenden Verfahren - CT, MRT und Ultraschall - und ermöglichen einen genauen Überblick über die urologischen Pathologien. Die Computertomographie wird häufig wegen ihrer Schnelligkeit und ihrer Fähigkeit, Anomalien wie Steine oder Tumore zu erkennen, bevorzugt, während die **MRT** zur genaueren Untersuchung des Weichgewebes, insbesondere bei Krebserkrankungen, eingesetzt wird. Der **Ultraschall** ist eine einfache und nicht invasive Untersuchung, die schnelle Informationen über den Zustand der Organe des Harnsystems liefert.

Die Rolle des Krankenpflegers in diesem Zusammenhang besteht nicht nur darin, den Patienten technisch auf die Untersuchungen vorzubereiten, sondern ihn auch emotional zu unterstützen, indem er seine Fragen beantwortet und ihn während des gesamten Prozesses beruhigt. Durch diese fürsorgliche Betreuung trägt der Pfleger dazu bei, **die Angst** der Patienten vor den manchmal beeindruckenden Untersuchungen zu **verringern** und sicherzustellen, dass alles unter optimalen Bedingungen abläuft, um **die** für die Diagnose und Behandlung notwendigen Ergebnisse zu erhalten.

- Chirurgische Robotik und minimal-invasive Eingriffe

Chirurgische Robotik und **minimalinvasive Eingriffe** stellen eine echte Revolution in der modernen Chirurgie und insbesondere in der Urologie dar. Diese technologischen Fortschritte ermöglichen es den Chirurgen, komplexe Eingriffe mit beispielloser Präzision durchzuführen und gleichzeitig das Trauma für den Patienten zu reduzieren. Mit hochentwickelten Werkzeugen wie dem **Da Vinci-Chirurgiesystem** ermöglicht die Robotik eine bessere Kontrolle der Operationsschritte, eine dreidimensionale Visualisierung des Gewebes und eine millimetergenaue Ausführung der Eingriffe. Diese Innovationen haben die Art und Weise, wie bestimmte urologische Erkrankungen wie Prostatakrebs, Nierensteine oder Nierentumore behandelt werden, grundlegend verändert, indem die klinischen

Ergebnisse verbessert und die postoperativen Komplikationen reduziert wurden.

Minimalinvasive Eingriffe unterscheiden sich von herkömmlichen Operationen durch ihren weniger aggressiven Ansatz. Anstatt die Bauchhöhle weit zu öffnen, wie es bei der herkömmlichen offenen Chirurgie der Fall ist, werden bei minimal-invasiven Techniken kleine Schnitte verwendet, durch die spezielle Instrumente eingeführt werden. In der Urologie können dazu Eingriffe wie die **radikale** Prostatektomie (Entfernung der Prostata), die **partielle Nephrektomie** (Teilentfernung der Niere) oder die **Zystektomie** (Entfernung der Blase) gehören, die mit Hilfe eines Operationsroboters oder durch Laparoskopie durchgeführt werden. Ziel dieser Eingriffe ist es, das Trauma für den Patienten zu minimieren, indem die Größe der Einschnitte verringert und die Störung des umliegenden Gewebes begrenzt wird.

Das **Da Vinci-System**, der weltweit am häufigsten eingesetzte Operationsroboter, ist ein perfektes Beispiel für die Fortschritte der Robotik in der Chirurgie. Der Roboter besteht aus mehreren Gelenkarmen, die vom Chirurgen von einer Konsole aus bedient werden. Der Chirurg steuert jeden dieser Arme mit beispielloser Präzision über eine Schnittstelle, die seine Bewegungen in Echtzeit, aber in miniaturisiertem Maßstab nachbildet. Einer der Arme hält eine Kamera, die das Innere des Körpers dreidimensional und in hoher Auflösung zeigt, während die anderen Arme die chirurgischen Instrumente führen. Die **3D-Sicht** des Systems und die **Stabilität der robotischen Instrumente** ermöglichen es dem Chirurgen, mit einer viel höheren Präzision zu arbeiten, als dies bei einer manuellen Operation möglich wäre. Dies ist besonders wichtig bei heiklen Eingriffen wie der Erhaltung der Nerven, die für die Harnkontinenz oder die erektile Funktion bei einer Prostatektomie verantwortlich sind.

Die **Vorteile der robotergestützten Chirurgie** sind sowohl für die Patienten als auch für die Chirurgen zahlreich. Für den

Patienten bedeuten diese minimalinvasiven Techniken in der Regel kleinere Schnitte, was die intraoperative Blutung verringert, das Infektionsrisiko senkt und die Wundheilung beschleunigt. Auch die postoperativen Schmerzen sind geringer, was zu einer **schnelleren Genesung** und einer früheren Rückkehr zu den täglichen Aktivitäten führt. So wird beispielsweise bei einer **roboterassistierten Prostatektomie** der Krankenhausaufenthalt oft auf wenige Tage verkürzt, während er bei einer offenen Operation eine Woche oder länger dauern kann. Darüber hinaus sind die funktionellen Ergebnisse oft besser, mit einer schnelleren Wiederherstellung der Kontinenz und der sexuellen Funktionen, da die Robotertechnik eine präzisere Dissektion der Nerven- und Gefäßstrukturen ermöglicht.

Für Chirurgen bietet der Einsatz von Robotern einen deutlich verbesserten **Arbeitskomfort**. Im Gegensatz zur offenen Chirurgie, die körperlich anstrengend sein kann und lange Stehzeiten erfordert, sitzt der Chirurg, der den Roboter verwendet, an einer Konsole und bedient die Instrumente in einer ergonomischen Position. Dies verringert die Ermüdung bei langen und komplexen Eingriffen. Darüber hinaus bieten Roboterinstrumente eine **bessere Fingerfertigkeit** als menschliche Hände, mit feineren und präziseren Bewegungen, die das natürliche Zittern eliminieren. Diese Präzision ist besonders bei schwierigen Operationen von Vorteil, bei denen die Fehlerquote minimal ist, wie z.B. bei einer **partiellen Nephrektomie**, bei der ein Nierentumor entfernt wird, während der Rest der Niere erhalten bleibt.

Neben der Robotik gehören auch die **endoskopische Chirurgie** und **perkutane** Techniken zu den **minimal-invasiven Eingriffen** in der Urologie. Die **Ureteroskopie** ist beispielsweise eine Technik, bei der ein Endoskop über die Harnröhre in die Harnwege eingeführt wird, um Nierensteine oder Blasentumore zu behandeln. Bei diesem endoskopischen Ansatz werden keine äußeren Einschnitte vorgenommen, was die Genesungszeit und die Komplikationen im Zusammenhang mit Wunden erheblich reduziert. Auch die **perkutane Lithotripsie**, eine Technik zur

Zertrümmerung von Nierensteinen, wird über einen kleinen Hautschnitt durchgeführt, der einen direkten Zugang zur Niere ermöglicht, um die Steine zu behandeln, ohne dass eine offene Operation erforderlich ist.

Diese minimalinvasiven und robotergestützten Techniken haben den **Behandlungsverlauf** von urologischen Patienten grundlegend verändert. Sie verbessern nicht nur die funktionellen Ergebnisse, sondern **reduzieren** auch langfristige **Komplikationen** wie postoperative Infektionen, Blutungen oder Hernien. Kürzere Genesungszeiten führen zu kürzeren Krankenhausaufenthalten, einer schnelleren Rückkehr in das normale Leben und geringeren Kosten für das Gesundheitssystem.

Die Rolle der **Pflegekraft** ist in diesem Zusammenhang von zentraler Bedeutung. Vor dem Eingriff ist der Pfleger oft die erste Anlaufstelle, um den Patienten zu beruhigen, ihm den Ablauf des Eingriffs zu erklären und sicherzustellen, dass er die präoperativen Anweisungen verstanden hat, wie z.B. die Notwendigkeit, nüchtern zu sein. Während des Eingriffs arbeitet der Pfleger mit dem Operationsteam zusammen, um sicherzustellen, dass alle notwendigen Materialien bereitstehen und der Patient für die robotergestützte oder laparoskopische Operation richtig gelagert ist. Nach der Operation spielt der Pfleger eine Schlüsselrolle bei der **postoperativen Überwachung**, indem er bei der Schmerzbehandlung hilft, die Vitalzeichen des Patienten überwacht und für eine optimale Rekonvaleszenz sorgt.

Schließlich ist der Pfleger auch aktiv an der **Aufklärung des Patienten** und seiner Familie nach der Operation beteiligt. Es ist wichtig, dass der Patient die Pflege seiner Operationswunden, die Warnzeichen, auf die er achten sollte, wie Fieber oder abnormale Blutungen, sowie die Empfehlungen für die allmähliche Wiederaufnahme körperlicher Aktivitäten versteht. Der Pfleger spielt daher eine wichtige Rolle beim **Übergang in die häusliche**

Umgebung, indem er praktische Ratschläge gibt und die Fragen des Patienten zu seiner Genesung beantwortet.

Der Einfluss der neuen Technologien auf die Arbeit der Pflegekraft
∘ Verwaltung der technologischen Ausrüstung (Sonden, Überwachungsgeräte)

Die **Verwaltung von technischen Geräten**, wie **Sonden** und **Überwachungsgeräten**, ist ein wesentlicher Bestandteil der medizinischen Versorgung, insbesondere in der Urologie. Diese Geräte dienen der kontinuierlichen Überwachung des Zustands des Patienten, der Sicherstellung bestimmter physiologischer Funktionen oder der Durchführung von Behandlungen. Die Wirksamkeit ihres Einsatzes hängt nicht nur von der technologischen Präzision ab, sondern auch von der Fähigkeit des Pflegepersonals, sie richtig zu handhaben, zu warten und Komplikationen zu vermeiden, die mit ihrem Einsatz verbunden sind. Der Pfleger spielt bei diesem Management eine zentrale Rolle, indem er dafür sorgt, dass die Geräte richtig funktionieren, die Sicherheit des Patienten gewährleistet ist und lebenswichtige Informationen an das medizinische Team weitergeleitet werden.

Katheter gehören zu den am häufigsten verwendeten Geräten in einer urologischen Abteilung. Ein **Blasenkatheter** ist beispielsweise ein Gerät, das durch die Harnröhre eingeführt wird, um den Urin direkt aus der Blase abzuleiten. Er wird häufig in Situationen verwendet, in denen der Patient nicht in der Lage ist, normal zu urinieren, sei es aufgrund einer Obstruktion, nach einem chirurgischen Eingriff oder aufgrund einer Pathologie. Der Umgang mit einem Blasenkatheter erfordert eine **sorgfältige Überwachung**, um Komplikationen wie Harnwegsinfektionen oder eine Verstopfung des Katheters zu vermeiden.

Der Pfleger, der an vorderster Front steht, muss sicherstellen, dass der Katheter richtig platziert ist und das Drainagesystem problemlos funktioniert. Dies beinhaltet die regelmäßige Überprüfung, dass der Katheter nicht verdreht oder verstopft ist und dass der Urinsammelbeutel in regelmäßigen Abständen entleert wird, um eine Überlastung zu vermeiden. Der Pfleger sollte auch die **Qualität des Urins** (Farbe, Klarheit und Geruch) beobachten, da dies ein früher Indikator für eine Infektion oder Komplikation sein kann. Wenn der Urin zum Beispiel trüb wird oder einen üblen Geruch hat, kann dies auf eine Harnwegsinfektion hindeuten. Diese Beobachtungen sollten sofort der Krankenschwester oder dem Arzt gemeldet werden, damit eine schnelle Behandlung eingeleitet werden kann.

Einer der kritischsten Aspekte beim Umgang mit Kathetern ist die **Vermeidung von Infektionen**. Das Legen eines Blasenkatheters ist zwar üblich, stellt jedoch einen potenziellen Eintrittsweg für Bakterien dar, wodurch der Patient dem Risiko einer nosokomialen Infektion ausgesetzt ist. Die Pflegekraft muss sich daher bei der Handhabung des Katheters strikt an die **aseptischen** Protokolle halten. Dazu gehören das Waschen der Hände, das Tragen steriler Handschuhe und die Desinfektion des Bereichs, in den die Sonde eingeführt wird. Es ist auch wichtig, dass **die Sonde regelmäßig** gemäß den medizinischen Empfehlungen **gewechselt** wird, um das Risiko einer bakteriellen Kolonisierung zu verringern. Beim Auswechseln der Sonde muss der Pfleger dem Patienten den Vorgang erklären und dafür sorgen, dass er gut informiert und beruhigt ist, da dieser Vorgang mit Unannehmlichkeiten verbunden sein kann.

Überwachungsgeräte spielen ebenfalls eine wichtige Rolle bei der **Überwachung** des Gesundheitszustands des Patienten. Sie ermöglichen die Echtzeitüberwachung von Vitalparametern wie Herzfrequenz, Sauerstoffsättigung (SpO2), Blutdruck und Körpertemperatur. In der Urologie werden diese Geräte häufig nach einer Operation oder bei der Behandlung eines Patienten in kritischem Zustand eingesetzt. Beispielsweise ist nach einer Prostatektomie oder Nephrektomie die Überwachung der Vitalzeichen unerlässlich, um postoperative Komplikationen wie Blutungen oder Infektionen frühzeitig zu erkennen.

Der Pfleger ist für das **Anlegen** und die **Überwachung** dieser Geräte verantwortlich. Er muss sicherstellen, dass die Elektroden des Herzmonitors richtig positioniert sind, dass der Sensor für die Sauerstoffsättigung richtig am Finger des Patienten befestigt ist und dass die Blutdruckmanschette für zuverlässige Messungen angelegt ist. Im Falle einer Fehlfunktion eines Gerätes (Fehlalarm, falsch positionierter Sensor) muss der Pfleger schnell eingreifen, um das Problem zu beheben, wobei er darauf achten muss, dass die kontinuierliche Überwachung des Patienten nicht unterbrochen wird. Ein guter Umgang mit diesen Geräten erfordert eine ständige Wachsamkeit und die Fähigkeit, die gelieferten Daten zu interpretieren, um anormale Abweichungen schnell zu erkennen und dem medizinischen Team zu melden.

Neben der Überwachung der Vitalparameter muss der Pfleger auch auf die **Reaktionen des Patienten** achten. Einige Geräte sind zwar minimalinvasiv, können aber für den Patienten unangenehm sein. Beispielsweise kann das lange Tragen einer automatischen Blutdruckmanschette zu Beschwerden führen, während ein Sättigungssensor Hautreizungen verursachen kann, wenn er zu lange angelegt wird. Die Pflegekraft muss daher das **Wohlbefinden** des Patienten sicherstellen, indem sie die Geräte so einstellt, dass die Beschwerden minimiert werden und gleichzeitig die Wirksamkeit gewährleistet ist.

Wachsamkeit und Reaktionsfähigkeit sind unerlässliche Fähigkeiten bei der Verwaltung von Überwachungssystemen. Die Alarme der Vitalparametermonitore sind Warnsignale, die schnell interpretiert werden müssen. Eine plötzliche Abnahme der Sauerstoffsättigung, ein Abfall des Blutdrucks oder eine Beschleunigung des Herzrhythmus können auf eine Verschlechterung des Zustands des Patienten hinweisen, die ein sofortiges Eingreifen erfordert. Der Pfleger, der bei solchen Alarmen an vorderster Front steht, muss die Situation schnell einschätzen, prüfen, ob das Problem auf eine technische Fehlfunktion oder eine echte medizinische Komplikation zurückzuführen ist, und das Pflegepersonal oder den Arzt entsprechend alarmieren.

Neben Überwachungsgeräten und Sonden werden in Krankenhäusern häufig auch andere technische Geräte wie **Infusionspumpen** oder **Pumpen für die patientengesteuerte Analgesie (PCA)** eingesetzt. Infusionspumpen ermöglichen die kontrollierte Verabreichung von Flüssigkeiten, Nährstoffen oder Medikamenten. Der Pfleger muss sicherstellen, dass die Infusionen richtig geplant werden, dass die Schläuche nicht verstopft oder geknickt sind und dass die Durchflussrate eingehalten wird. PCA-Pumpen, die zur Schmerzlinderung eingesetzt werden, ermöglichen es dem Patienten, sich auf Knopfdruck eine kontrollierte Dosis eines Schmerzmittels selbst zu verabreichen. Auch hier muss der Pfleger die Verwendung der Pumpe durch den Patienten überwachen und sicherstellen, dass das Gerät richtig funktioniert und der Patient die Funktionsweise versteht. Er muss auch auf mögliche Nebenwirkungen der PCA achten, wie Schläfrigkeit oder Atemdepression, und dem medizinischen Team alle abnormalen Anzeichen melden.

Schließlich ist die Wartung der Geräte ein wesentlicher Aspekt des Umgangs mit technischen Geräten. Der Pfleger muss sicherstellen, dass jedes Gerät nach Gebrauch gemäß den Hygieneprotokollen **desinfiziert** wird, um die Ausbreitung von Infektionen zu verhindern. Sonden, Katheter, Überwachungssensoren und Schläuche müssen sorgfältig gehandhabt und gereinigt oder entsorgt werden, wenn es sich um Einwegartikel handelt. Besondere Aufmerksamkeit muss der **Sterilität** der Ausrüstung gewidmet werden, insbesondere bei der Handhabung von Harnkathetern und Infusionen, um das Risiko einer Keimeinschleppung in den Körper des Patienten zu minimieren.

  ◦ Unterstützung des chirurgischen Teams bei der Verwendung von Robotern

Die Unterstützung des chirurgischen Teams bei der Verwendung von **Operationsrobotern** ist eine wichtige und anspruchsvolle Aufgabe, insbesondere bei komplexen Eingriffen, bei denen technologische Präzision entscheidend ist. Die Entwicklung der

chirurgischen Robotik, insbesondere mit Systemen wie dem **Da Vinci**, hat die Art und Weise, wie bestimmte Operationen durchgeführt werden, verändert, insbesondere in der Urologie, indem sie es den Chirurgen ermöglicht, mit größerer Präzision zu arbeiten und gleichzeitig das Trauma für den Patienten zu minimieren. Die Unterstützung von Pflegekräften und paramedizinischem Personal ist in diesem Zusammenhang unerlässlich, um einen reibungslosen Ablauf der Eingriffe zu gewährleisten, sei es vor, während oder nach der Operation.

In der ersten Phase, noch vor der Operation, spielt der Pfleger eine wichtige Rolle bei der **Vorbereitung des Operationssaals** und der Ausrüstung. Wenn Operationsroboter eingesetzt werden, ist die Verwaltung der Ausrüstung noch komplexer als bei einer herkömmlichen Operation, da die Roboterarme, Instrumente und Steuerkonsolen **sorgfältig platziert** werden müssen. Der Pfleger muss sicherstellen, dass die gesamte für den Eingriff erforderliche Ausrüstung korrekt angeordnet, desinfiziert und funktionsfähig ist. Die Roboterarme, die mit verschiedenen chirurgischen Werkzeugen ausgestattet werden können, müssen sorgfältig um den Operationstisch herum installiert werden.

Gleichzeitig sorgt der Pflegehelfer dafür, dass **der Patient** auf die robotergestützte Operation **vorbereitet** wird. Er stellt sicher, dass der Patient gemäß den Anweisungen des Chirurgen korrekt auf dem Operationstisch positioniert ist. Bei der Robotik ist die Position des Patienten besonders wichtig, da die robotischen Instrumente einen **genauen Zugang** zu den zu operierenden Bereichen erfordern. Der Pfleger stellt daher sicher, dass der Patient gut fixiert ist, indem er Lagerungskissen oder Gurte verwendet, um zu gewährleisten, dass er sich während der Operation nicht bewegt. Darüber hinaus sorgt er dafür, dass die Haut des Patienten desinfiziert wird und dass sterile Tücher gemäß den Hygieneprotokollen angelegt werden, um das Infektionsrisiko zu verringern.

Sobald der Roboter platziert ist und der Patient bereit ist, arbeitet der Pfleger mit dem Chirurgenteam zusammen, um eine

kontinuierliche Unterstützung während des gesamten Eingriffs zu gewährleisten. Obwohl der Chirurg die Roboterarme von einer Konsole aus steuert, die sich einige Meter vom Operationstisch entfernt befindet, ist es unerlässlich, dass ein Team beim Patienten anwesend ist, das sich um die nicht-robotischen Aspekte des Eingriffs kümmert. Die Pflegekraft unterstützt die OP-Schwester oder den OP-Assistenten häufig, indem sie ihnen die erforderlichen zusätzlichen Instrumente zur Verfügung stellt, die Position des Patienten bei Bedarf anpasst oder bei der Verwaltung der chirurgischen Flüssigkeiten behilflich ist.

Eine der wichtigsten Aufgaben der Pflegekraft ist die **Überwachung des Patienten** während des Eingriffs. Obwohl der Chirurg auf den Bildschirm konzentriert ist, ist es wichtig, dass jemand in unmittelbarer Nähe des Patienten ist, um seine Vitalzeichen zu überwachen und sicherzustellen, dass alles physisch gut verläuft. Dazu gehört auch der Umgang mit Überwachungsgeräten wie Herzfrequenz-, Blutdruck- und Sauerstoffsättigungsmonitoren. Der Pflegehelfer muss in der Lage sein, Anzeichen einer Verschlechterung des Zustands des Patienten schnell zu erkennen und das Team zu alarmieren, wenn ein Problem auftritt.

Der Pfleger spielt auch eine entscheidende Rolle bei der **Steuerung der Roboterausrüstung** während der Operation. Obwohl der Chirurg die volle Kontrolle über die Bewegungen des Roboters hat, kann es notwendig sein, die Roboterarme während der Operation anzupassen oder neu zu positionieren, um einen besseren Zugang zu bestimmten Bereichen des Körpers zu ermöglichen. Der Pfleger kann unter der Aufsicht des Chirurgen oder der OP-Schwester diese Anpassungen vornehmen und dabei sicherstellen, dass die Sterilität des Operationsfeldes erhalten bleibt. Die Reaktionsfähigkeit und Präzision des Pflegehelfers in diesen Momenten ist für den reibungslosen Ablauf des Eingriffs von entscheidender Bedeutung.

Am Ende des Eingriffs ist der Pfleger an der **unmittelbaren postoperativen Betreuung** des Patienten beteiligt. Nach der

Entfernung der Roboterinstrumente und der Roboterarme hilft der Pfleger bei der Repositionierung des Patienten auf dem Tisch, damit er in den Aufwachraum verlegt werden kann. Er achtet auch darauf, dass die kleinen Schnitte, die für den Zugang der Roboterarme gemacht wurden, richtig vernäht werden und dass der Patient gereinigt und zugedeckt wird, um eine Unterkühlung zu vermeiden, die nach einem langen Eingriff häufig ein Problem darstellt.

Die Verwaltung der postoperativen Ausrüstung ist ebenfalls von entscheidender Bedeutung. Der Pfleger hilft bei der **Desinfektion** und der **Vorbereitung des Roboters** für die nächsten Eingriffe. Die verwendeten robotischen Instrumente sind oft komplex und teuer und bedürfen einer sorgfältigen Wartung, um ihre langfristige Funktionstüchtigkeit zu gewährleisten. Der Pfleger stellt in Zusammenarbeit mit dem technischen Team sicher, dass die Roboterarme und Instrumente ordnungsgemäß gereinigt, sterilisiert und bei Bedarf wieder zusammengebaut werden.

Neben den technischen Aspekten spielt der Pfleger auch eine wichtige Rolle bei der **Kommunikation mit dem Patienten** vor und nach der Operation. Vor der Operation kann der Einsatz von Robotik beim Patienten Fragen und Bedenken hervorrufen. Es ist wichtig, dass der Pfleger in der Lage ist, klare und beruhigende Erklärungen zum Ablauf der Operation zu geben. Obwohl der Chirurg die detaillierten Informationen bereitstellt, kann der Pfleger eine unterstützende Rolle spielen, indem er die praktischen Aspekte der Verwendung von Robotern erläutert und die Fragen des Patienten mit Einfühlungsvermögen beantwortet. Nach der Operation begleitet der Pfleger den Patienten weiter und erklärt die postoperative Pflege, wie z.B. die Behandlung von Einschnitten oder die Überwachung auf Anzeichen von Komplikationen.

Der Krankenpflegehelfer fungiert auch als **Verbindungsglied** zwischen dem Patienten und dem Ärzteteam nach der Operation. Er stellt sicher, dass der Patient im Aufwachraum gut untergebracht ist und dass seine Vitalparameter genau überwacht werden. Bei Bedarf kann der Pfleger Fragen des Patienten oder seiner Angehörigen beantworten, indem er erklärt, wie die Operation verlaufen ist und wie die nächsten Schritte der Genesung aussehen werden. Diese menschliche Unterstützung ist besonders wichtig, wenn es sich um einen chirurgischen Eingriff handelt, bei dem so hoch entwickelte Technologien wie die Robotik zum Einsatz kommen, da sich der Patient von den technischen Aspekten der Operation beeindruckt fühlen könnte.

Weiterbildung und Anpassung an Innovationen
  ◦ Bedeutung der Weiterbildung

Die **Bedeutung der Weiterbildung** für Angehörige **der** Gesundheitsberufe und insbesondere für Pflegehilfskräfte kann nicht hoch genug eingeschätzt werden. In einem Bereich, der sich ständig weiterentwickelt und in dem technologische Fortschritte, neue medizinische Praktiken und wissenschaftliche Entdeckungen die Pflegestandards regelmäßig verändern, ist die Fortbildung von entscheidender Bedeutung, um eine optimale Patientenversorgung zu gewährleisten. Sie ermöglicht es dem Pflegepersonal, auf dem neuesten Stand der Technik zu bleiben, seine praktischen Fähigkeiten zu verbessern und sein theoretisches Wissen zu erweitern. Für den Krankenpflegehelfer ist die Fortbildung ein unverzichtbares Instrument zur Aufrechterhaltung eines hohen Kompetenzniveaus, zur Anpassung an die neuen Anforderungen des Berufes und zur Bereitstellung einer qualitativ hochwertigen Pflege.

Das **Gesundheitswesen ist ein dynamischer Bereich** mit ständigen Fortschritten in der Behandlung, den Technologien und den Pflegeprotokollen. Das Auftreten neuer Krankheiten, Entdeckungen bei bestehenden Krankheiten oder Fortschritte bei chirurgischen Eingriffen zwingen das Pflegepersonal, sein Wissen ständig zu aktualisieren. Beispielsweise hat die Einführung der **Roboterchirurgie** oder **minimalinvasiver Eingriffe** die Art und Weise, wie Operationen in der Urologie und anderen

Fachgebieten durchgeführt werden, grundlegend verändert. Eine Pflegekraft, die in einer chirurgischen Abteilung arbeitet, muss in diesen Technologien geschult sein, um das medizinische Team effektiv unterstützen zu können und die Auswirkungen auf die postoperative Versorgung der Patienten zu verstehen.

Die Patientensicherheit steht in direktem Zusammenhang mit der Kompetenz des Pflegepersonals, und die ständige Weiterbildung hilft, das Fehlerrisiko zu verringern, die Praktiken zu verbessern und eine Pflege zu gewährleisten, die stets den neuesten Standards entspricht. Zum Beispiel können im Bereich der Prävention von nosokomialen Infektionen regelmäßig neue Empfehlungen zur Handhygiene, zum Umgang mit medizinischen Geräten (Sonden, Katheter) und zur Wundversorgung herausgegeben werden. Durch regelmäßige Schulungen kann das Pflegepersonal sicherstellen, dass es diese Protokolle genauestens umsetzt und so die Risiken für die Patienten minimiert.

Darüber hinaus bietet die **Fortbildung** die Möglichkeit zu lernen, wie man mit neuen oder außergewöhnlichen Situationen umgeht. Zum Beispiel musste das Pflegepersonal mit dem Auftreten neuer Epidemien oder Pandemien wie COVID-19 seine Praktiken von einem Tag auf den anderen anpassen. Spezielle Schulungen über persönliche Schutzprotokolle, den Umgang mit Patienten mit ansteckenden Krankheiten und die Desinfektion von Pflegebereichen waren unerlässlich, um sowohl die Patienten als auch das Pflegepersonal zu schützen. Ebenso sind Schulungen zu palliativen Techniken und Schmerzmanagement wichtig, um Patienten am Lebensende besser begleiten zu können, insbesondere in Onkologie- und Palliativstationen.

Neben den technischen Aspekten bietet die Fortbildung auch die Möglichkeit, die **Beziehungsfähigkeit** und die menschlichen Aspekte der Pflege zu stärken. Die Pflegekraft steht oft an vorderster Front, wenn es um die Beziehung zum Patienten und seiner Familie geht. Schulungen zur **Kommunikation mit Patienten** können sehr hilfreich sein, um die Bedürfnisse und Erwartungen der Patienten besser zu verstehen, insbesondere in

Situationen, in denen sie emotional schwach oder hilflos sind. Zu lernen, besser zuzuhören, mit Einfühlungsvermögen zu reagieren oder Konflikt- und Spannungssituationen mit Familien zu bewältigen, ist ebenso wichtig wie die Beherrschung technischer Fertigkeiten. Diese sogenannten **Querschnittskompetenzen** sind für eine ganzheitliche Pflege unerlässlich, die sich nicht nur auf die Krankheit, sondern auf den Menschen in seiner Gesamtheit konzentriert.

Die Weiterbildung ermöglicht auch die Entwicklung **spezifischer Fähigkeiten**, die sich aus den Veränderungen in der Rolle des Krankenpflegers in bestimmten Abteilungen ergeben. Beispielsweise müssen Pflegehilfskräfte mit der Einführung moderner Technologien wie Fernüberwachungsgeräte lernen, diese Instrumente zur Überwachung der Vitalparameter von Patienten zu nutzen. Auch im Bereich der **Telemedizin**, die sich in den letzten Jahren stark entwickelt hat, kann es sein, dass Pflegekräfte an der Verwaltung von Fernkonsultationen teilnehmen müssen. In diesen Kontexten ist die Weiterbildung von entscheidender Bedeutung, um diese neuen Praktiken in den Pflegealltag zu integrieren.

Einer der größten Vorteile der Weiterbildung ist, dass sie zur **beruflichen Entwicklung** von Krankenpflegehelfern beiträgt. Durch die Teilnahme an spezialisierten Fortbildungen können sie ihre Kompetenzen erweitern, neue Verantwortlichkeiten übernehmen oder eine berufliche Weiterentwicklung in Betracht ziehen. Beispielsweise kann ein Krankenpflegehelfer, der sich auf die Betreuung von Palliativpatienten oder die Unterstützung bei der Roboterchirurgie spezialisiert, zu einem Experten in diesen Bereichen werden und als wertvolle Ressource für das medizinische Team anerkannt werden. Darüber hinaus können Sie in einigen Ausbildungsgängen Kompetenzen erwerben, die zu anderen Pflegeberufen wie Krankenpfleger oder Gesundheitsmanager führen.

Auch auf persönlicher Ebene hilft die Fortbildung, die **Motivation** und das Engagement für die eigene Arbeit zu

erhalten. Sie gibt den Pflegekräften die Möglichkeit, sich wertgeschätzt zu fühlen und ihre tägliche Praxis zu bereichern. Das Gefühl, sich weiterzuentwickeln, Neues zu lernen und seinen Beruf besser zu beherrschen, ist ein starker Faktor für die Zufriedenheit am Arbeitsplatz. Dies hilft, **Routine zu** bekämpfen und **Burnout** zu vermeiden, der in emotional und körperlich anspruchsvollen Berufen wie dem der Krankenpflege manchmal auftreten kann.

Die Modalitäten der beruflichen Weiterbildung sind heute vielfältig und zugänglich. Präsenzschulungen, die in Krankenhäusern oder Ausbildungszentren organisiert werden, ermöglichen es den Krankenpflegehelfern, praktisch zu lernen, indem sie sich mit Ausbildern und Kollegen austauschen. **Online-Schulungen** haben sich ebenfalls stark entwickelt und bieten wertvolle Flexibilität, insbesondere für Krankenpfleger, die mit unregelmäßigen Arbeitszeiten zu kämpfen haben. Diese Online-Module ermöglichen den selbstständigen Zugang zu aktuellen Inhalten und werden durch Tutorials, Videos und Quizze zur Überprüfung des Wissens begleitet. Diese Systeme bieten auch die Möglichkeit, an Schulungen zu sehr speziellen Themen teilzunehmen, die vor Ort nicht immer verfügbar sind.

Schließlich spielt die Weiterbildung eine wichtige Rolle bei der **Anpassung an neue** Gesundheitsvorschriften und -standards. Die gesetzlichen Anforderungen und die Politik des öffentlichen Gesundheitswesens ändern sich regelmäßig und es ist von entscheidender Bedeutung, dass die Pflegekräfte über neue Gesetze, Patientenrechte, Sicherheitsvorschriften und Vorschriften zur Vertraulichkeit medizinischer Daten informiert sind. Durch regelmäßige Schulungen können Pflegekräfte sicherstellen, dass sie diese Standards einhalten und in einem sicheren rechtlichen Rahmen arbeiten, sowohl für sie selbst als auch für die Patienten.

Zusammenfassend lässt sich sagen, dass die **Weiterbildung** im Beruf des Krankenpflegers unerlässlich ist. Sie stellt sicher, dass die Pflegekräfte über die neuesten Innovationen auf dem Laufenden sind, neue Werkzeuge und Technologien beherrschen, ihre menschlichen und zwischenmenschlichen Fähigkeiten verbessern und sich in ihrer Karriere weiterentwickeln. Indem sie in Weiterbildung investieren, verbessern die Pflegekräfte nicht nur die Qualität der Pflege, sondern auch ihre eigene berufliche Zufriedenheit und sorgen für ein sichereres und menschlicheres Pflegeumfeld für die Patienten.

◦ Teilnahme an Schulungen zu neuen Technologien
Die Teilnahme an Schulungen zu neuen Technologien ist für Angehörige des Gesundheitswesens und insbesondere für Pflegekräfte unumgänglich geworden. Diese Kurse vermitteln nicht nur die notwendigen Fähigkeiten im Umgang mit modernen technologischen Hilfsmitteln, sondern bieten auch eine Gelegenheit, sich an die tiefgreifenden Veränderungen im medizinischen Bereich anzupassen. Die Integration von Technologie in die Pflege hat die Art und Weise, wie Patienten betreut werden, von der medizinischen Überwachung bis hin zu chirurgischen Eingriffen, erheblich verändert. Für einen Krankenpfleger ist es wichtig, sich in den neuen Technologien weiterzubilden, um mit den Fortschritten Schritt zu halten, die Qualität der Pflege zu optimieren und eine bessere Zusammenarbeit mit dem medizinischen Team zu gewährleisten.

Einer der Hauptgründe für die Teilnahme an Schulungen zu neuen Technologien ist die **ständige Weiterentwicklung der medizinischen Geräte, die** in Krankenhäusern und Pflegeheimen verwendet werden. Geräte wie **Vitalmonitore, intelligente Infusionspumpen** und **Vitalparametermonitore werden** immer ausgeklügelter. Diese Geräte sind zwar für die Überwachung der Patienten unerlässlich, erfordern aber technische Kenntnisse, um optimal eingesetzt werden zu können. Die Schulungen vermitteln den Pflegekräften, wie sie diese Geräte präzise einstellen und bedienen können, um die Informationen richtig zu interpretieren und Anzeichen einer Verschlechterung des Zustands des Patienten zu erkennen.

164

Insbesondere vernetzte Überwachungsgeräte, die eine Echtzeit-Überwachung der Vitalparameter des Patienten ermöglichen, stellen einen großen Fortschritt im Pflegemanagement dar. Diese Geräte erhöhen die Reaktionsfähigkeit der Pflegeteams, indem sie bei Anomalien automatische Alarme aussenden. Um jedoch den vollen Nutzen aus diesen Werkzeugen zu ziehen, muss der Pfleger in der Lage sein, **schnell** auf diese Alarme zu **reagieren**, die Systeme auf Fehlfunktionen zu **überprüfen** und die relevanten Informationen an das medizinische Team weiterzuleiten. Eine Schulung in diesen neuen Technologien ist daher entscheidend, um sicherzustellen, dass diese Geräte sicher und effektiv eingesetzt werden.

Ein weiterer Bereich, in dem die Technologie die medizinische Praxis verändert, ist die **chirurgische Robotik**, insbesondere mit Systemen wie dem **Da Vinci-Roboter**. Obwohl der Chirurg den Roboter während der Operation direkt steuert, spielt das Pflegepersonal eine Schlüsselrolle bei der Vorbereitung der Ausrüstung, der Lagerung des Patienten und der intraoperativen Überwachung. Schulungen zu Robotertechnologien helfen, die Besonderheiten dieser Eingriffe zu verstehen und das Team-OP mit größerer Präzision und Effizienz zu unterstützen. Durch das Erlernen der Konfiguration von Roboterarmen, der Sicherstellung ihrer korrekten Positionierung und der Verwaltung der Instrumente während der Operation trägt der Pflegehelfer aktiv zum Erfolg dieser komplexen Eingriffe bei.

Neben den Technologien, die im Operationssaal oder auf der Intensivstation eingesetzt werden, stellt die **Telemedizin** eine weitere große Veränderung in der medizinischen Landschaft dar. Mit der zunehmenden Verbreitung von Fernkonsultationen müssen auch Pflegekräfte in der Nutzung von telemedizinischen Plattformen und digitalen Werkzeugen geschult werden, die die Kommunikation zwischen Patienten und Ärzten erleichtern. Die Teilnahme an Schulungen zur Telemedizin ermöglicht es den Pflegekräften, diese Werkzeuge zu beherrschen, den Patienten bei der Verbindung mit diesen Plattformen zu helfen, sie bei der Verwaltung ihrer digitalen Patientenakten anzuleiten und sicherzustellen, dass die Fernkonsultationen reibungslos ablaufen. Darüber hinaus können Pflegekräfte, die in diesen Werkzeugen geschult sind, als **Drehscheibe** zwischen Präsenz- und Online-Konsultationen fungieren und so die Kontinuität der Pflege erleichtern.

Neben den technischen Aspekten vermitteln diese Schulungen zu neuen Technologien den Pflegekräften auch ein besseres Verständnis für die **Auswirkungen von Daten** im Gesundheitsbereich. Mit der Entwicklung von elektronischen Patientenakten, Fernüberwachung und vernetzten Geräten ist die Verwaltung und der Schutz von Patientendaten zu einer entscheidenden Herausforderung geworden. Die Ausbildung in diesen Technologien beinhaltet häufig auch eine Sensibilisierung für Fragen der **Vertraulichkeit** und **Datensicherheit**, die für die Einhaltung der Standards zum Schutz von Gesundheitsinformationen von grundlegender Bedeutung sind. Indem sie die Herausforderungen im Zusammenhang mit der Sicherheit von Systemen und dem Datenschutz verstehen, tragen Pfleger aktiv zur Verhinderung von Cyberangriffen oder dem Verlust sensibler Informationen bei.

Schulungen zu neuen Technologien bieten auch die Möglichkeit, **bereichsübergreifende Kompetenzen** zu **entwickeln**, die für die berufliche Entwicklung des Krankenpflegehelfers von Vorteil sein können. So kann beispielsweise eine vertiefte Ausbildung in bildgebenden Verfahren wie **CT**, **MRT** oder **Ultraschall** zusätzliche Fachkenntnisse in der Unterstützung bei der Durchführung dieser Untersuchungen vermitteln und gleichzeitig die Möglichkeit bieten, sich auf bestimmte Abteilungen zu spezialisieren. Ebenso kann die Beherrschung von komplexen Überwachungsgeräten oder chirurgischen Robotikwerkzeugen die Möglichkeit eröffnen, in verantwortungsvollere Positionen aufzusteigen, wie z.B. als technischer Assistent im Operationssaal oder auf der Intensivstation.

Durch die Teilnahme an diesen Schulungen gewinnen die Pflegekräfte auch mehr **Sicherheit** im Umgang mit den neuen

Technologien. Dies verringert die Ängste, die mit der Einführung neuer Werkzeuge verbunden sind, und erleichtert die Integration dieser Innovationen in die tägliche Praxis. In der Tat kann mangelnde Vertrautheit mit der Technologie manchmal Stress verursachen, insbesondere in Umgebungen, in denen es auf Schnelligkeit und Genauigkeit ankommt, wie in der Notaufnahme oder im Operationssaal. Die Schulungen bieten eine sichere Lernumgebung, in der die Helfer den Umgang mit den Geräten ohne Druck üben, Fragen stellen und sich schrittweise mit den neuen Systemen vertraut machen können, bevor sie sie in der Praxis einsetzen.

Schließlich geht die Bedeutung dieser Schulungen über die technische Verbesserung hinaus, da sie auch die **Qualität der** Patientenversorgung verbessern. Wenn Pflegekräfte in den neuesten Innovationen geschult werden, sind sie besser in der Lage, die Vorteile dieser Technologien für den Patienten zu verstehen, sei es in Bezug auf Sicherheit, Komfort oder Effizienz der Pflege. Beispielsweise ermöglicht der Einsatz von **intelligenten Infusionspumpen** eine präzisere Verabreichung von Medikamenten, wodurch das Risiko von Medikationsfehlern verringert wird. Ebenso ermöglichen fortschrittliche Überwachungsgeräte eine schnellere Erkennung von Komplikationen, was die Chancen verbessert, im Falle eines Problems schnell eingreifen zu können. Indem sie in diesen Werkzeugen geschult werden, tragen die Pflegekräfte direkt zur Verbesserung der Patientenversorgung bei, indem sie sicherstellen, dass die Technologien optimal genutzt werden.

Kapitel 7

Ethische Fragen in der urologischen Versorgung

Die Würde des Patienten unter allen Umständen respektieren

° Umgang mit heiklen Situationen bei der Intimpflege

Der **Umgang mit heiklen Situationen bei der** Intimpflege ist ein grundlegender Bestandteil des Berufsbildes des Krankenpflegers. Diese Pflege, die so unterschiedliche Handlungen wie die Intimpflege, das Legen von Kathetern oder die Überwachung von medizinischen Geräten wie Kathetern umfasst, berührt direkt die Scham, die Intimität und manchmal auch die Würde des Patienten. Aufgrund ihres zutiefst persönlichen Charakters können diese Maßnahmen sowohl für den Patienten als auch für das Pflegepersonal unangenehm oder unangenehm sein. Daher ist es wichtig, dass diese Pflege mit **großer Sensibilität**, **Professionalität** und **Respekt** für die Werte und Gefühle der Patienten durchgeführt wird.

Der erste Schlüssel zum Umgang mit solchen Situationen ist die **Kommunikation**, die klar, einfühlsam und auf den jeweiligen Patienten zugeschnitten sein muss. Vor der Durchführung einer Intimpflege ist es entscheidend, dem Patienten zu erklären, was getan werden soll, warum es notwendig ist und wie es ablaufen wird. Eine gute Kommunikation kann einen Teil der Angst oder des Unbehagens, die der Patient empfindet, **entschärfen**. Es ist wichtig, einfache und beruhigende Worte zu verwenden und sich immer zu vergewissern, dass der Patient alles verstanden hat und seine Zustimmung gegeben hat. Beispielsweise kann der Pfleger vor der Durchführung einer Intimpflege oder dem Legen eines Blasenkatheters den Zweck der Maßnahme erklären und betonen, dass dies Teil der Pflege ist, die notwendig ist, um die Gesundheit und den Komfort des Patienten zu gewährleisten. Indem er die Fragen oder Bedenken des Patienten vorwegnimmt, schafft der Pfleger ein Klima des Vertrauens.

Die **Wahrung der Scham** ist eine Priorität bei allen intimen Behandlungen. Auch wenn der Körper des Patienten während der Pflege oft sehr exponiert ist, ist es wichtig, die Intimsphäre so weit wie möglich zu schützen. Dies kann sich in einfachen, aber wesentlichen Gesten äußern, wie z.B. das Bedecken des Patienten mit einem Handtuch oder einem Laken, wobei nur der Teil des Körpers, der behandelt werden muss, freigelegt wird. Bei einer Intimpflege kann beispielsweise ein Körperteil bedeckt werden, während der andere gewaschen wird, so dass sich der Patient weniger verletzlich fühlt. Diese Aufmerksamkeit für die körperliche Intimität ist besonders wichtig für Patienten, die sich bereits durch ihre Krankheit oder den Krankenhausaufenthalt geschwächt fühlen können.

Es ist auch wichtig, **den Rhythmus** und die Vorlieben des Patienten zu **respektieren**. Einige Patienten können sich aus kulturellen, religiösen oder persönlichen Gründen bei bestimmten intimen Pflegemaßnahmen besonders unwohl fühlen. Der Pfleger sollte auf solche Vorbehalte achten und die Wünsche des Patienten stets respektieren, soweit dies möglich ist. Beispielsweise kann ein Patient es vorziehen, von einer Person des gleichen Geschlechts gepflegt zu werden, oder den Wunsch äußern, einen Teil seiner Intimhygiene selbst durchzuführen. In diesen Fällen ist es wichtig, den Patienten zu begleiten, ohne ihn zu zwingen, eine Pflege zu akzeptieren, mit der er sich nicht wohl fühlt, und gleichzeitig mögliche Alternativen zu erläutern. Diese flexible Vorgehensweise kann das **emotionale Unbehagen** des Patienten verringern.

Auch im Rahmen der **Intimpflege** ist **aufrichtiges Einfühlungsvermögen** von entscheidender Bedeutung. Viele Patienten empfinden den Verlust ihrer Autonomie und die Notwendigkeit der Intimpflege als eine Verletzung ihrer Würde. Sie können sich beschämt, verletzlich oder sogar beschämt fühlen. Der Pfleger muss in der Lage sein, diese Gefühle zu erkennen und sie **behutsam** zu **begleiten**, ohne die Situation zu banalisieren. Es kann hilfreich sein, den Patienten daran zu erinnern, dass diese Maßnahmen Teil seiner Genesung oder seines Wohlbefindens sind und dass es keine Schande ist, diese Pflege zu erhalten. Eine ruhige, wohlwollende und respektvolle Haltung ist wichtig, um dem Patienten zu helfen, sich unterstützt zu fühlen.

Aktives Zuhören spielt auch eine zentrale Rolle im Umgang mit der Intimpflege. Manchmal können Patienten Ängste oder Vorbehalte in Bezug auf ihren Körper oder die Art und Weise, wie sie die Pflege wahrnehmen, zum Ausdruck bringen. Es ist wichtig, sich die Zeit zu nehmen, ihre Bedenken anzuhören und sorgfältig darauf zu reagieren. Wenn ein Patient beispielsweise Schmerzen oder Beschwerden während der Pflege äußert, sollte der Helfer sofort reagieren, indem er seine Vorgehensweise anpasst oder eine Pflegekraft oder einen Arzt um Rat bittet. Diese Aufmerksamkeit für die Äußerungen des Patienten stärkt sein Gefühl der Kontrolle und des Respekts in einer Situation, in der er sich hilflos fühlen kann.

Die **professionelle Haltung** ist bei der Intimpflege von entscheidender Bedeutung. Auch wenn die Situation heikel sein kann, ist es wichtig, dass der Pfleger einen neutralen, wohlwollenden und auf die Pflege konzentrierten Ansatz beibehält. Das bedeutet, dass er niemals Unbehagen oder Verlegenheit zeigen sollte, auch wenn der Patient Unbehagen oder Unbequemlichkeit ausdrückt. Durch ein respektvolles und auf die Bedürfnisse des Patienten ausgerichtetes Verhalten trägt der Pfleger dazu bei, die Situation zu normalisieren, was dazu beitragen kann, die negativen Gefühle, die mit der Intimpflege verbunden sind, zu zerstreuen.

In einigen Fällen kann es notwendig sein, mit stärkeren **emotionalen Reaktionen** der Patienten umzugehen, insbesondere wenn die Intimpflege frühere Traumata oder schmerzhafte Erfahrungen wieder aufleben lässt. Wenn ein Patient während der Intimpflege besonders verstört oder ängstlich wirkt, muss der Pfleger in der Lage sein, sich anzupassen, indem er sich mehr Zeit nimmt, um zu beruhigen und die vom Patienten gesetzten Grenzen zu respektieren. In solchen Fällen kann es auch sinnvoll sein, einen Psychologen oder ein Mitglied des medizinischen Teams, das auf psychologische Betreuung spezialisiert ist, hinzuzuziehen, um zusätzliche Unterstützung zu bieten.

Der **Respekt vor kulturellen und religiösen Praktiken** ist bei der Intimpflege ebenfalls von grundlegender Bedeutung. In einigen Kulturen gelten strenge Regeln für Schamgefühl oder den Umgang mit dem Körper, und es ist wichtig, dass die Pflegekraft sich dieser Besonderheiten bewusst ist und sie respektiert. Beispielsweise kann es in bestimmten religiösen Traditionen besser sein, wenn ein Patient von einer Pflegekraft des gleichen Geschlechts behandelt wird, oder wenn bestimmte Behandlungen unter besonderen Bedingungen der Vertraulichkeit durchgeführt werden. Der Pfleger sollte sich daher über die kulturellen Praktiken informieren und im Dialog mit dem Patienten und seiner Familie dafür sorgen, dass diese so weit wie möglich respektiert werden.

Schließlich beinhaltet das Management der Intimpflege auch eine besondere Aufmerksamkeit für die **Wahrung der Würde des Patienten**. Es geht nicht nur darum, körperliche Pflege zu leisten, sondern sicherzustellen, dass jede Handlung mit einem Höchstmaß an Respekt für den Einzelnen ausgeführt wird. Dies kann durch einfache Gesten geschehen, wie z.B. die Bitte um Erlaubnis, bevor ein Körperteil berührt wird, oder durch beruhigende Worte, die dem Patienten zeigen, dass man die Sensibilität der Situation versteht. Das Ziel ist, dass der Patient sich menschlich behandelt fühlt, unabhängig von der Art der Behandlung.

⚬ Sicherstellung der Vertraulichkeit medizinischer Daten

Die Gewährleistung der **Vertraulichkeit medizinischer Daten** ist eine grundlegende Verantwortung für alle Angehörigen der Gesundheitsberufe, und Pflegekräfte spielen dabei eine entscheidende Rolle. Diese Daten, ob über den Gesundheitszustand eines Patienten, seine Krankengeschichte oder die Pflege, die er erhält, gehören zu den sensibelsten Informationen, die es gibt. Sie berühren direkt die Privatsphäre der Patienten und werden durch strenge Gesetze geschützt, wie z.B. die **Allgemeine Datenschutzverordnung (GDPR)** in

Europa. Die Gewährleistung der Vertraulichkeit medizinischer Daten ist nicht nur eine gesetzliche Verpflichtung, sondern auch eine Frage der Ethik und der Achtung der Patientenrechte. Das Pflegepersonal muss eine Reihe strenger Praktiken anwenden, um diese Informationen in jeder Phase ihrer Handhabung, von der Erfassung bis zur Archivierung, zu schützen.

Der **erste Schritt** zur Gewährleistung der Vertraulichkeit medizinischer Daten besteht darin, sich über die Bedeutung des **Schutzes persönlicher Informationen** klar zu werden. Das Pflegepersonal, das oft an vorderster Front mit den Patienten zu tun hat, hat Zugang zu vielen sensiblen Informationen: laufende Behandlungen, Untersuchungsergebnisse und die Krankengeschichte. Es ist von entscheidender Bedeutung, sich stets vor Augen zu halten, dass diese Daten dem Patienten gehören und dass sie nur in einem absolut notwendigen und legitimen Rahmen weitergegeben werden dürfen, d.h. nur an die Mitglieder des Pflegeteams, die direkt an der Behandlung des Patienten beteiligt sind. Dies schließt Ärzte, Krankenschwestern und andere Gesundheitsfachkräfte ein, die eine Rolle bei der Diagnose und Pflege spielen.

Der **Austausch von Informationen** innerhalb des medizinischen Teams muss diskret und sicher erfolgen. Das bedeutet, dass jede Diskussion über den Gesundheitszustand eines Patienten in einem **privaten Raum** stattfinden muss, weit weg von neugierigen Ohren. Beispielsweise ist es inakzeptabel, die Pflege eines Patienten auf dem Flur oder in einem Gemeinschaftsraum zu besprechen, wo andere Personen mithören können. Das Pflegepersonal muss sicherstellen, dass die Informationen an geeigneten Orten ausgetauscht werden, wie z.B. in Besprechungsräumen oder in den Büros der Ärzte, um ein unkontrolliertes Entweichen von Informationen zu vermeiden.

Die **Verwaltung von Krankenakten** ist ein weiterer wichtiger Schritt, um die Vertraulichkeit der Daten zu gewährleisten. Immer mehr Gesundheitseinrichtungen gehen dazu über, **die Krankenakten** zu **digitalisieren**, was den Datenschutz noch entscheidender macht, da die Informationen nun in elektronischer Form gespeichert werden. Obwohl die Pflegekräfte nicht immer für den direkten Zugriff auf diese Akten verantwortlich sind, müssen sie wissen, wie sie diese Informationen auf sichere Weise einsehen oder handhaben können. Dazu gehört die Verwendung von starken Passwörtern für den Zugang zu Computersystemen, das Abmelden der Computer nach der Nutzung und die Verwendung von Software zur Verwaltung von Krankenakten, die den höchsten Sicherheitsstandards entspricht.

In Fällen, in denen noch **medizinische Daten in Papierform** verwendet werden, ist es von entscheidender Bedeutung, dass diese Dokumente **ordnungsgemäß archiviert** werden. Papierakten sollten in verschlossenen Schränken aufbewahrt werden, zu denen nur befugtes Personal Zugang hat. Es ist auch wichtig, dass Sie medizinische Dokumente niemals in zugänglichen Bereichen wie Wartezimmern oder Gemeinschaftsbüros herumliegen lassen. Durch den sorgfältigen Umgang mit diesen Dokumenten tragen die Pflegekräfte dazu bei, die Privatsphäre der Patienten zu schützen.

Eine der heutigen Herausforderungen beim Schutz medizinischer Daten ist der Einsatz **neuer Technologien**. Mit dem Aufkommen von Telemedizin, vernetzten Geräten und Gesundheitsanwendungen werden medizinische Daten zunehmend in digitalen Umgebungen verbreitet. Das Pflegepersonal muss sich mit diesen Werkzeugen vertraut machen und sicherstellen, dass sie auf sichere Weise genutzt werden. Wenn ein Patient beispielsweise eine Anwendung nutzt, um seine Behandlung oder seine Gesundheitsparameter zu verfolgen, ist es wichtig, dass das Pflegepersonal sicherstellt, dass diese Anwendungen den Datenschutzstandards entsprechen. Wenn Fernkonsultationen durchgeführt werden, muss die Umgebung kontrolliert werden, um sicherzustellen, dass die ausgetauschten Informationen nicht von unbefugten Dritten abgefangen werden können.

Es ist auch von entscheidender Bedeutung, dass Sie die Grundsätze der **Nichtweitergabe** beachten. Als Angehöriger eines Gesundheitsberufes kann es verlockend sein, Details über besondere klinische Fälle mit anderen Kollegen oder Freunden außerhalb des medizinischen Rahmens zu teilen. Doch selbst wenn dies ohne böswillige Absicht geschieht, stellt es eine Verletzung der Vertraulichkeit der Daten dar. Es ist wichtig, sich immer daran zu erinnern, dass die Privatsphäre des Patienten heilig ist und dass keine Informationen, egal wie harmlos sie auch erscheinen mögen, außerhalb des rein professionellen und medizinischen Kontextes weitergegeben werden dürfen.

Die **Zustimmung des Patienten** ist ein weiteres grundlegendes Element, um die Vertraulichkeit seiner Daten zu gewährleisten. Bevor Sie medizinische Informationen an Dritte weitergeben, z.B. an Familienmitglieder oder andere Gesundheitsfachleute, die nicht direkt an der Behandlung beteiligt sind, müssen Sie sich unbedingt vergewissern, dass der Patient seine informierte Zustimmung gegeben hat. Diese Zustimmung muss auf klare und dokumentierte Weise eingeholt werden und ist unter allen Umständen zu respektieren. So kann ein Patient beispielsweise entscheiden, bestimmte Informationen nicht mit seiner Familie zu teilen, auch wenn er sich im Krankenhaus befindet. Der Pfleger muss diese Entscheidung respektieren und sicherstellen, dass die Wünsche des Patienten genau befolgt werden.

Weiterbildung spielt eine Schlüsselrolle beim Schutz medizinischer Daten. Gesetze und Technologien ändern sich schnell, und es ist entscheidend, dass Pflegekräfte regelmäßig in neuen Sicherheitspraktiken und Vorschriften geschult werden. In Gesundheitseinrichtungen sollten Schulungen zu den Themen Datenmanagement, Cybersicherheit und Datenschutz durchgeführt werden, damit alle Mitarbeiter, einschließlich der Pflegekräfte, über die besten Praktiken auf dem Laufenden sind. Diese Schulungen können auch das Bewusstsein für die Bedeutung dieser Themen schärfen, die im Alltagsstress manchmal in den Hintergrund geraten.

Schließlich ist es wichtig, **jeden Vorfall** oder jede Verletzung der Vertraulichkeit der Daten **zu melden**. Wenn ein Pfleger einen Fehler feststellt - wie die unbeabsichtigte Weitergabe von medizinischen Informationen an eine nicht autorisierte Person oder den Verlust sensibler Dokumente - muss er sofort seinen Vorgesetzten oder das Datenmanagementteam der Einrichtung informieren. Der Fehler muss so schnell wie möglich behoben werden, um den möglichen Schaden zu minimieren und eine Wiederholung zu verhindern.

- Anpassung des eigenen Verhaltens an die Überzeugungen und Werte des Patienten

Die **Anpassung des eigenen Verhaltens an die Überzeugungen und Werte des Patienten** ist eine grundlegende Anforderung in der Pflegebeziehung. Jeder Patient kommt mit einem persönlichen Hintergrund, der durch seine Kultur, seine religiösen Überzeugungen, seine moralischen Werte und seine Erfahrungen geprägt ist. Diese Elemente beeinflussen nicht nur die Art und Weise, wie er die Krankheit und die Pflege wahrnimmt, sondern auch seine Erwartungen an das Pflegepersonal. Die Fähigkeit, diese Aspekte zu berücksichtigen, ist für einen Pfleger von entscheidender Bedeutung, um eine respektvolle, individuelle und wirklich patientenorientierte Betreuung zu bieten. Dieser Ansatz verbessert nicht nur die Qualität der Pflege, sondern baut auch Vertrauen auf, indem er dem Patienten zeigt, dass er in seiner Gesamtheit, mit seinen Eigenheiten und seinen Entscheidungen betrachtet wird.

Einer der ersten Schritte zur Anpassung des eigenen Verhaltens besteht darin, **die Überzeugungen und Werte des Patienten zu verstehen**. Jeder Mensch hat seine eigene Vorstellung von Gesundheit, Krankheit, Schmerz und Tod, die von seinem kulturellen und religiösen Hintergrund abhängt. Beispielsweise schätzen einige Kulturen die Autonomie des Patienten und befürworten individuelle Entscheidungen, während in anderen Kulturen die Familie eine zentrale Rolle bei der Entscheidungsfindung spielt. Einige Religionen können die Art und Weise beeinflussen, wie ein Patient mit Schmerzen oder der medizinischen Behandlung umgeht. In einigen Traditionen wird Leiden als eine spirituelle Prüfung angesehen, die es zu bestehen gilt, was dazu führen kann, dass der Patient bestimmte Schmerzbehandlungen ablehnt. Es ist wichtig, dass der **Pfleger sich** über diese Besonderheiten **informiert** und den Erwartungen und Überzeugungen des Patienten aufmerksam zuhört und sie so weit wie möglich respektiert.

Die **Achtung der religiösen Praktiken** ist ein wesentlicher Aspekt dieser Anpassung. Einige Religionen haben spezifische Regeln bezüglich der Ernährung, der Körperpflege oder der Art der Pflegeperson. Beispielsweise kann ein muslimischer Patient Präferenzen in Bezug auf die Art und Weise der Pflege haben, insbesondere in Bezug auf Schamgefühl und Intimhygiene. In diesem Fall sollte der Pfleger den Wunsch des Patienten respektieren, dass er von einer Person des gleichen Geschlechts gepflegt wird, wenn dies möglich ist. Ebenso können einige jüdische Patienten Einschränkungen bei der Ernährung haben, insbesondere an bestimmten religiösen Feiertagen wie dem Sabbat oder Jom Kippur. In diesem Fall ist es die Pflicht des Pflegers, in Zusammenarbeit mit dem Ernährungsteam sicherzustellen, dass diese Wünsche bei den im Krankenhaus servierten Mahlzeiten berücksichtigt werden.

Ein weiterer wichtiger Aspekt ist die **Einhaltung von Ritualen und spirituellen Praktiken**. Einige Patienten müssen vielleicht zu bestimmten Tageszeiten beten, von einem Geistlichen besucht werden oder bestimmte Rituale während ihres Krankenhausaufenthalts praktizieren. Es ist wichtig, diese Praktiken zu respektieren, da sie oft eine entscheidende Rolle für das emotionale und spirituelle Wohlbefinden des Patienten spielen. Der Pfleger kann diese Momente erleichtern, indem er dafür sorgt, dass der Patient einen ruhigen Raum zum Beten hat, oder indem er die religiöse Abteilung des Krankenhauses informiert, damit ein Priester, Imam, Rabbiner oder ein anderer spiritueller Vertreter auf Wunsch des Patienten eingreifen kann. Dieses **Eingehen auf die spirituellen Bedürfnisse** zeigt dem

Patienten, dass seine religiöse Dimension nicht nur akzeptiert, sondern auch in seinem Behandlungsverlauf wertgeschätzt wird.

Neben den religiösen Überzeugungen müssen auch **die persönlichen Werte** des Patienten respektiert werden. Diese Werte können entscheidende Entscheidungen beeinflussen, wie die Annahme oder Ablehnung bestimmter Behandlungen. Beispielsweise können einige Patienten Bluttransfusionen aus religiösen Gründen ablehnen, wie z.B. die Zeugen Jehovas. Andere können sich für alternative oder natürliche Behandlungen entscheiden, die die traditionelle Medizin ergänzen, je nachdem, wie sie den Körper und die Heilung sehen. Obwohl der Pflegende oft mit Entscheidungen konfrontiert wird, die von den medizinischen Empfehlungen abweichen, sollte er eine **nicht wertende Haltung** einnehmen, die die Autonomie des Patienten und sein Recht auf Entscheidung respektiert. Indem er die Kommunikation zwischen dem Patienten, seiner Familie und dem medizinischen Team erleichtert, kann der Pfleger dazu beitragen, einen Kompromiss zu finden, der die Werte des Patienten respektiert und gleichzeitig seine Sicherheit gewährleistet.

Aktives Zuhören ist ein weiteres wertvolles Werkzeug, um sein Verhalten anzupassen. Jeder Patient ist einzigartig, und auch wenn allgemeine Aussagen auf bestimmte Kulturen oder Glaubensrichtungen zutreffen können, ist es wichtig, keine Annahmen zu treffen. Der Pfleger sollte sich die Zeit nehmen, mit dem Patienten zu sprechen, um seine spezifischen Erwartungen zu verstehen. Manchmal zögern Patienten, ihre Bedürfnisse zu äußern, weil sie Angst haben, zu stören oder nicht verstanden zu werden. Indem der Helfer eine Atmosphäre des Vertrauens und des Dialogs schafft, kann der Patient sich wohl fühlen, über seine Überzeugungen oder Werte zu sprechen und so sicherstellen, dass diese Aspekte bei der Behandlung berücksichtigt werden.

Sprache und Kommunikation spielen ebenfalls eine zentrale Rolle bei der Anpassung des Verhaltens. Bei manchen Patienten kann eine Sprachbarriere das Verständnis der Pflege oder medizinischer Verfahren erschweren. In diesem Fall ist es wichtig, dass der Pfleger dafür sorgt, dass Übersetzungshilfen zur Verfügung stehen, sei es ein Dolmetscher oder übersetzte Dokumente. Darüber hinaus legen einige Kulturen großen Wert auf die Art und Weise, wie Patienten angesprochen werden. In einigen asiatischen Kulturen ist beispielsweise der Respekt vor Älteren von größter Bedeutung, und ein respektvoller Tonfall und höfliche Gesten sind für den Aufbau einer guten Pflegebeziehung unerlässlich. Die Anpassung der Sprache an die kulturelle Sensibilität des Patienten hilft, ihn besser zu verstehen und Missverständnisse zu vermeiden.

Die Palliativ- oder Sterbebegleitung ist ein besonders heikles Umfeld, in dem die Überzeugungen und Werte der Patienten eine entscheidende Rolle spielen. In diesen Momenten spielen **Spiritualität** und religiöse Überzeugungen oft eine zentrale Rolle für den Patienten und seine Familie. Manche Patienten möchten vielleicht vor ihrem Tod besondere Rituale oder spirituelle Praktiken durchführen. Der Pfleger muss bereit sein, diese Wünsche zu begleiten, sei es die Anwesenheit eines Seelsorgers, ein besonderes Gebet oder bestimmte Beerdigungsrituale. Die Respektierung dieser Wünsche ist von grundlegender Bedeutung, um dem Patienten zu ermöglichen, diese Phase in Würde und Gelassenheit zu erleben, in Übereinstimmung mit seinen Werten.

Neben der religiösen oder spirituellen Pflege ist auch **die Anpassung der täglichen Pflege** von entscheidender Bedeutung. Beispielsweise haben manche Patienten einen Glauben an die Unversehrtheit des Körpers und sträuben sich gegen bestimmte Maßnahmen, wie das Legen eines Blasenkatheters oder die Einnahme von Psychopharmaka. In diesen Fällen ist es wichtig, sich die Zeit zu nehmen, dem Patienten zu erklären, warum diese Maßnahmen notwendig sind, und gleichzeitig sein Recht zu respektieren, bestimmte Behandlungen abzulehnen. Die Rolle der Pflegekraft besteht darin, den Patienten zu informieren, ohne ihm etwas vorzuschreiben, und ihn in die Lage zu versetzen, informierte Entscheidungen zu treffen und dabei seine Überzeugungen und persönlichen Werte zu respektieren.

Schließlich bedeutet die Anpassung des eigenen Verhaltens auch eine **Reflexion über sich selbst**. Der Pflegende muss sich seiner eigenen Überzeugungen, Werte und Vorurteile bewusst sein und darauf achten, diese nicht auf den Patienten zu projizieren. Es kann manchmal schwierig sein, Entscheidungen über das Leben oder die Gesundheit zu verstehen oder zu akzeptieren, die sich von den eigenen unterscheiden. Dennoch ist es die Pflicht des Pflegers, eine professionelle, respektvolle und offene Haltung einzunehmen. Die Fähigkeit, sich von den eigenen Überzeugungen zu lösen, um die Überzeugungen anderer besser zu verstehen, ist ein Zeichen von professioneller Reife und Empathie.

Spezifische ethische Dilemmas in der Urologie

    ◦   Informierte Zustimmung zu invasiven Handlungen

Die **Einwilligung nach Aufklärung** ist ein Grundprinzip in der Medizin und besonders wichtig, wenn es sich um **invasive Eingriffe** handelt. Diese Eingriffe, die Operationen, Punktionen, Biopsien oder das Einsetzen von medizinischen Geräten wie Kathetern oder Sonden umfassen können, sind mit einem gewissen Risiko verbunden und berühren oft die körperliche Unversehrtheit des Patienten. Vor der Durchführung eines invasiven Eingriffs ist es wichtig, dass der Patient vollständig darüber informiert wird, was dies bedeutet, und dass er in Kenntnis der Sachlage seine Zustimmung gibt. Dieser Prozess ist nicht nur eine rechtliche Formalität, sondern beruht auf einem **vertrauensvollen Dialog**, **klaren Informationen** und der vollständigen Achtung des Rechts des Patienten auf aktive Teilnahme an seiner eigenen Versorgung.

Die **Einwilligung nach Aufklärung** beruht zunächst auf dem Gedanken, dass der Patient das Recht hat, über seinen Körper zu verfügen und Entscheidungen über seine Gesundheit zu treffen. Es geht nicht nur darum, den Patienten darüber zu informieren, dass ein Verfahren durchgeführt werden soll, sondern darum, ihm ausführlich zu erklären, was dies bedeutet, damit er eine bewusste und überlegte Entscheidung treffen kann. Dies umfasst nicht nur die **potenziellen Vorteile** des Eingriffs, sondern auch die **Risiken**, die möglichen **Alternativen** und die **Konsequenzen**, die sich aus der Nichtdurchführung des Eingriffs ergeben. So ist es beispielsweise vor einer urologischen Operation wie einer Prostatektomie unbedingt erforderlich, dass der Patient nicht nur den Zweck der Operation versteht, sondern auch die möglichen Komplikationen wie Kontinenzstörungen oder Störungen der erektilen Funktion.

Die Rolle des Pflegers in diesem Prozess ist oft indirekt, aber dennoch von entscheidender Bedeutung. Auch wenn die Einwilligung in der Regel vom Arzt eingeholt wird, spielt der Pfleger eine wichtige Rolle bei der **Begleitung** des Patienten und bei der Beantwortung **von Fragen**, die der Patient vor oder nach der Erklärung des Arztes haben könnte. Manchmal zögert der Patient, dem Arzt Fragen zu stellen, fühlt sich aber in der Gegenwart des Betreuers wohler. Der Helfer kann dann als Vermittler fungieren, indem er bestimmte Punkte klärt oder den Patienten ermutigt, seine Bedenken zu äußern. Dies ist ein Moment großer Verletzlichkeit für den Patienten und der Pfleger kann durch sein Zuhören und seine Unterstützung dazu beitragen, eine Umgebung zu schaffen, in der sich der Patient sicher fühlt, um weitere Informationen zu erhalten, wenn er bestimmte Aspekte der Behandlung nicht versteht.

Die **Informationen**, **die** zur Einholung der informierten Zustimmung **gegeben** werden, müssen **klar**, **zugänglich** und vor allem dem Verständnisniveau des Patienten angepasst sein. Einige medizinische Begriffe oder technische Konzepte können für Patienten schwer verständlich sein, und es liegt in der Verantwortung des Behandlers, dafür zu sorgen, dass jede Information auf verständliche Weise erklärt wird. Dies kann bedeuten, die Erklärungen zu vereinfachen oder Analogien zu verwenden, die es dem Patienten ermöglichen, sich besser vorzustellen, was passieren wird. Anstatt beispielsweise den Begriff "Ablation" bei einem chirurgischen Eingriff zu verwenden, kann der Pfleger einfach erklären, dass es sich um die Entfernung eines Teils eines Organs oder eines Tumors handelt. Der Pfleger kann hierbei eine Schlüsselrolle spielen, indem er auf Anzeichen von Verwirrung oder Missverständnissen seitens des Patienten achtet.

Auch die **Einwilligung nach Aufklärung** muss **freiwillig** erfolgen. Es geht nicht darum, den Patienten zu drängen, einer Behandlung oder einem Eingriff zuzustimmen, sondern darum, ihm alle notwendigen Informationen zu geben, damit er eine freie und informierte Entscheidung treffen kann. Es ist wichtig, dass die Entscheidung des Patienten respektiert wird, auch wenn sie gegen die medizinischen Empfehlungen verstößt. Der Patient kann beispielsweise einen chirurgischen Eingriff ablehnen, auch wenn dieser vom Arzt als notwendig erachtet wird. In solchen Situationen ist es von entscheidender Bedeutung, dass der Pfleger keine Urteile fällt und den Patienten weiterhin auf seinem Behandlungsweg begleitet. Die Verweigerung der Zustimmung ist ein Grundrecht, und der Patient muss ohne Druck oder Zwang über die möglichen Folgen seiner Entscheidung informiert werden.

Ein wesentlicher Aspekt der Einwilligung nach Aufklärung ist, dass sie **nicht festgeschrieben** ist. Der Patient hat das Recht, seine Meinung jederzeit zu ändern. Es kann sein, dass er zunächst einem Verfahren zugestimmt hat, es dann aber ablehnen möchte. In diesem Fall ist es wichtig, dass das Pflegeteam, einschließlich des Pflegers, zuhört und diese Entscheidung respektiert. Beispielsweise kann ein Patient, der dem Legen eines Harnkatheters zugestimmt hat, im letzten Moment Bedenken äußern. Es liegt in der Verantwortung des Pflegepersonals, diese Bedenken zu akzeptieren, seine Fragen zu beantworten und, wenn nötig, das Verfahren zu verzögern oder abzubrechen, bis der Patient erneut eine informierte Zustimmung erteilt hat.

Es ist auch wichtig zu betonen, dass bestimmte Situationen die Einholung einer informierten Einwilligung erschweren können, insbesondere wenn der Patient **verletzlich** ist oder nicht in der

Lage ist, die ihm gegebenen Informationen zu verstehen. Dies kann ältere Patienten mit Demenz, Menschen mit kognitiven Störungen oder bewusstlose Patienten einschließen. In diesen Fällen muss die Zustimmung von einem **gesetzlichen Vormund** oder von Familienmitgliedern gemäß den geltenden Regeln eingeholt werden. Der Pfleger muss dann sicherstellen, dass die benannte Person die gleichen detaillierten Informationen erhält und in der Lage ist, eine Entscheidung unter Berücksichtigung der Interessen des Patienten zu treffen.

Die **Einhaltung des Zeitrahmens** ist ebenfalls von grundlegender Bedeutung für die Erlangung einer informierten Zustimmung. Der Patient muss genügend Zeit haben, um über seine Entscheidung nachzudenken, ohne sich zu einer sofortigen Antwort gedrängt zu fühlen. Es ist wichtig, dass das Pflegepersonal, insbesondere die Betreuer, dem Patienten die Möglichkeit geben, zu verschiedenen Zeitpunkten Fragen zu stellen, Angehörige zu konsultieren oder sich eine Bedenkzeit zu nehmen, bevor er ein Einwilligungsdokument unterzeichnet. Die Begleitung durch den Pfleger kann hier von unschätzbarem Wert sein, um sicherzustellen, dass der Patient die Gelegenheit hatte, die Informationen richtig zu verarbeiten.

Schließlich ist die informierte Zustimmung mehr als nur ein **unterschriebenes Dokument**. Obwohl die Unterzeichnung eines Formulars oft ein notwendiger Schritt ist, ist die Einwilligung nach Aufklärung in erster Linie ein **kontinuierlicher** Kommunikations- und Klärungsprozess. Das unterzeichnete Dokument ist eine rechtliche Formalität, der jedoch ein ausführliches Gespräch vorausgehen muss, gefolgt von regelmäßigen Überprüfungen, um sicherzustellen, dass der Patient alles richtig verstanden hat und weiterhin mit der Behandlung einverstanden ist.

∘ Problematik des Lebensendes und der Palliativmedizin

Die **Themen rund um das Lebensende und die Palliativmedizin** gehören zu den komplexesten und heikelsten im medizinischen Bereich. Diese Fragen berühren direkt die Menschenwürde, die individuellen Entscheidungen und die Begleitung von Patienten in der Endphase ihres Lebens sowie ihrer Familien. Die Palliativmedizin, die auf Schmerzlinderung und Komfort abzielt, konzentriert sich eher auf die Verbesserung der Lebensqualität als auf Heilung. Sie bringt medizinische, ethische und psychologische Herausforderungen mit sich, die mit Sensibilität und Einfühlungsvermögen angegangen werden müssen. Der Pfleger, der bei dieser Betreuung an vorderster Front steht, spielt eine entscheidende Rolle, indem er dem Patienten und seinen Angehörigen physische und emotionale Unterstützung bietet und sich gleichzeitig um die praktischen Aspekte dieser besonderen Betreuung kümmert.

Eines der **ersten Probleme** am Lebensende ist die Frage der **psychologischen und emotionalen Begleitung** der Patienten. In der Endphase des Lebens sind die Patienten oft mit Gefühlen der Angst, der Beklemmung, der Traurigkeit oder der Ungewissheit über den bevorstehenden Tod konfrontiert. Die Rolle des Pflegepersonals, insbesondere der Pflegekräfte, besteht darin, eine ständige **emotionale Unterstützung** zu bieten, indem sie eine Umgebung schaffen, in der sich der Patient angehört, respektiert und verstanden fühlt. Dies erfordert aktives Zuhören, aber auch die Fähigkeit, sich auf die besonderen Bedürfnisse jedes einzelnen Patienten einzustellen. Einige Patienten suchen vielleicht eine offene Diskussion über den Tod, drücken ihre Ängste aus oder sprechen über Bedauern oder Hoffnungen, während andere diese Themen lieber vermeiden und sich auf die praktischen Aspekte des Alltags konzentrieren.

In diesen Momenten muss der Pfleger in der Lage sein, **den Rhythmus** des Patienten zu **respektieren** und sich auf seine emotionalen Bedürfnisse einzustellen, ohne eine bestimmte Rede oder Sichtweise aufzuzwingen. Der Pfleger muss auch auf nonverbales Leiden achten, da einige Patienten, insbesondere solche, die geschwächt sind oder die Kommunikation verloren haben, ihren Schmerz oder ihre Angst durch Gesten, Blicke oder Verhaltensweisen ausdrücken können. Präsenz, auch in der Stille, kann eine wertvolle Unterstützung sein.

Ein weiteres zentrales Problem ist die **Schmerzbehandlung** in der Palliativmedizin. Am Lebensende können körperliche Schmerzen sehr stark werden und bedürfen einer spezialisierten Behandlung. Die Verabreichung von Schmerzmitteln wie Morphin oder anderen Opioiden ist häufig erforderlich, um diese Schmerzen zu lindern, doch wirft dies manchmal ethische Fragen hinsichtlich der verabreichten Dosis auf, insbesondere wenn diese Medikamente das Bewusstsein des Patienten beeinträchtigen oder sein Leben indirekt verkürzen können. Die Rolle der Pflegekraft besteht hier darin, **die** Schmerzsymptome zu **überwachen**, Anzeichen einer Verschlechterung frühzeitig zu melden und sich aktiv an der Komfortpflege zu beteiligen, wie z.B. die Neupositionierung des Patienten, die Anwendung von Entspannungstechniken oder die Flüssigkeitszufuhr. Das Ziel ist es, trotz der Schwere der Situation eine **optimale Lebensqualität** zu bieten.

Gleichzeitig ist es wichtig, eine **transparente und wohlwollende Kommunikation** mit der Familie zu gewährleisten. Das Lebensende ist für die Angehörigen eine besonders belastende Zeit, in der sie oft mit ambivalenten Gefühlen konfrontiert werden: Trauer über den bevorstehenden Verlust, Schmerz darüber, dass ein geliebter Mensch leidet, aber manchmal auch Erleichterung darüber, dass dieses Leiden ein Ende haben wird. Der Pfleger spielt eine Schlüsselrolle, indem er ein offenes Ohr für die Sorgen der Familien hat, ihnen die laufende Pflege erklärt und ihnen hilft, den Prozess besser zu verstehen. Einige Familienmitglieder haben möglicherweise unrealistische Erwartungen an den Verlauf der Situation oder hoffen auf unwahrscheinliche Verbesserungen. Der Pfleger muss mit Einfühlungsvermögen helfen, diese Erwartungen zu bewältigen und gleichzeitig ihr Bedürfnis nach Hoffnung und Begleitung respektieren.

Die palliativmedizinische Betreuung wirft auch komplexe **ethische Fragen** auf, insbesondere im Hinblick auf die Autonomie des Patienten und die Entscheidungen am Lebensende. Viele Patienten äußern eine Patientenverfügung, d.h. Wünsche bezüglich der Versorgung, die sie im Falle ihres Todes wünschen oder nicht wünschen. Die Patientenverfügung kann Entscheidungen wie die Ablehnung therapeutischer Maßnahmen, den Wunsch, im Falle eines Herzstillstands nicht wiederbelebt zu werden, oder den Wunsch nach einer tiefen und kontinuierlichen Sedierung enthalten, um nicht mehr leiden zu müssen. Die Respektierung dieser Wünsche ist von grundlegender Bedeutung, kann aber manchmal mit den Wertvorstellungen der Angehörigen oder mit medizinischen Erwägungen kollidieren. Der Pfleger ist in diesen Fällen zwar nicht der Entscheidungsträger, aber er muss dafür sorgen, dass der **Wille des Patienten respektiert** wird, indem er sicherstellt, dass diese Entscheidungen vom Pflegeteam und der Familie respektiert werden.

Die **Rolle der Spiritualität** ist ebenfalls eine wichtige Dimension in der Sterbebegleitung. Für viele Patienten ist die Frage des Todes eng mit ihren religiösen oder spirituellen Überzeugungen verknüpft. Einige möchten vielleicht von einem Seelsorger oder einem religiösen Vertreter besucht werden, an spirituellen Riten oder Gebeten teilnehmen, während andere vielleicht einen Raum zum Meditieren oder zur Besinnung benötigen. Der Pfleger muss sicherstellen, dass diese Bedürfnisse respektiert werden, indem er den Zugang zu spiritueller Begleitung erleichtert und eine Umgebung schafft, die Spiritualität fördert, sei es durch einfache Gesten wie das Anzünden einer Kerze, das Verschenken eines Gebetbuches oder die Möglichkeit, dass ein Angehöriger einen Besuch für eine Segnung macht.

Palliativmedizin wirft auch die Frage nach der **Autonomie und der Würde** des Patienten auf. Mit fortschreitender Krankheit kann der Patient seine Autonomie verlieren, was zu Frustration und seelischem Leid führen kann. Der Pfleger muss daher Wege finden, **die Würde** des Patienten zu wahren, indem er seine Autonomie auch in den kleinen Dingen des Alltags so weit wie möglich respektiert: Lassen Sie den Patienten selbst entscheiden, wann er sich waschen möchte, wie er sich hinsetzen möchte, oder ermutigen Sie ihn, die Dinge zu tun, die er noch selbst tun kann, auch wenn sie nur eingeschränkt möglich sind. Die Aufrechterhaltung dieser Momente der Kontrolle ist entscheidend, um dem Patienten ein gewisses Maß an Selbstachtung und ein Gefühl der Menschlichkeit zu erhalten.

Schließlich endet die palliativmedizinische Betreuung nicht mit dem Tod des Patienten. Die **Trauerzeit** ist eine wichtige Phase, sowohl für die Familien als auch für die Pflegekräfte. Nach dem Tod muss der Pfleger für die Angehörigen da sein, ihnen zuhören, ihre Fragen beantworten und ihnen helfen, die ersten Momente der Trauer zu überstehen. Es kann auch notwendig sein, sich einen Moment für sich selbst zu nehmen, da die Begleitung eines Patienten bis zu seinem Tod eine emotional intensive Erfahrung ist, die tiefe Spuren bei den Pflegenden hinterlassen kann. Es ist wichtig, dass Pflegekräfte **psychologische Unterstützung** erhalten oder sich mit Kollegen austauschen, um ihre Gefühle zu teilen und einen Burnout zu vermeiden.

○ Umgang mit Anfragen von Patienten, die mit der medizinischen Praxis nicht einverstanden sind

Der Umgang mit Patienten, die mit der medizinischen Praxis nicht einverstanden sind, ist eine schwierige Aufgabe, die von den Pflegern, insbesondere von den Pflegerinnen und Pflegern, eine große Fähigkeit zum Zuhören, zum Verstehen und einen ausgeprägten Sinn für Diplomatie erfordert. Patienten können aufgrund ihrer persönlichen, religiösen oder kulturellen Überzeugungen oder ihrer früheren Erfahrungen manchmal bestimmte Behandlungen, die vom medizinischen Team vorgeschlagen werden, ablehnen oder anfechten. Diese Meinungsverschiedenheiten können sich auf bestimmte medizinische Maßnahmen, medikamentöse Behandlungen oder auch auf Eingriffe beziehen, die von den Ärzten als notwendig erachtet werden, wie z.B. Bluttransfusionen oder Operationen. In solchen Situationen ist es wichtig, die Entscheidungen des Patienten zu respektieren und gleichzeitig eine Einigung zu finden, die seine Sicherheit und Gesundheit schützt.

Der **erste Schritt** im Umgang mit diesen Meinungsverschiedenheiten besteht darin, eine **Haltung des aktiven Zuhörens** einzunehmen. Wenn ein Patient seine Weigerung zum Ausdruck bringt, sich einer Behandlung oder einem Verfahren zu unterziehen, ist es entscheidend, nicht mit Verurteilung oder Auferlegung zu reagieren. Der Pfleger sollte sich zunächst bemühen, die Gründe für die Ablehnung zu verstehen, indem er den Patienten zu Wort kommen lässt. Der Patient hat möglicherweise Ängste oder Unverständnis hinsichtlich der vorgeschlagenen Maßnahme oder kulturelle oder religiöse Überzeugungen, die seine Entscheidungen bestimmen. Indem er sich die Zeit nimmt, zuzuhören, ohne zu unterbrechen, zeigt der Pfleger dem Patienten, dass seine Meinung berücksichtigt wird, was oft dazu beiträgt, **eine angespannte Situation** zu **entschärfen**.

Eine **klare und wohlwollende Erklärung** der Gründe, warum eine Behandlung empfohlen wird, kann dann gegeben werden. Eine der größten Herausforderungen bei der Ablehnung von Behandlungen ist, dass die Patienten nicht immer die Notwendigkeit oder die Konsequenzen ihrer Entscheidung verstehen. Beispielsweise kann ein Patient aus Angst vor Komplikationen einen kleineren chirurgischen Eingriff ablehnen, ohne zu verstehen, dass dieser Eingriff langfristig ernsthaftere Probleme verhindern könnte. Sowohl der Pfleger als auch der Arzt haben eine pädagogische Rolle zu spielen, indem sie auf einfache und verständliche Weise erklären, warum die vorgeschlagene Behandlung wichtig ist. Dabei ist es wichtig, zu komplizierte Fachbegriffe zu vermeiden und die Sprache an das Verständnisniveau des Patienten anzupassen, wobei das Bedürfnis des Patienten nach Klärung respektiert werden muss.

Es ist auch von entscheidender Bedeutung, **die Autonomie des Patienten** zu **respektieren**. Jeder Mensch hat das Recht, über seinen Körper zu verfügen und Entscheidungen über seine Gesundheit zu treffen, auch wenn diese im Widerspruch zu den medizinischen Empfehlungen stehen. Die Achtung der Autonomie ist in den ethischen Grundsätzen der modernen Medizin verankert und gilt auch für Situationen, in denen der Patient Entscheidungen trifft, die aus medizinischer Sicht nicht optimal sind. Der Pfleger muss diese Entscheidungen respektieren, ohne sie zu bewerten, und sicherstellen, dass der Patient vollständig über die Risiken informiert ist, die er eingeht, wenn er eine Behandlung ablehnt. Beispielsweise kann ein Krebspatient wegen der Nebenwirkungen eine Chemotherapie ablehnen und stattdessen alternative Behandlungsmethoden wählen. In dieser Situation ist es die Pflicht des Pflegers, den Patienten bei seiner Entscheidung zu begleiten und sicherzustellen, dass er sich der Konsequenzen seiner Ablehnung bewusst ist.

In manchen Situationen kann eine Meinungsverschiedenheit aus spezifischen **religiösen Überzeugungen** resultieren, wie z.B. die Ablehnung von Bluttransfusionen bei den Zeugen Jehovas. Diese Überzeugungen müssen respektiert werden, auch wenn sie mit der medizinischen Praxis unvereinbar erscheinen mögen. Der Pfleger kann dann in Zusammenarbeit mit dem medizinischen Team nach **Alternativen** suchen, um die Bedürfnisse des Patienten zu erfüllen und gleichzeitig seine Überzeugungen zu respektieren. Im Falle eines Patienten, der eine Transfusion ablehnt, kann es beispielsweise möglich sein, mit dem Arzt die Möglichkeiten der Gewinnung von Eigenblut oder andere Lösungen zu erörtern, die eine Transfusion vermeiden. Die Rolle des Pflegers besteht hier darin, **den Dialog** zwischen dem Patienten und dem Behandlungsteam zu **erleichtern**, indem er sicherstellt, dass der Patient sich gehört und respektiert fühlt.

Die **Einbeziehung der Familie** ist oft ein Schlüsselelement bei der Bewältigung von Meinungsverschiedenheiten. Einige Patienten, insbesondere solche am Lebensende oder mit chronischen Krankheiten, können sich von den Meinungen ihrer

Angehörigen beeinflussen lassen. Manchmal kann die Familie selbst mit den medizinischen Empfehlungen nicht einverstanden sein und versuchen, die Entscheidungen des Patienten zu beeinflussen. In solchen Fällen muss der Pfleger **diplomatisch** vorgehen, die Familiendynamik respektieren und gleichzeitig sicherstellen, dass die Entscheidungen des Patienten respektiert werden. Es ist wichtig, mit dem Patienten zu **klären**, was seine Wünsche sind und sicherzustellen, dass er nicht von seinen Angehörigen unter Druck gesetzt wird. Wenn es zu Spannungen kommt, kann der Pfleger eine Diskussion mit dem medizinischen Team anregen, um einen offenen Dialog zwischen dem Patienten, seiner Familie und dem Pflegepersonal zu fördern.

Wenn die Meinungsverschiedenheit anhält, ist es wichtig zu wissen, **wann die Situation zu eskalieren** ist. Wenn ein Patient eine Behandlung ablehnt, die lebensbedrohlich sein oder seine Gesundheit ernsthaft gefährden könnte, ist es von entscheidender Bedeutung, dass der Pfleger den zuständigen Arzt oder das Pflegepersonal alarmiert, damit diese die notwendigen Maßnahmen ergreifen können. Der Patient muss erneut beurteilt und vom Arzt formell über die Risiken informiert werden. In manchen Situationen können **rechtliche Maßnahmen** in Betracht gezogen werden, wenn der Patient als unfähig angesehen wird, informierte Entscheidungen zu treffen, oder wenn er seine eigene Sicherheit gefährdet, ohne sich dessen bewusst zu sein. Solche Schritte sind jedoch selten und müssen immer die Autonomie und die Würde des Patienten respektieren.

Der Umgang mit Patienten, die mit der medizinischen Praxis nicht einverstanden sind, wirft auch **ethische Fragen** auf. Es ist nicht ungewöhnlich, dass Pfleger zwischen ihrer Pflicht zur Behandlung und ihrer Verpflichtung, die Entscheidungen des Patienten zu respektieren, hin- und hergerissen sind. Diese Spannung kann schwierig zu ertragen sein, da sie den Pfleger mit moralischen Dilemmas konfrontiert. In solchen Situationen ist es für den Pfleger hilfreich, **sich mit seinen Kollegen auszutauschen**, diese Dilemmas in Teamsitzungen zu diskutieren oder, wenn möglich, die Meinung des Ethikkomitees der

Einrichtung einzuholen. Es ist wichtig, dass die Pflegekräfte bei der Bewältigung dieser komplexen Situationen unterstützt werden und dass sie über die notwendigen Ressourcen verfügen, um sich in diesen Grauzonen zurechtzufinden.

Schließlich sollten wir nie die Bedeutung des **Wohlwollens** aus den Augen verlieren. Patienten, die bestimmte Behandlungen ablehnen, tun dies nicht aus Trotz, sondern oft aus Angst, Unverständnis oder aufgrund von Werten, die ihnen wichtig sind. Indem der Pfleger eine offene, nicht wertende und respektvolle Haltung **einnimmt**, kann er **das Vertrauensverhältnis** zum Patienten auch in einer Situation der Meinungsverschiedenheit **aufrechterhalten**. Dieses Vertrauensverhältnis ist entscheidend für die weitere Begleitung des Patienten auf seinem Behandlungsweg, auch wenn dieser einen anderen Weg wählt als den, den die Medizin empfiehlt.

Ethik der neuen Technologien in der Urologie
- ◦ Auswirkungen von Robotern und künstlicher Intelligenz auf die Beziehung zwischen Pflegepersonal und Patient

Der **Einfluss von Robotern und künstlicher Intelligenz (KI) auf die Beziehung zwischen** Pflegepersonal **und Patienten** ist ein Thema von großer Bedeutung, da diese Technologien zunehmend in den medizinischen Bereich integriert werden. Während diese technologischen Fortschritte beeindruckende Möglichkeiten zur Verbesserung der Genauigkeit der Pflege, zur Reduzierung menschlicher Fehler und zur Optimierung des Arbeitsmanagements bieten, werfen sie auch entscheidende Fragen hinsichtlich des menschlichen Aspekts der Pflege auf. Die Beziehung zwischen Pfleger und Patient, die traditionell auf Vertrauen, Empathie und Kommunikation beruht, kann sich durch die Einführung automatisierter und intelligenter Technologien grundlegend verändern. Die Pflegekräfte müssen daher ein neues Gleichgewicht zwischen der Nutzung dieser Werkzeuge und der

Aufrechterhaltung der menschlichen Beziehung finden, die für die Qualität der Pflege unerlässlich ist.

Einer der **größten Vorteile** von Robotern und künstlicher Intelligenz ist ihre Fähigkeit, **die Effizienz** und **Genauigkeit** der Pflege zu **verbessern**. In Bereichen wie der Chirurgie ermöglicht der Einsatz von Robotern wie dem Da Vinci-Roboter dem Chirurgen, Eingriffe mit millimetergenauer Präzision durchzuführen, wodurch das Risiko von Komplikationen verringert wird. Intelligenz Künstliche spielt eine entscheidende Rolle bei der Diagnose, der Analyse von medizinischen Bildern und sogar bei der Vorhersage von Gesundheitsverläufen von Patienten durch die Analyse großer Datenmengen. Dadurch wird Zeit für das Pflegepersonal frei, das sich mehr auf die Betreuung des Patienten, das Eingehen auf seine Bedürfnisse und das Management seines allgemeinen Wohlbefindens konzentrieren kann. Es ist jedoch wichtig, darauf zu achten, dass diese Technologien nicht **die menschliche Präsenz verringern**, **die** für eine qualitativ hochwertige Pflegebeziehung unerlässlich ist.

Die **Gefahr einer Entmenschlichung** der Pflege wird oft mit der massiven Einführung von Robotik- und KI-Technologien in Verbindung gebracht. Patienten, insbesondere in gebrechlichen Situationen, müssen eine menschliche Präsenz spüren und wissen, dass sie von einem Pfleger angehört und verstanden werden, der in der Lage ist, auf ihre emotionalen und nicht nur medizinischen Bedürfnisse einzugehen. Wenn man sich zu sehr auf Roboter oder KI verlässt, besteht die Gefahr, dass eine Distanz zwischen dem Patienten und dem Pfleger geschaffen wird und die Interaktionen mechanischer und unpersönlicher werden. Der Einsatz von KI für Online-Diagnosen oder -Konsultationen ist zwar praktisch und schnell, kann aber dazu führen, dass sich die Patienten von einem echten menschlichen Gesprächspartner getrennt **fühlen**, was wiederum zu **Isolation** und Vertrauensverlust in das Gesundheitssystem führen kann.

Das **Vertrauensverhältnis** zwischen Patient und Pflegekraft beruht zum großen Teil auf Kommunikation und Empathie, zwei

Aspekte, die nicht durch Technologie ersetzt werden können. Roboter und KI sind sehr gut in der Lage, Daten zu analysieren, Anomalien zu erkennen oder automatisierte Behandlungen durchzuführen, aber sie können derzeit nicht die **Menschlichkeit** wiederherstellen, die das Herzstück der Beziehung zwischen Pfleger und Patient bildet. Patienten möchten ihren Gesundheitszustand oft nicht nur durch technische Erklärungen verstehen, sondern auch durch persönliche Gespräche, Ratschläge, die auf ihre Situation zugeschnitten sind, und moralische Unterstützung, die nur ein Mensch bieten kann. Der Pfleger muss daher sicherstellen, dass der Einsatz robotischer oder intelligenter Technologien diese entscheidenden Momente der Interaktion, in denen Zuhören und Rückversicherung unerlässlich sind, nicht beeinträchtigt.

Es ist auch wichtig zu betonen, dass die Einführung von Robotern und KI in den medizinischen Bereich bei manchen Patienten **Ängste** hervorrufen kann. Nicht jeder fühlt sich wohl bei dem Gedanken, von einer Maschine behandelt zu werden oder einen Teil seiner Behandlung einem Algorithmus anzuvertrauen. Dies kann als Verlust der Kontrolle oder als Entmenschlichung des Pflegeprozesses empfunden werden. In diesem Zusammenhang ist die Rolle des Pflegepersonals umso wichtiger: Es muss die **Patienten beruhigen**, die Vorteile der verwendeten Technologien erklären und ihnen bei Fragen und Bedenken zur Seite stehen. Es ist wichtig, dass der Patient versteht, dass diese Technologien dazu da sind, die Pflegekräfte zu **unterstützen**, und nicht, sie zu ersetzen.

Es ist jedoch unbestreitbar, dass Roboter und künstliche Intelligenz viele **Vorteile** mit sich bringen, die, wenn sie richtig eingesetzt werden, die Beziehung zwischen Arzt und Patient bereichern können. Im Bereich der **Telemedizin** beispielsweise ermöglicht die KI eine schnelle Analyse von Symptomen aus der Ferne und erleichtert so den Zugang zu medizinischer Versorgung für Patienten, die in abgelegenen Gebieten leben oder Schwierigkeiten haben, sich zu bewegen. Dies kann es dem Pflegepersonal ermöglichen, sich mehr auf komplexere Aspekte der Pflege zu konzentrieren, während es weiterhin menschliche Präsenz anbietet, wenn dies erforderlich ist. Darüber hinaus können Roboter eingesetzt werden, um sich wiederholende oder schwere Aufgaben wie den Transport von Patienten oder die Verwaltung bestimmter Verfahren zu übernehmen, wodurch das Pflegepersonal für Tätigkeiten entlastet wird, die mehr menschlichen Kontakt erfordern.

Eines der eindrucksvollsten Beispiele für diese Komplementarität ist der Einsatz von **Assistenzrobotern** in Langzeitpflegeeinrichtungen oder Altenheimen. Diese Roboter können das Pflegepersonal unterstützen, indem sie Aufgaben wie das Aufstehen der Patienten und die Medikamentengabe übernehmen oder sogar mit den Patienten interagieren, um sie kognitiv zu stimulieren. Diese Roboter sind jedoch kein Ersatz für die emotionale und affektive Bindung, die ein Pfleger bieten kann. Sie sollten als **unterstützende Werkzeuge** betrachtet werden, die es den Pflegern ermöglichen, sich auf tiefere Interaktionen mit den Patienten zu konzentrieren, anstatt sich von technischen oder logistischen Aufgaben vereinnahmen zu lassen.

Es ist auch wichtig zu betonen, dass Roboter und künstliche Intelligenz die **Personalisierung der Pflege** verbessern können, was ein entscheidender Aspekt der Beziehung zwischen Arzt und Patient ist. Durch die Analyse von Gesundheitsdaten in großem Umfang können KIs Behandlungen vorschlagen, die auf die spezifischen Bedürfnisse jedes einzelnen Patienten zugeschnitten sind, indem sie seine Krankengeschichte, seine Vorlieben und seinen Lebensstil berücksichtigen. Dies ermöglicht es dem Pflegepersonal, die Pflege besser auf jeden einzelnen Patienten abzustimmen und einen individualisierten Ansatz zu verfolgen. Diese auf Algorithmen basierende Personalisierung muss jedoch immer mit dem **klinischen Urteilsvermögen** des Pflegers einhergehen, das für die Interpretation der KI-Empfehlungen in Bezug auf den menschlichen und emotionalen Kontext des Patienten unerlässlich ist.

◦ Die Ethik der Gensequenzierung und sensibler
Daten

Die **Ethik der Gensequenzierung** und der Umgang mit den damit verbundenen **sensiblen Daten** sind grundlegende Fragen in der modernen Medizin. Mit dem Fortschritt der DNA-Sequenzierungstechnologien ist es möglich geworden, das menschliche Genom mit einer nie dagewesenen Genauigkeit zu kartieren, was außergewöhnliche Möglichkeiten für die Prävention, Diagnose und Behandlung von Krankheiten eröffnet. Diese genetische Revolution wird jedoch von zahlreichen ethischen Fragen begleitet, insbesondere in Bezug auf die Vertraulichkeit, den Schutz der Privatsphäre, die Verwendung genetischer Daten und die Gefahr der Diskriminierung. Diese Herausforderungen werfen komplexe Fragen darüber auf, wie diese sensiblen Informationen verwaltet, geteilt und geschützt werden sollten.

Bei der Gensequenzierung werden die Gene einer Person analysiert, um Mutationen oder genetische Variationen zu identifizieren, die für bestimmte Krankheiten prädisponieren oder die Reaktion auf eine Behandlung beeinflussen können. Dies ermöglicht es, Risiken für Erbkrankheiten wie bestimmte Krebsarten zu antizipieren, seltene genetische Störungen zu diagnostizieren oder auch die Behandlung an die genetischen Besonderheiten des Patienten anzupassen, was als **personalisierte Medizin** bezeichnet wird. Diese Entwicklungen stellen einen großen Fortschritt für die Gesundheit dar, werfen aber auch entscheidende Fragen über die Nutzung dieser genetischen Informationen auf.

Eines der ersten ethischen Probleme der Gensequenzierung ist die **Vertraulichkeit der Daten**. Die Gensequenzierung produziert äußerst sensible Daten, da sie tiefe Einblicke in die biologische Identität eines Individuums, aber auch in die seiner Verwandten geben. Im Gegensatz zu einfachen medizinischen Untersuchungsergebnissen können genetische Daten die Veranlagung für Krankheiten aufzeigen, die vielleicht nie auftreten werden, aber auch Familienmitglieder betreffen, die das gleiche genetische Erbe teilen. Der Umgang mit diesen Informationen muss daher mit besonderer **Sorgfalt** erfolgen, um sicherzustellen, dass sie nicht für Zwecke verwendet werden, die dem Einzelnen schaden könnten.

Die **Gefahr der Diskriminierung** ist eine der größten Sorgen bei der Nutzung genetischer Daten. Wenn beispielsweise eine Person als Träger eines Gens identifiziert wird, das ihr Risiko, eine schwere Krankheit wie Alzheimer oder Krebs zu entwickeln, erhöht, könnte sie bei der Krankenversicherung oder bei der Beschäftigung diskriminiert werden, wenn diese Informationen offengelegt oder für andere als medizinische Zwecke verwendet werden. Obwohl es in vielen Ländern Gesetze gibt, die Personen vor genetischer Diskriminierung schützen (wie der **Genetic Information Nondiscrimination Act** in den USA), bleibt das Risiko bestehen, dass diese Daten missbraucht oder ohne die Zustimmung des Patienten offengelegt werden.

Die **informierte Zustimmung** steht daher im Mittelpunkt der ethischen Fragen, die mit der Gensequenzierung verbunden sind. Es ist von entscheidender Bedeutung, dass jede Person, die einer Sequenzierung ihres Genoms zustimmt, klar versteht, was dies bedeutet, nicht nur im Hinblick auf die unmittelbaren medizinischen Ergebnisse, sondern auch auf die langfristigen Folgen. Die Zustimmung muss Erklärungen darüber enthalten, wie die Daten gespeichert werden, wer Zugang zu ihnen hat und für welche Zwecke sie in der Zukunft verwendet werden könnten, insbesondere in der medizinischen Forschung. Die Einwilligung nach Aufklärung in diesem Bereich ist jedoch oft komplex, da es für Patienten schwierig ist, alle potenziellen Auswirkungen der genetischen Informationen zu verstehen, die sich auf ihr persönliches, familiäres und berufliches Leben auswirken können.

Ein weiterer wichtiger ethischer Aspekt ist die Frage der **Weitergabe von genetischen Daten** zu Forschungszwecken. Die genetische Sequenzierung erzeugt eine Fülle von Daten, die, wenn sie in großem Maßstab kombiniert werden, erhebliche Möglichkeiten für wissenschaftliche Entdeckungen bieten können. Beispielsweise können Forscher durch die Analyse der genetischen Daten von Millionen von Menschen die genetischen Grundlagen komplexer Krankheiten besser verstehen und wirksamere Behandlungsmethoden entwickeln. Dies wirft jedoch die Frage nach dem **Schutz der Privatsphäre der** Personen auf, deren Daten verwendet werden. Selbst wenn diese Informationen anonymisiert werden, besteht immer noch das Risiko, dass Personen anhand ihres genetischen Profils reidentifiziert werden können, insbesondere wenn diese Daten mit anderen Datenbanken gekreuzt werden.

Das **Recht auf Nichtwissen** ist ein weiteres ethisches Problem im Zusammenhang mit der Gensequenzierung. Manche Menschen möchten möglicherweise nicht wissen, ob sie für schwere oder unheilbare Krankheiten anfällig sind. Beispielsweise könnte eine Person nicht wissen wollen, dass sie Träger eines Gens ist, das für die Huntington-Krankheit, eine unheilbare neurodegenerative Erkrankung, verantwortlich ist. Diese Entscheidung zu respektieren ist von grundlegender Bedeutung, kann aber mit der ärztlichen Pflicht kollidieren, den Patienten über mögliche Risiken für seine Gesundheit oder die seiner Familie zu informieren. Medizinische Fachkräfte müssen daher vorsichtig durch diese Grauzone navigieren und sicherstellen, dass die Patienten vollständig über ihr Recht informiert sind, über bestimmte Ergebnisse nicht informiert zu werden.

Es gibt auch die Frage der **Weitergabe von genetischen Informationen** innerhalb der Familie. Die genetische Sequenzierung kann Risiken für Familienmitglieder des Patienten aufdecken, die vielleicht nicht über die Veranlagung Bescheid wissen. Dies wirft eine ethische Frage auf: Wie weit geht die Pflicht, diese Informationen an die Angehörigen weiterzugeben? Auf der einen Seite kann es ethisch vertretbar sein, ein Familienmitglied über ein genetisches Risiko zu informieren, damit es vorbeugende Maßnahmen ergreifen kann. Andererseits könnte dies als Eingriff in die Privatsphäre angesehen werden, insbesondere wenn diese Person nicht informiert werden möchte. Es ist wichtig, ein **Gleichgewicht** zwischen der Wahrung der

Privatsphäre des Patienten und dem Interesse an der Gesundheit der Angehörigen zu finden.

Schließlich wirft die Ethik der Gensequenzierung tief greifende Fragen über den **gleichberechtigten Zugang** zu diesen Technologien auf. Die Gensequenzierung und die personalisierte Medizin bieten revolutionäre Aussichten für die Gesundheitsfürsorge, aber diese Fortschritte sind teuer und nicht immer für alle zugänglich. Dies kann zu Ungleichheiten zwischen denen führen, die sich den Zugang zu diesen Technologien leisten können, und denen, die es sich nicht leisten können. Es ist daher von entscheidender Bedeutung, dass Regierungen und Gesundheitseinrichtungen daran arbeiten, sicherzustellen, dass diese Fortschritte der gesamten Bevölkerung zugute kommen und nicht nur denjenigen, die es sich leisten können.

Kapitel 8

Seltene und komplexe Erkrankungen in der Urologie

Seltene urologische Erkrankungen: eine Herausforderung für das Pflegepersonal

    ◦   Betreuung von Patienten mit seltenen Krankheiten

Die Behandlung von **Patienten mit seltenen Krankheiten** stellt eine komplexe Herausforderung für das Pflegepersonal dar, sowohl in medizinischer als auch in menschlicher Hinsicht. Eine seltene Krankheit wird in der Europäischen Union als eine Erkrankung definiert, die weniger als einen von 2.000 Menschen betrifft. Diese Krankheiten sind oft unbekannt, schwer zu diagnostizieren und zu behandeln und erfordern eine spezielle Pflege, die auf die besonderen Bedürfnisse jedes einzelnen Patienten zugeschnitten ist. Die Behandlung dieser Patienten erfordert besondere Aufmerksamkeit, aktives Zuhören und einen multidisziplinären Ansatz, um den verschiedenen medizinischen, psychologischen und sozialen Herausforderungen gerecht zu werden, denen sie sich gegenübersehen.

Eine der ersten Herausforderungen bei der Behandlung von Patienten mit seltenen Krankheiten ist die **Diagnose**. Viele seltene Krankheiten sind aufgrund ihrer oft atypischen Symptome oder ihres langsamen Verlaufs schwer zu erkennen. Der Diagnoseprozess kann daher für die Patienten und ihre Familien langwierig, frustrierend und manchmal ermüdend sein. Sie können von einem Arzt zum anderen gehen und sich mehreren Untersuchungen unterziehen, ohne eine klare Antwort zu erhalten. Für das Pflegepersonal ist es wichtig, die Patienten mit **Einfühlungsvermögen** zu begleiten, sie in dieser Zeit der Ungewissheit zu unterstützen und eng mit den spezialisierten Ärzteteams zusammenzuarbeiten, um die Diagnose so schnell wie möglich zu stellen. Wenn die Diagnose einer seltenen Krankheit endlich gestellt wird, wird sie oft mit einer Mischung aus Erleichterung und Angst vor dem Unbekannten erlebt. Es ist wichtig, transparent zu kommunizieren und den Patienten über die nächsten Schritte und die verfügbaren Behandlungsmöglichkeiten aufzuklären.

Sobald die Diagnose gestellt ist, muss die Betreuung des Patienten **individuell** und auf die Komplexität seiner Krankheit abgestimmt sein. Da seltene Krankheiten per Definition wenig erforscht sind, gibt es oft nur wenige spezifische Behandlungsmöglichkeiten, was zu Situationen der therapeutischen Unsicherheit führen kann. In diesem Zusammenhang ist ein **multidisziplinärer Ansatz** von entscheidender Bedeutung. Der Patient muss von einem Team betreut werden, das sich aus spezialisierten Ärzten, Physiotherapeuten, Psychologen und anderen Gesundheitsfachkräften zusammensetzt, je nachdem, wie sich die Krankheit manifestiert. Der Pfleger spielt in diesem System eine zentrale Rolle, indem er die Verbindung zwischen dem Patienten und den verschiedenen Akteuren herstellt.

Für viele Patienten mit seltenen Krankheiten kann der Behandlungspfad komplexe, experimentelle oder sogar **aus Mitleid** erfolgende Behandlungen umfassen, d.h. Behandlungen, die in Ermangelung einer validierten Behandlung durchgeführt werden. Dies kann klinische Studien oder innovative Medikamente beinhalten, die oft teuer und schwer zugänglich sind. Es ist wichtig, dass das Pflegepersonal gut über die verfügbaren Behandlungsmöglichkeiten informiert ist, diese mit den Patienten klar diskutieren kann und in Zusammenarbeit mit den Fachärzten an der Entwicklung des Behandlungspfades beteiligt ist. Psychologische Unterstützung spielt in diesen Situationen ebenfalls eine entscheidende Rolle, da die Ungewissheit im Zusammenhang mit experimentellen Behandlungen bei den Patienten und ihren Angehörigen zu Stress und Angst führen kann. Das Pflegepersonal sollte zuhören, Antworten anbieten und die Patienten gegebenenfalls an psychologische Beratungsstellen oder Patientenorganisationen verweisen.

Einer der besonderen Aspekte der Behandlung von Patienten mit seltenen Krankheiten ist der Umgang mit **der Isolation**, die diese Menschen empfinden können. Aufgrund der Seltenheit ihrer Erkrankung können sich die Patienten isoliert, unverstanden und manchmal vom Gesundheitssystem im Stich gelassen fühlen. Sie sind oft mit einem Mangel an Informationen und sogar mit

Lücken in der Versorgung konfrontiert, die für ihre Krankheit geeignet sind. Daher ist es wichtig, sie nicht nur medizinisch, sondern auch in ihrem **Alltag** zu unterstützen. Der Pfleger spielt dabei eine wesentliche Rolle, indem er eine tröstende Präsenz gewährleistet, moralische Unterstützung bietet und eine Pflegeumgebung fördert, in der sich der Patient in seiner Einzigartigkeit anerkannt fühlt. Der Pfleger kann die Patienten auch an Selbsthilfegruppen oder Vereinigungen verweisen, die sich mit anderen Betroffenen zusammenschließen und so die Möglichkeit bieten, Erfahrungen auszutauschen und sich gegenseitig zu helfen.

Die **Fortbildung** des Pflegepersonals ist ebenfalls ein entscheidender Faktor bei der Behandlung seltener Krankheiten. Da diese Krankheiten oft wenig bekannt und schlecht dokumentiert sind, ist es unerlässlich, dass Pflegekräfte, insbesondere Pflegehelfer, regelmäßig geschult werden, um ihr Wissen zu aktualisieren und sich an die Entwicklung der Behandlungen anzupassen. Sie müssen in der Lage sein, eine proaktive Haltung im Pflegemanagement einzunehmen, mögliche Komplikationen zu antizipieren und eng mit Spezialisten zusammenzuarbeiten. Die Rolle des Pflegepersonals beschränkt **sich** nicht nur auf die Durchführung der **Pflege**, sondern umfasst **auch** eine **erzieherische** Dimension, indem es dem Patienten erklärt, welche Maßnahmen **er** ergreifen kann, um sein Wohlbefinden zu verbessern, indem es die Auswirkungen der Behandlung überwacht und indem es sicherstellt, dass die medizinischen Protokolle eingehalten werden.

Ein weiterer wichtiger Aspekt bei der Behandlung von Patienten mit seltenen Krankheiten ist die **Einbeziehung der Familien**. Häufig sind Kinder oder junge Erwachsene von diesen Krankheiten betroffen, was die Unterstützung der Familie umso wichtiger macht. Die Familien sind manchmal hilflos angesichts der Krankheit ihres Angehörigen, insbesondere wenn es sich um eine unbekannte oder wenig erforschte Krankheit handelt. Der Pfleger als nahestehende Fachkraft spielt eine **wichtige unterstützende** Rolle, indem er ihnen hilft, die Situation zu verstehen, ihren Stress zu bewältigen und das tägliche Leben rund um die Pflege zu organisieren. Die Familien müssen sich oft an neue Routinen, anspruchsvolle Behandlungen und häusliche Pflege anpassen. Der Pfleger kann sie bei der Durchführung der Pflege anleiten, ihnen technische Handgriffe beibringen und ihnen versichern, dass sie in der Lage sind, ihren kranken Angehörigen zu begleiten.

Patienten mit seltenen Krankheiten sind häufig auch mit **administrativen und finanziellen** Schwierigkeiten konfrontiert, insbesondere wegen der hohen Kosten für Behandlungen oder medizinische Ausrüstung, die oft nicht von den üblichen Versicherungen erstattet werden. Das Pflegepersonal kann eine vermittelnde Rolle spielen, indem es die Patienten an geeignete Sozialdienste oder Pflegeeinrichtungen verweist und ihnen hilft, Anträge auf finanzielle Unterstützung oder medizinische Hilfsprogramme zu stellen.

  ◦ Anpassung der Pflege und der Protokolle an spezifische Fälle

Die **Anpassung der Pflege und der Protokolle an spezifische Fälle** ist ein wesentlicher Bestandteil der modernen Pflegepraxis. Jeder Patient ist in einer einzigartigen Situation, die durch sein Alter, seinen allgemeinen Gesundheitszustand, seine Krankengeschichte, seine Überzeugungen und seine spezifischen Bedürfnisse beeinflusst wird. Obwohl standardisierte Pflegeprotokolle als Leitfaden für eine kohärente und sichere Pflege dienen, ist es oft notwendig, sie an die individuellen Besonderheiten des Patienten anzupassen. Diese Anpassungsfähigkeit beruht auf der Erfahrung des Pflegepersonals, seiner Fähigkeit, die spezifischen Bedürfnisse des Patienten zu beobachten und zu verstehen, sowie auf einem multidisziplinären Ansatz, bei dem jedes Mitglied des medizinischen Teams zur Feinabstimmung der Pflege beitragen kann.

Einer der ersten Bereiche, in denen die Anpassung der Pflege **von entscheidender Bedeutung ist, ist die Behandlung von Patienten mit Komorbiditäten.** Diese Patienten leiden oft an mehreren chronischen oder akuten Krankheiten gleichzeitig, was die Anwendung von Standardprotokollen erschwert. Ein Patient mit Diabetes und Niereninsuffizienz hat beispielsweise andere Bedürfnisse als ein Patient, der nur an einer einzigen Krankheit leidet. Die Anpassung der Pflege in diesen Fällen erfordert ein sorgfältiges Management der medikamentösen Behandlung, da einige Medikamente, die für die Behandlung einer Krankheit nützlich sind, eine andere Krankheit verschlimmern können. Der Pfleger muss besonders auf Wechselwirkungen zwischen Medikamenten achten, die Vitalfunktionen des Patienten häufiger überwachen und eng mit anderen Gesundheitsfachkräften zusammenarbeiten, um die Behandlung täglich anzupassen. Dies kann auch bedeuten, dass die Pflegeroutinen, wie z.B. die Nahrungs- und Flüssigkeitszufuhr, geändert werden müssen, um sicherzustellen, dass sie den Einschränkungen der verschiedenen Erkrankungen entsprechen.

Ein weiterer Bereich, in dem die Anpassung der Pflege **von** entscheidender Bedeutung ist, ist die Pflege **älterer Menschen,** insbesondere solcher, die an kognitiven Störungen wie Demenz oder Alzheimer leiden. Diese Patienten zeigen häufig unvorhersehbare Verhaltensweisen, Gedächtnisverlust oder Kommunikationsschwierigkeiten, was die Anwendung der üblichen Pflege erschweren kann. In diesem Zusammenhang ist es wichtig, dass der Pfleger seine Art der Interaktion mit dem Patienten anpasst, indem er vereinfachte Kommunikationstechniken anwendet, Geduld zeigt und wichtige Informationen regelmäßig wiederholt. Darüber hinaus muss die Pflegeumgebung verändert werden, um die Sicherheit und den Komfort des Patienten zu gewährleisten, z.B. durch die Schaffung strukturierterer Routinen oder die Reduzierung sensorischer Reize, die zu Verwirrung oder Angst führen können. In diesen Fällen beschränkt sich die Pflege nicht nur auf technische Maßnahmen, sondern umfasst auch einen Ansatz, der sich auf das emotionale Wohlbefinden und die Würde des Patienten konzentriert.

Die pädiatrische Versorgung, insbesondere von **Kindern mit chronischen oder seltenen Krankheiten**, erfordert ebenfalls ein hohes Maß an Flexibilität. Kinder reagieren je nach Alter und Entwicklung unterschiedlich auf Behandlungen und müssen ständig angepasst werden. Ein Kind mit Mukoviszidose benötigt beispielsweise eine spezielle Pflege, um seine Atemwegssekrete, seine Ernährung und seine körperliche Aktivität zu regeln, aber auch eine angemessene psychologische Betreuung, um ihm zu helfen, seine Krankheit zu verstehen. Der Pfleger muss in Absprache mit dem medizinischen Team die Pflege entsprechend der Entwicklung der Krankheit anpassen und dabei einen ständigen Dialog mit den Eltern führen, die wichtige Partner bei der täglichen Pflege des Kindes sind. Die Berücksichtigung der psychologischen und familiären Aspekte ist unerlässlich, damit die Pflege nicht nur den physischen Bedürfnissen des Kindes, sondern auch seinem emotionalen Umfeld gerecht wird.

In einigen Fällen erfordert die **Palliativmedizin** auch eine erhebliche Anpassung der Pflegeprotokolle. Patienten in der Endphase ihres Lebens haben oft sehr spezifische Bedürfnisse, die sich hauptsächlich auf Schmerzlinderung, Symptommanagement und die Aufrechterhaltung des Komforts konzentrieren. In diesen Situationen müssen die Standardprotokolle für die Behandlung von Krankheiten geändert werden, um sich auf die Komfortpflege und nicht auf die Heilung zu konzentrieren. Das Pflegepersonal muss auf die subtilen Anzeichen von Schmerzen oder Unwohlsein achten, die der Patient manchmal nicht verbalisiert, und die Medikamentendosis entsprechend anpassen. Darüber hinaus ist es wichtig, mit den Angehörigen des Patienten zusammenzuarbeiten, um die Wünsche des Patienten in Bezug auf das Lebensende zu verstehen, damit die Pflege unter Berücksichtigung der ethischen und persönlichen Entscheidungen jedes Einzelnen angepasst werden kann. Zuhören, Präsenz und das Respektieren von Patientenverfügungen werden somit zu zentralen Elementen der Anpassung der Pflege in diesen Kontexten.

Die **Anpassung der Pflegeprotokolle** ist auch bei Patienten mit schweren Infektionskrankheiten wie COVID-19 oder anderen übertragbaren Krankheiten von entscheidender Bedeutung. In diesen Fällen muss die Pflege angepasst werden, um das Risiko einer Übertragung zu minimieren und gleichzeitig eine angemessene medizinische Unterstützung zu gewährleisten. Dies bedeutet häufig, dass die Verwendung der persönlichen Schutzausrüstung (PSA), die Verwaltung der Pflegebereiche und die Art und Weise, wie die Eingriffe durchgeführt werden, angepasst werden müssen. Ein Patient mit COVID-19, der eine Atmungsunterstützung benötigt, muss beispielsweise in einem isolierten Raum mit strengen Desinfektions- und Abfallprotokollen behandelt werden, während seine Atmungsparameter kontinuierlich überwacht werden. Das Pflegepersonal muss in spezifischen Techniken geschult werden, um die Übertragung zu reduzieren und gleichzeitig eine qualitativ hochwertige Pflege zu gewährleisten. Dies erfordert Flexibilität und ständige Wachsamkeit.

Ein weiteres Beispiel, bei dem die Anpassung der Pflege von entscheidender Bedeutung ist, sind Patienten mit **spezifischen Glaubensrichtungen oder kulturellen Praktiken**. Einige Patienten können aufgrund ihrer Religion oder Kultur bestimmte Behandlungen ablehnen oder besondere Bedürfnisse in Bezug auf Essen, Gebete oder Körperkontakt haben. In solchen Situationen muss der Pfleger die Pflegeprotokolle anpassen, um die Überzeugungen des Patienten zu respektieren und gleichzeitig seine Sicherheit und sein Wohlbefinden zu gewährleisten. Beispielsweise könnte ein muslimischer Patient eine Behandlung während des Fastenmonats Ramadan ablehnen, oder eine Patientin möchte ausschließlich von weiblichem Personal gepflegt werden. Der Pfleger muss dann Lösungen finden, um diese Entscheidungen zu respektieren und gleichzeitig sicherstellen, dass die notwendige Pflege unter Berücksichtigung der Überzeugungen des Patienten erfolgt.

Schließlich betrifft die Anpassung der **Pflege** auch das Management von **Notfallsituationen**. Einige Patienten erfordern aufgrund ihres fragilen Gesundheitszustands oder chronischer Erkrankungen eine spezifische Anpassung der Notfallprotokolle. Beispielsweise kann ein Patient mit einer Vorgeschichte von Herzproblemen oder Atemwegserkrankungen im Falle eines Herzstillstands oder einer Atemnot eine andere Behandlung benötigen. Die Anpassung der Pflege erfordert in diesem Fall ein vorausschauendes Risikomanagement mit einer sorgfältigen Vorbereitung der möglichen Interventionen und einer gründlichen Kenntnis der spezifischen Bedürfnisse dieser Patienten in kritischen Situationen.

Komplexe Erkrankungen und Komorbiditäten
- Verwaltung von Patienten mit mehreren chronischen Krankheiten (Diabetes, Bluthochdruck usw.).

Die **Behandlung von Patienten mit mehreren chronischen Erkrankungen** wie Diabetes, Bluthochdruck oder Herzinsuffizienz stellt eine komplexe und anspruchsvolle Herausforderung für das Pflegepersonal dar. Diese Patienten, die oft als **polypathologische** Patienten bezeichnet werden, leiden gleichzeitig an mehreren chronischen Krankheiten, was ihre Behandlung erschwert. Jede Krankheit hat ihre eigenen Anforderungen an die Behandlung, Überwachung und Vermeidung von Komplikationen, und es ist wichtig, einen umfassenden und koordinierten Ansatz zu verfolgen, um zu vermeiden, dass die Behandlung einer Krankheit die andere verschlimmert. Die Behandlung dieser Patienten erfordert daher besondere Aufmerksamkeit, Wachsamkeit und einen multidisziplinären Ansatz, bei dem alle Beteiligten eine entscheidende Rolle spielen, um das Wohlergehen des Patienten zu gewährleisten.

Die **komplexen Wechselwirkungen zwischen den einzelnen Erkrankungen** sind eine der größten Herausforderungen bei der Behandlung dieser Patienten. So kann sich beispielsweise der

Gesundheitszustand eines Diabetespatienten, der auch an Bluthochdruck leidet, verschlechtern, wenn eine der beiden Krankheiten nicht richtig kontrolliert wird. Diabetes, der die Blutgefäße und die Nieren schädigt, kann den Bluthochdruck verschlimmern, und umgekehrt kann ein schlecht kontrollierter Bluthochdruck die mit Diabetes verbundenen Komplikationen wie Nierenerkrankungen verstärken. Die Rolle des Pflegepersonals, insbesondere der Pflegekräfte, besteht darin, den Zustand des Patienten **sorgfältig** zu **überwachen**, die verschiedenen Behandlungen genau zu verfolgen und jede Veränderung der Vitalzeichen oder Symptome zu melden, die auf eine Dekompensation einer der Krankheiten hindeuten könnten.

Die Behandlung von Patienten mit Mehrfacherkrankungen hängt auch von der **Koordinierung der Pflege** ab. Diese Patienten werden oft von mehreren Spezialisten betreut, wie z.B. einem Diabetologen, einem Kardiologen, einem Nephrologen oder einem Lungenfacharzt, je nach ihrer Erkrankung. Diese Vielzahl an Beteiligten kann manchmal zu einer Fragmentierung der Versorgung führen, bei der jeder Spezialist sich auf sein Fachgebiet konzentriert, ohne notwendigerweise einen Überblick über die Gesundheit des Patienten zu haben. Es ist daher von entscheidender Bedeutung, dass der Pfleger, insbesondere der Pflegehelfer, eine **zentrale** Rolle bei der Koordinierung der Pflege spielt, indem er den Informationsfluss zwischen den verschiedenen Beteiligten sicherstellt und dem Patienten hilft, die manchmal widersprüchlichen oder komplexen medizinischen Empfehlungen zu verstehen. Der Pfleger kann auch als Vermittler zwischen den verschiedenen Gesundheitsfachkräften fungieren, indem er wichtige Beobachtungen über den Zustand des Patienten weitergibt, die möglicherweise eine Anpassung der Behandlung erforderlich machen.

Die **Verwaltung von Medikamenten** ist ein weiterer wichtiger Aspekt bei der Behandlung von Patienten mit mehreren chronischen Krankheiten. Diese Patienten nehmen oft eine große Anzahl von Medikamenten ein, was das Risiko einer **Polymedikation** mit sich bringt. Polymedikation kann zu unerwünschten Wechselwirkungen, Nebenwirkungen, Vergessen oder Fehlern bei der Einnahme von Medikamenten führen. Daher ist es von entscheidender Bedeutung, die Einnahme der Medikamente **genau** zu überwachen, die Einhaltung der vorgeschriebenen Dosen zu überprüfen und dem Patienten bei der Organisation seiner täglichen Behandlung zu helfen. Der Pfleger kann eine Schlüsselrolle bei der Überwachung der Medikamenteneinnahme spielen, indem er sicherstellt, dass der Patient sein Behandlungsschema verstanden hat und ihm hilft, mit möglichen Nebenwirkungen umzugehen. In manchen Fällen kann der Pfleger die Krankenschwester oder den Arzt auch auf **Schwierigkeiten bei der Einhaltung** der Medikation hinweisen (z.B. häufiges Vergessen oder Verwirrung), die eine Neubewertung der Medikation erforderlich machen könnten.

Eine weitere große Herausforderung bei der Behandlung von Patienten mit Mehrfacherkrankungen ist die **Vermeidung von Komplikationen**. Jede chronische Krankheit birgt das Risiko langfristiger Komplikationen, und die Koexistenz mehrerer Krankheiten erhöht dieses Risiko erheblich. Beispielsweise ist ein Patient mit Diabetes und Bluthochdruck gefährdet, kardiovaskuläre Komplikationen wie einen Herzinfarkt oder einen Schlaganfall zu entwickeln. Die Vorbeugung dieser Komplikationen beruht auf einer **sorgfältigen** und regelmäßigen **Überwachung** der Vitalparameter des Patienten, wie Blutzucker, Blutdruck und Cholesterinspiegel. Der Pfleger muss in Zusammenarbeit mit dem medizinischen Team sicherstellen, dass diese Parameter streng überwacht werden, indem er häufige Kontrollen durchführt und jede Veränderung meldet, die auf den Beginn einer Komplikation hinweisen könnte.

Das **Lebensstilmanagement** ist auch ein zentraler Aspekt bei der Behandlung von Patienten mit mehreren chronischen Erkrankungen. Diese Patienten müssen häufig **Änderungen in ihrem Lebensstil** vornehmen, wie z.B. eine gesündere Ernährung, regelmäßige körperliche Betätigung oder das Aufgeben des Rauchens, um ihre Krankheiten besser kontrollieren zu können. Diese Änderungen können jedoch schwierig umzusetzen sein, insbesondere wenn sie mehrere Krankheiten gleichzeitig betreffen. Ein Diabetespatient muss beispielsweise auf seine Ernährung achten, um seinen Blutzuckerspiegel zu kontrollieren, während ein Bluthochdruckpatient seinen Salzkonsum einschränken muss, um seinen Blutdruck zu senken. Der Pfleger spielt eine Schlüsselrolle bei der **therapeutischen Erziehung** des Patienten, indem er ihm hilft zu verstehen, wie diese Änderungen des Lebensstils seine Gesundheit verbessern können, und indem er ihn bei der Umsetzung dieser Gewohnheiten begleitet. Es ist auch wichtig, den Patienten zu motivieren, ihn zum Durchhalten zu ermutigen und ihm zu helfen, Hindernisse zu überwinden, auf die er stoßen kann.

Neben den medizinischen Aspekten muss bei der Behandlung von Patienten mit Mehrfacherkrankungen auch die **psychologische Dimension** berücksichtigt werden. Diese Patienten können sich aufgrund des ständigen Umgangs mit ihren Krankheiten entmutigt, ängstlich oder deprimiert fühlen. Die Vielzahl an Arztterminen, Behandlungen und Einschränkungen, die mit ihren Krankheiten verbunden sind, kann zu einem Gefühl der **mentalen Belastung** und psychischen Erschöpfung führen. Er kann eine wichtige Rolle spielen, indem er moralische Unterstützung anbietet, sich die Sorgen des Patienten anhört und ihn gegebenenfalls an einen Psychologen oder einen psychologischen Dienst verweist.

Die Pflege von Patienten mit Mehrfacherkrankungen erfordert auch eine **ständige Anpassung der Pflege** an die Entwicklung der Krankheiten und der Behandlungen. Chronische Krankheiten entwickeln sich oft auf unvorhersehbare Weise und es ist wichtig, die Pflege regelmäßig an die neuen Bedürfnisse des Patienten anzupassen. Beispielsweise kann ein Diabetespatient, dessen Nierenfunktion sich verschlechtert, eine Anpassung seiner Insulinbehandlung oder eine Änderung seiner Ernährung benötigen. Der Pfleger muss diese Entwicklungen im Auge behalten und in der Lage sein, seine Maßnahmen in Absprache mit dem medizinischen Team entsprechend anzupassen.

Schließlich ist die **Vermeidung von Krankenhausaufenthalten** ein wichtiges Ziel bei der Behandlung von Patienten mit mehreren chronischen Erkrankungen. Diese Patienten sind aufgrund der Dekompensation ihrer Krankheiten häufig von wiederholten Krankenhausaufenthalten bedroht. Eine der Prioritäten des Pflegepersonals ist es daher, **den Zustand des Patienten** so weit wie möglich zu **stabilisieren**, indem es die Behandlung optimiert, auf Anzeichen einer Verschlechterung achtet und bei Bedarf schnell eingreift. Der Pfleger spielt durch seine tägliche Betreuung des Patienten eine zentrale Rolle bei dieser Prävention, indem er frühzeitig die Vorboten einer Komplikation oder Dekompensation erkennt und das Gesundheitspersonal alarmiert, bevor die Situation eine Krankenhauseinweisung erforderlich macht.

○   Angepasste Pflege für ältere und gebrechliche Patienten

Die **Pflege von älteren und gebrechlichen Patienten** erfordert einen besonderen Ansatz, der sowohl aufmerksam als auch persönlich ist. Mit zunehmendem Alter werden die Menschen oft physisch und psychisch verletzlicher, was eine sensiblere, flexiblere und multidimensionale Pflege erfordert. Ältere Patienten können an mehreren chronischen Krankheiten leiden, ihre körperlichen und geistigen Fähigkeiten können nachlassen oder sie verlieren ihre Selbständigkeit. Diese Faktoren tragen dazu bei, dass **Gebrechlichkeit** zu einem zentralen Element in der Pflege wird, deren Hauptziel es ist, ihr Wohlbefinden zu erhalten, Komplikationen zu verhindern und ihre Würde zu respektieren.

Einer der Schlüsselaspekte bei der Pflege älterer und gebrechlicher Patienten ist die Notwendigkeit eines **ganzheitlichen Ansatzes**. Im Gegensatz zu jüngeren Patienten leiden ältere Menschen oft an einer Kombination von Gesundheitsproblemen. Ihre Pflege darf sich daher nicht auf die Behandlung einer einzelnen Krankheit beschränken, sondern muss alle ihre physischen, psychologischen und sozialen

Bedürfnisse berücksichtigen. Beispielsweise kann ein älterer Patient mit Osteoporose, Diabetes und kognitiven Störungen nicht effektiv behandelt werden, wenn man sich nur auf eine dieser Krankheiten konzentriert. Jeder Aspekt seiner Gesundheit muss in kohärenter Weise berücksichtigt werden. Dies erfordert eine **enge Koordination** zwischen den verschiedenen Gesundheitsberufen, insbesondere zwischen Ärzten, Krankenpflegern, Physiotherapeuten und Pflegekräften, die eine zentrale Rolle bei der täglichen Betreuung des Patienten spielen.

Eines der Hauptziele bei der Behandlung älterer Patienten ist es, **ihre Selbständigkeit** so weit wie möglich zu **erhalten**. Auch wenn das höhere Alter mit einem allmählichen Verlust bestimmter Fähigkeiten einhergehen kann, ist es von entscheidender Bedeutung, die verbleibenden Funktionen zu fördern und zu erhalten. Dies kann durch die Ermutigung zu einfachen alltäglichen Handlungen wie Waschen, Anziehen oder Fortbewegen mit oder ohne Hilfe geschehen. Die Anregung der Patienten, aktiv an ihrer eigenen Pflege mitzuwirken, fördert ihr Gefühl von Kontrolle und Würde, was sich positiv auf ihre Moral und Lebensqualität auswirkt. Der Pfleger spielt hierbei eine entscheidende Rolle, indem er den Patienten **sanft ermutigt**, die Pflege an seine Fähigkeiten anpasst und ihm die notwendige Unterstützung bietet, ohne alles für ihn zu tun.

Die Vermeidung von Stürzen ist ein weiterer entscheidender Aspekt der Pflege von älteren und gebrechlichen Patienten. Stürze sind eine der Hauptursachen für Morbidität und Mortalität bei älteren Menschen. Aufgrund der abnehmenden Muskelkraft, des Gleichgewichtsverlustes und der visuellen oder kognitiven Beeinträchtigungen sind ältere Patienten besonders gefährdet. Daher ist es wichtig, die Umgebung so anzupassen, dass sie sicher ist, z.B. durch die Anbringung von Haltegriffen in Badezimmern, die Beseitigung von Hindernissen wie Teppichen und die Sicherstellung einer angemessenen Beleuchtung. Der Pfleger muss durch seine Wachsamkeit auch auf den Ermüdungszustand des Patienten achten, da Erschöpfung das Sturzrisiko erhöhen kann. Er muss seine Pflege an das Energieniveau des Patienten anpassen und ihn mit technischen Hilfsmitteln wie Gehhilfen oder Stöcken unterstützen, damit er sich sicher fortbewegen kann.

Die Pflege älterer Patienten muss auch die in dieser Bevölkerungsgruppe häufig auftretenden **kognitiven Störungen** wie Demenz oder Alzheimer-Krankheit berücksichtigen. Diese Störungen beeinträchtigen das Gedächtnis, das Urteilsvermögen und die Kommunikationsfähigkeit, was die Pflege komplexer machen kann. Es ist wichtig, die Art und Weise der Interaktion mit diesen Patienten anzupassen, indem **vereinfachte** und sich wiederholende **Kommunikationsmethoden** verwendet werden. Der Pfleger sollte geduldig sein, Informationen neu formulieren und sanfte, beruhigende Gesten verwenden. In diesen Situationen ist die Schaffung klarer und strukturierter Routinen von entscheidender Bedeutung, um die Angst des Patienten zu reduzieren und die Pflege zu erleichtern. Das Pflegepersonal sollte auch auf Anzeichen von Verwirrung oder Unruhe achten, die auf unausgesprochene Schmerzen, Unbehagen oder Dehydrierung hindeuten können, und schnell und angemessen darauf reagieren.

Die **Vermeidung von Mangelernährung** ist auch bei älteren und gebrechlichen Patienten ein wichtiges Thema. Mit zunehmendem Alter ändern sich die Ernährungsbedürfnisse, und viele Patienten leiden unter Appetitlosigkeit, Schluckbeschwerden oder Zahnproblemen, die ihre Ernährung erschweren. Mangelernährung kann zum Verlust von Muskelmasse führen, das Risiko von Stürzen erhöhen und das Immunsystem schwächen. Daher ist es wichtig, ausgewogene Mahlzeiten anzubieten, die auf ihre spezifischen Bedürfnisse abgestimmt sind, und dabei Nahrungsmittel zu bevorzugen, die leicht zu kauen und zu schlucken sind. Der Pfleger sollte bei den Mahlzeiten anwesend sein, um sicherzustellen, dass der Patient ausreichend isst, und jede Veränderung des Appetits oder des Gewichts melden. Einfache Maßnahmen, wie die Aufteilung der Mahlzeiten in mehrere kleine Portionen oder das Anbieten von angereicherter Nahrung, können einen großen Unterschied für die allgemeine Gesundheit des Patienten ausmachen.

Ältere Patienten, insbesondere solche, die bettlägerig sind oder im Rollstuhl sitzen, sind ebenfalls gefährdet, Druckgeschwüre zu **entwickeln**, die aufgrund einer längeren Immobilisierung entstehen. Die Vermeidung dieser Hautverletzungen ist bei der Pflege von älteren und gebrechlichen Menschen von entscheidender Bedeutung. Die Pflegekraft sollte darauf achten, **die Position** des Patienten **regelmäßig** zu **verändern**, spezielle Kissen oder Matratzen zu verwenden, um den Druck auf bestimmte Körperbereiche zu verringern, und den Zustand der Haut häufig zu überprüfen. Bei Rötungen oder frühen Anzeichen eines Dekubitus müssen schnell Maßnahmen ergriffen werden, um eine Schädigung des Gewebes zu verhindern.

Auch die **psychologische Unterstützung** spielt eine wichtige Rolle bei der Pflege älterer Patienten. Viele ältere Menschen leiden unter sozialer Isolation, Depressionen oder Angstzuständen, die durch den Verlust der Selbständigkeit und den Rückgang der sozialen Interaktionen noch verstärkt werden. Der Pfleger kann durch seine Nähe zum Patienten eine zentrale Rolle spielen, indem er wohlwollend zuhört, regelmäßige Gespräche initiiert und die Teilnahme an geeigneten sozialen oder kognitiven Aktivitäten anregt. Diese Momente der Interaktion, auch wenn sie einfach sind, sind entscheidend für die Verbesserung der Stimmung und der Lebensqualität des Patienten.

Schließlich ist es von entscheidender Bedeutung, die **Familien** in die Betreuung älterer und gebrechlicher Patienten einzubeziehen. Die Familie spielt oft eine entscheidende Rolle bei der Unterstützung des Patienten, kann aber auch mit emotionalen Schwierigkeiten konfrontiert sein, insbesondere angesichts der Verschlechterung des Gesundheitszustands ihres Angehörigen. Der Pfleger sollte nicht nur den Patienten begleiten, sondern auch die Familien unterstützen, indem er sie über die Entwicklung des Gesundheitszustands auf dem Laufenden hält, ihre Fragen beantwortet und ihnen Sicherheit in Bezug auf die Pflege vermittelt. Durch die Förderung einer offenen Kommunikation und die Einbeziehung der Angehörigen in bestimmte

Pflegeentscheidungen wird ein ruhigeres und kooperativeres Pflegeumfeld geschaffen.

Die Rolle des Pflegers bei klinischen Studien

- Teilnahme an der Betreuung von Patienten, die in Forschungsprotokolle aufgenommen wurden

Die **Überwachung von Patienten, die in Forschungsprotokolle aufgenommen** wurden, ist eine wichtige Aufgabe im Gesundheitswesen. Diese Protokolle, auch klinische Versuche genannt, sind strenge Studien, die durchgeführt werden, um die Wirksamkeit und Sicherheit neuer Behandlungen, Medikamente oder medizinischer Eingriffe zu bewerten. Die Patienten, die an diesen Studien teilnehmen, spielen eine Schlüsselrolle für den medizinischen Fortschritt, und ihre Betreuung erfordert besondere Aufmerksamkeit und erhöhte Wachsamkeit seitens des Pflegepersonals. Die Teilnahme an der Nachsorge bedeutet nicht nur, dass die Forschungsprotokolle strikt eingehalten werden, sondern auch, dass der Patient während der gesamten Studie menschlich betreut wird. Diese Aufgabe kombiniert einen wissenschaftlichen Ansatz mit einer sorgfältigen Pflege der physischen und emotionalen Bedürfnisse der Patienten.

Einer der wichtigsten Aspekte bei der Betreuung von Patienten, die in ein Forschungsprotokoll aufgenommen wurden, ist die **strikte Anwendung der Richtlinien**. Klinische Studien folgen sehr strengen Protokollen, die so gestaltet sind, dass sie die wissenschaftliche Gültigkeit der Ergebnisse gewährleisten und gleichzeitig die Sicherheit der Patienten garantieren. Jede Intervention, Medikamenteneinnahme oder medizinische Untersuchung muss in Übereinstimmung mit den für die Studie festgelegten Regeln durchgeführt werden. Die Pflegekraft unterstützt zwar häufig den für die Studie verantwortlichen Arzt oder Pfleger, muss aber sicherstellen, dass diese Schritte strikt eingehalten werden, sei es bei der Verabreichung der

Behandlungen oder bei der Erhebung der erforderlichen Daten. Dazu gehören Aufgaben wie die Überwachung der Lebenszeichen, die Beobachtung von Nebenwirkungen und die Verwaltung von Routineeingriffen, wobei auf jedes Detail zu achten ist.

Die **ständige Wachsamkeit** ist in der Tat entscheidend, um die Sicherheit des Patienten während der gesamten Studie zu gewährleisten. Patienten, die an Forschungsprotokollen teilnehmen, erhalten häufig experimentelle Behandlungen, die unbekannte oder wenig dokumentierte Nebenwirkungen haben können. Die Überwachung der klinischen Zeichen ist daher von grundlegender Bedeutung, um Nebenwirkungen oder Komplikationen frühzeitig zu erkennen. Der Pfleger muss besonders auf subtile Veränderungen im Zustand des Patienten achten: Temperaturschwankungen, Veränderungen der Vitalparameter oder ungewöhnliche Symptome müssen sofort dem medizinischen Team gemeldet werden. Diese sorgfältige Überwachung dient nicht nur der Sicherheit des Patienten, sondern liefert dem Forschungsteam auch wertvolle Daten über die Wirksamkeit und die Nebenwirkungen der Behandlung.

Neben der klinischen Überwachung ist die psychologische und menschliche Begleitung des Patienten ein weiterer zentraler Aspekt der Nachsorge im Rahmen eines Forschungsprotokolls. Die Teilnahme an einer klinischen Studie kann bei den Patienten **Sorgen** oder **Ängste** hervorrufen. Die Vorstellung, eine experimentelle Behandlung zu erhalten, oft in einem Kontext, in dem die Standardtherapieoptionen begrenzt sind, kann eine Quelle von Stress sein. Die Patienten können Zweifel an der Wirksamkeit der Behandlung haben oder sich vor möglichen Nebenwirkungen fürchten. Der Pfleger spielt durch seine Nähe zum Patienten eine Schlüsselrolle, indem er moralische Unterstützung leistet, Fragen beantwortet und dafür sorgt, dass der Patient sich verstanden und umsorgt fühlt. Zuhören und Einfühlungsvermögen sind wichtig, um dem Patienten zu helfen, diese manchmal unsichere Zeit zu überstehen.

Die **Einhaltung der informierten Zustimmung** ist auch ein grundlegendes Element der Forschungsprotokolle. Patienten, die an solchen Studien teilnehmen, müssen vollständig über die Ziele der Studie, die Behandlung, die sie erhalten werden, den potenziellen Nutzen sowie die damit verbundenen Risiken und Ungewissheiten informiert werden. Wenn die informierte Einwilligung zunächst vom Arzt eingeholt wird, muss der Pfleger sicherstellen, dass der Patient die verschiedenen Phasen der Studie und die Erwartungen, die an ihn gestellt werden, weiterhin gut versteht. Darüber hinaus ist die Einwilligung ein kontinuierlicher Prozess: Der Patient muss jederzeit die Möglichkeit haben, Fragen zu stellen oder Bedenken zu äußern. Der Pfleger spielt daher eine **Vermittlerrolle** zwischen dem Patienten und dem Forschungsteam, indem er die Kommunikation fördert und sicherstellt, dass die Rechte des Patienten stets respektiert werden.

Ein weiterer wichtiger Aspekt der Patientenüberwachung in Forschungsprotokollen ist die **Verwaltung der Behandlung** und die **Vermeidung von Fehlern**. Klinische Studien beinhalten oft komplexe Behandlungsschemata mit spezifischen Dosierungen, genauen Zeitfenstern für die Verabreichung von Medikamenten und manchmal auch Vergleichstherapien (Placebo vs. aktive Behandlung). Der Krankenpflegehelfer muss sicherstellen, dass die Behandlungen präzise verabreicht werden, dass die Dosierungen eingehalten werden und dass die Verabreichungszeiten mit dem Protokoll übereinstimmen. Darüber hinaus kann er an der Erhebung von Daten zur Patientencompliance beteiligt sein, d.h. er muss sicherstellen, dass der Patient die Anweisungen korrekt befolgt, dass er seine Medikamente zu Hause einnimmt und dass er sich an die Anweisungen der Studie hält.

Die **Datenerhebung** ist ein weiterer wichtiger Aspekt bei der Überwachung von Patienten in klinischen Studien. Alle gesammelten Daten - klinische Parameter, Reaktionen auf die Behandlung oder Nebenwirkungen - tragen direkt zur Bewertung der Wirksamkeit der experimentellen Behandlung bei. Der Pfleger kann beauftragt werden, bestimmte Daten zu sammeln, wie z.B. die Ergebnisse von Labortests, Fragebögen zur Bewertung der Lebensqualität oder klinische Beobachtungen. Diese Informationen müssen sorgfältig gesammelt und genau dokumentiert werden, da sie eine Schlüsselrolle bei der abschließenden Analyse der Studie spielen. Jedes Versäumnis oder jeder Fehler bei der Datenerhebung kann die wissenschaftliche Gültigkeit der Studie gefährden, weshalb Sorgfalt in jeder Phase des Prozesses unerlässlich ist.

Darüber hinaus kann die Pflegekraft auch eine wichtige Rolle bei der **praktischen Verwaltung** der Termine und Besuche der Patienten spielen. Forschungsprotokolle erfordern oft einen genauen Zeitplan für die Nachsorge, mit regelmäßigen Besuchen für medizinische Untersuchungen, Blutentnahmen und die Überwachung des Zustands des Patienten. Der Pfleger kann in die Organisation und Koordination dieser Besuche einbezogen werden, indem er sicherstellt, dass der Patient den Zeitplan der Studie einhält und über die wichtigsten anstehenden Termine informiert ist. Auf diese Weise wird sichergestellt, dass die erforderlichen Daten zum richtigen Zeitpunkt gesammelt werden und dass die Nachsorge des Patienten kontinuierlich und in Übereinstimmung mit dem Protokoll erfolgt.

Die **Behandlung von Nebenwirkungen** und schwerwiegenden unerwünschten Ereignissen ist ebenfalls eine Priorität bei der Überwachung von Patienten, die an klinischen Studien teilnehmen. Wenn bei einem Patienten Nebenwirkungen im Zusammenhang mit der experimentellen Behandlung auftreten, ist es wichtig, dass diese Ereignisse **sofort** dem Forschungsteam **gemeldet** werden, damit eine schnelle und angemessene Bewertung erfolgen kann. Die Pflegekraft muss darin geschult sein, solche Nebenwirkungen zu erkennen, sie genau zu dokumentieren und zu wissen, wann der für die Studie verantwortliche Arzt zu benachrichtigen ist. Dies gewährleistet nicht nur die Sicherheit des Patienten, sondern liefert auch wertvolle Informationen über die Verträglichkeit der zu untersuchenden Behandlung.

○ Medikamentenmanagement und spezielle Betreuung von Patienten in der klinischen Forschung

Die **Verwaltung von Arzneimitteln** und die **spezielle Betreuung von Patienten in der klinischen Forschung** ist eine komplexe und stark regulierte Aufgabe, die von den Betreuern absolute Genauigkeit erfordert. Patienten, die an klinischen Prüfungen teilnehmen, erhalten häufig experimentelle Behandlungen oder Medikamente, die noch nicht auf dem Markt erhältlich sind. Dies erfordert eine sorgfältige Überwachung, um sowohl die Sicherheit der Patienten als auch die wissenschaftliche Gültigkeit der Ergebnisse zu gewährleisten. Jeder Aspekt, von der Verabreichung der Medikamente über die Behandlung von Nebenwirkungen bis hin zur genauen Dokumentation jedes Schrittes, muss mit größter Sorgfalt durchgeführt werden.

Einer der wichtigsten Aspekte des Arzneimittelmanagements in der klinischen Forschung ist die **Verabreichung von experimentellen Behandlungen** unter strikter Einhaltung des Studienprotokolls. Im Gegensatz zu Standardbehandlungen folgen klinische Studien sehr spezifischen Richtlinien, die vorschreiben, wann, in welcher Dosis und auf welche Weise die Medikamente verabreicht werden müssen. Der Pfleger muss, oft in Zusammenarbeit mit Krankenpflegern und Ärzten, sicherstellen, dass jedes Medikament gemäß den genauen Regeln des Protokolls verabreicht wird. Dazu gehört auch die Überprüfung der Dosierung, der Verabreichungszeiten und der besonderen Bedingungen, die mit jedem Medikament verbunden sind, z.B. ob es auf nüchternen Magen oder nach einer Mahlzeit eingenommen werden muss oder ob es nach der Verabreichung einer besonderen Überwachung bedarf.

Neben der Verabreichung von Medikamenten muss der Pflegehelfer auch **die Einhaltung der Behandlung überwachen**. Das bedeutet, dass er überprüfen muss, ob der Patient die verordnete Behandlung einhält, insbesondere wenn diese eine gewisse Selbstverwaltung durch den Patienten beinhaltet, wie z.B. die Einnahme von Tabletten zu Hause. In diesen Fällen kann es erforderlich sein, dass der Pfleger dem Patienten klar und deutlich erklärt, wie und wann er seine Medikamente einnehmen muss, Fragen beantwortet und sicherstellt, dass die Anweisungen verstanden werden. Der Pfleger muss auch Informationen über die **Compliance** des Patienten sammeln, d.h. er muss sich vergewissern, dass der Patient die Einnahmeanweisungen genau befolgt und keine Schwierigkeiten mit der Einhaltung des Protokolls hat.

Ein weiterer Schlüsselaspekt des Arzneimittelmanagements in der klinischen Forschung ist die **Vermeidung von Arzneimittelfehlern**. Bei klinischen Studien können solche Fehler schwerwiegende Folgen haben, nicht nur für die Gesundheit des Patienten, sondern auch für die Gültigkeit der Ergebnisse der Studie. Prüfmedikamente werden oft in sehr genauen Dosen verabreicht, und jeder Fehler in der Dosierung kann die Ergebnisse der Studie verfälschen. Der Pfleger muss daher **strenge Überprüfungsverfahren** anwenden, wie z.B. die doppelte Überprüfung der Dosis mit einem anderen Pfleger oder die Verwendung von Rückverfolgbarkeitssystemen, um sicherzustellen, dass die verabreichten Medikamente den Vorgaben des Protokolls entsprechen. Er muss auch auf mögliche Wechselwirkungen mit anderen Behandlungen achten, die der Patient möglicherweise erhält, um Interferenzen zu vermeiden, die die Wirksamkeit oder Sicherheit des Prüfpräparats beeinträchtigen könnten.

Die **Überwachung von Nebenwirkungen** ist ebenfalls ein zentraler Aspekt bei der Versorgung von Patienten in der klinischen Forschung. Es liegt in der Natur von Prüfpräparaten, dass sie unbekannte oder unerwartete Nebenwirkungen verursachen können. Daher ist es wichtig, eine kontinuierliche Überwachung einzurichten, um jede Anomalie im Gesundheitszustand des Patienten frühzeitig zu erkennen. Der Pfleger muss als Kontaktperson besonders auf subtile Anzeichen von Nebenwirkungen achten, wie z.B. Veränderungen des Blutdrucks, der Temperatur, Übelkeit oder Veränderungen des Allgemeinzustands des Patienten. Jede noch so kleine

Nebenwirkung muss genau dokumentiert und sofort dem Forschungsteam gemeldet werden, da diese Informationen für die Beurteilung der Verträglichkeit und Sicherheit der Behandlung von entscheidender Bedeutung sind.

Die **Sammlung klinischer Daten** in Verbindung mit der Verwaltung der Medikamente ist ein weiterer entscheidender Aspekt. Im Rahmen einer klinischen Studie muss jeder Eingriff, jede Medikamenteneinnahme und jede Reaktion des Patienten sorgfältig in der Studienakte dokumentiert werden. Diese Daten ermöglichen es, die Entwicklung des Patienten zu verfolgen, die Wirksamkeit der Behandlung zu messen und mögliche Probleme zu erkennen. Der Pfleger kann aufgefordert werden, Daten wie Vitalzeichen, vom Patienten berichtete Symptome oder die Ergebnisse von Nachuntersuchungen zu dokumentieren. Die Genauigkeit dieser Dokumentation ist entscheidend, um sicherzustellen, dass die Ergebnisse der Studie wissenschaftlich gültig sind und zur Bewertung der Behandlung verwendet werden können.

Klinische Studien beinhalten häufig auch die Verwendung von **Placebos**, die bestimmten Patienten verabreicht werden, um die Wirkung des experimentellen Medikaments mit der einer inaktiven Behandlung zu vergleichen. Obwohl der Pfleger nicht über die Verteilung der Patienten auf die Placebogruppe und die aktive Gruppe informiert wird (diese Information ist oft "verblindet", um Verzerrungen zu vermeiden), muss er alle Patienten gleich behandeln. Er muss sicherstellen, dass jeder Patient mit dem gleichen Maß an Wachsamkeit und Überwachung behandelt wird, unabhängig von der Behandlung, die er erhält. Auf diese Weise wird die Integrität der Studie gewahrt und gleichzeitig sichergestellt, dass jeder Patient eine optimale Behandlung erhält.

Der **Umgang mit Wechselwirkungen zwischen Behandlungen** ist ebenfalls ein heikler Punkt. Patienten, die an klinischen Studien teilnehmen, nehmen neben der experimentellen Behandlung oft noch andere Medikamente für chronische oder akute Erkrankungen ein. Es ist daher von entscheidender Bedeutung, dass der Pfleger regelmäßig die Begleitmedikation überprüft und sicherstellt, dass diese nicht mit dem Forschungsprotokoll interferiert. Dies beinhaltet die Überprüfung potenzieller Wechselwirkungen von Medikamenten, aber auch die Beratung der Patienten darüber, was sie neben der experimentellen Behandlung einnehmen können und was nicht (Nahrungsergänzungsmittel, pflanzliche Heilmittel usw.).

Schließlich ist es wichtig zu betonen, dass der Umgang mit Arzneimitteln in klinischen Studien auch eine **reibungslose Kommunikation** mit dem Patienten erfordert. Patienten können angesichts einer Behandlung experimentellen Zweifel oder Bedenken haben, und es ist wichtig, sie zu beruhigen, ihre Fragen zu beantworten und sicherzustellen, dass sie die Anweisungen richtig verstehen. Der Pfleger sollte eine **Vermittlerrolle** übernehmen, indem er die Kommunikation zwischen dem Patienten und dem Forschungsteam erleichtert, die Verfahren erklärt und sicherstellt, dass der Patient sich während der gesamten Studie unterstützt fühlt.

Kapitel 9

Therapeutische Ausbildung des Patienten in der Urologie

Die Rolle des Pflegers bei der Patientenaufklärung

   ° Patienten und ihren Familien die Pflege und Behandlung erklären

Patienten und ihren Familien die Pflege und Behandlung zu erläutern, ist eine wesentliche Aufgabe in der Beziehung zwischen Arzt und Patient, die weit über die bloße Übermittlung medizinischer Informationen hinausgeht. Es geht darum, eine vertrauensvolle Umgebung zu schaffen, in der sich Patienten und ihre Angehörigen unterstützt, verstanden und in die Entscheidungen über ihre Gesundheit einbezogen fühlen. Die Qualität dieser Kommunikation spielt eine entscheidende Rolle bei der Einhaltung der Behandlung, der Bewältigung von Ängsten und dem allgemeinen Wohlbefinden des Patienten. Eine klare und angemessene Erklärung der Behandlung stellt sicher, dass der Patient und seine Familie verstehen, worum es bei der vorgeschlagenen Behandlung geht, welche Vorteile und Risiken sie mit sich bringt und was jeder Schritt bedeutet. Dies fördert eine patientenorientierte Pflege, die die Bedürfnisse des Patienten respektiert.

Der erste Schritt bei der Erläuterung der Pflege besteht darin, **einen offenen und beruhigenden Raum für den Dialog** zu **schaffen**. Es ist von entscheidender Bedeutung, dass der Patient und seine Familie sich wohl fühlen, wenn sie Fragen stellen, Bedenken oder Zweifel äußern. Der Pfleger, der bei der Pflege oft an vorderster Front steht, muss eine vertrauensvolle Beziehung aufbauen, die auf Zuhören basiert. Eine ruhige Umgebung und eine wohlwollende Sprache tragen dazu bei, Barrieren abzubauen und eine reibungslose Kommunikation zu fördern. Wenn ein Patient oder seine Familie das Gefühl haben, dass ihnen zugehört und sie verstanden werden, sind sie eher bereit, Fragen zu stellen und ihre Bedenken zu äußern, so dass die Erklärungen auf ihre spezifischen Bedürfnisse abgestimmt werden können.

Die **Sprache**, die in diesem Austausch **verwendet** wird, sollte einfach und verständlich sein und keinen medizinischen Jargon enthalten. Auch wenn einige medizinische Begriffe komplex sind, können schwierige Konzepte mit einfachen Worten und

Analogien, die auf die Situation des Patienten zugeschnitten sind, erklärt werden. Anstatt beispielsweise von "Venenthrombose" zu sprechen, kann ein Pfleger sagen: "Das ist ein Gerinnsel, das den Blutfluss in einer Vene blockiert, ähnlich wie wenn sich in einem Wasserrohr ein Pfropfen bildet". Diese Art der Ansprache hilft, das Thema für den Patienten und seine Angehörigen zugänglicher und weniger einschüchternd zu machen. Es ist auch wichtig, regelmäßig zu überprüfen, ob der Patient die Informationen verstanden hat, indem man ihm Fragen stellt oder ihn auffordert, das Verstandene neu zu formulieren.

Ein weiterer wichtiger Aspekt ist die **Individualisierung der Erklärungen**. Jeder Patient ist einzigartig und es ist notwendig, die Erklärungen an sein Verständnisniveau, seinen emotionalen Zustand und seine spezifischen Anliegen anzupassen. Ein älterer Patient mit kognitiven Störungen benötigt beispielsweise kurze und wiederholte Erklärungen, während ein junger Erwachsener vielleicht eher technische Details sucht, um sich zu beruhigen. Die Pflegekraft muss in der Lage sein, sich auf diese unterschiedlichen Bedürfnisse einzustellen und dabei die Besonderheiten des Patienten und seiner Familie zu berücksichtigen. Darüber hinaus können einige Familien kulturelle oder religiöse Überzeugungen haben, die die Art und Weise beeinflussen, wie sie die medizinische Behandlung wahrnehmen. Es ist wichtig, sich diese Bedenken anzuhören und die Erklärungen unter Berücksichtigung dieser Faktoren anzupassen, um ihre Werte zu respektieren und gleichzeitig die Vorteile der vorgeschlagenen Behandlung zu erklären.

Bei komplexen oder langfristigen Behandlungen, wie Chemotherapie, **Dialyse** oder Palliativpflege, ist es wichtig, **die Informationen** in klare Schritte zu **unterteilen**. Es ist oft kontraproduktiv, den Patienten und seine Familie auf einmal mit technischen Informationen zu überhäufen, da dies sie überfordern und Ängste erzeugen kann. Es ist besser, mit den wesentlichen Aspekten wie den Zielen der Behandlung zu beginnen und dann zu den praktischen Details über die Art der Verabreichung, die Dauer der Behandlung und mögliche Nebenwirkungen überzugehen. Diese Aufteilung in Etappen ermöglicht es, den Patienten und seine Angehörigen **allmählich** mit dem Behandlungsprozess vertraut zu machen, während ihre Fragen nach und nach beantwortet werden.

Ein weiteres Schlüsselelement bei der Erläuterung der Pflege ist das **Management von Erwartungen**. Patienten und ihre Familien können manchmal unrealistische Erwartungen an die Behandlungsergebnisse haben und auf eine schnelle Heilung oder das sofortige Verschwinden von Symptomen hoffen. Es ist wichtig, klar zu kommunizieren, was die Behandlung leisten kann, ohne falsche Hoffnungen zu wecken. Bei einer chronischen Krankheit wie Diabetes kann es beispielsweise notwendig sein, zu erklären, dass die Behandlung die Krankheit nicht heilen wird, sondern lediglich einen besseren Umgang mit ihr ermöglicht und langfristige Komplikationen verhindert. Es ist auch wichtig, über mögliche **Nebenwirkungen** zu sprechen und gleichzeitig zu versichern, dass diese in den meisten Fällen überwacht werden können und beherrschbar sind.

Die Erklärung der Pflege und Behandlung umfasst auch **praktische Demonstrationen**, wenn dies erforderlich ist. Bei Patienten oder Familien, die häusliche Pflegemaßnahmen wie das Legen eines Blasenkatheters, die Verabreichung von Insulin oder das Wechseln von Verbänden durchführen müssen, ist es von entscheidender Bedeutung, ihnen Schritt für Schritt zu zeigen, wie sie dabei vorgehen sollen. Eine praktische Demonstration und anschließende Wiederholung durch den Patienten oder seine Angehörigen stellt sicher, dass sie sich sicher fühlen, diese Aufgaben zu Hause auszuführen. Der Pfleger sollte sich vergewissern, dass diese Schritte verstanden und beherrscht werden, bevor er den Patienten oder seine Familie in die Selbstständigkeit entlässt.

Schließlich ist es von entscheidender Bedeutung, **die Autonomie des Patienten und seine Rolle in der Pflege zu** thematisieren. Die Ermutigung des Patienten, soweit wie möglich seine eigene Pflege zu übernehmen, trägt dazu bei, sein Gefühl der Kontrolle über seine Gesundheit zu stärken und seine Therapietreue zu verbessern. Dies kann durch Ratschläge zu guten Lebensgewohnheiten wie einer angemessenen Ernährung oder körperlicher Aktivität geschehen oder durch Aufklärung über die Überwachung bestimmter Parameter, wie z.B. des Blutzuckerspiegels bei einem Diabetiker. Durch die Einbeziehung des Patienten in das Management seiner Gesundheitsfürsorge werden ihm die notwendigen Instrumente an die Hand gegeben, um seine Krankheit besser zu verstehen und aktiv zu seinem eigenen Wohlbefinden beizutragen.

Die **Einbeziehung der Familie** in die Erläuterung der Pflege ist ebenso wichtig, da sie oft eine Quelle der Unterstützung für den Patienten darstellt. Der Pflegende sollte die Angehörigen in diese Gespräche einbeziehen und darauf achten, ihre Fragen zu beantworten und ihre Ängste zu zerstreuen. Dies ermöglicht es der Familie, die Situation besser zu verstehen, den Patienten angemessen zu unterstützen und eine aktive Rolle bei der Überwachung der Behandlung zu spielen, insbesondere in Fällen, in denen der Patient Schwierigkeiten haben könnte, die Informationen zu verstehen oder sich an sie zu erinnern. Die Familie wird so zu einem wichtigen Partner im Gesundheitsmanagement des Patienten und trägt dazu bei, eine bessere Kontinuität der Pflege zu gewährleisten.

   ◦   Information über die Lebensweise nach einem chirurgischen Eingriff

Die Information über die richtige Lebensweise nach einem chirurgischen Eingriff ist ein entscheidender Schritt, um eine optimale Genesung zu gewährleisten und postoperativen Komplikationen vorzubeugen. Nach einer Operation befindet sich der Körper in einer Erholungsphase, in der er eine angemessene Pflege, eine geeignete Ernährung, ausreichend Ruhe und eine moderate körperliche Aktivität benötigt, um seine normalen Funktionen allmählich wieder aufzunehmen. Der Pfleger spielt in diesem Prozess eine Schlüsselrolle, indem er dem Patienten und manchmal auch seiner Familie erklärt, welche Maßnahmen zur

Unterstützung der Genesung zu ergreifen sind. Ein gesunder Lebensstil nach einer Operation fördert nicht nur die Wundheilung, sondern stärkt auch das Immunsystem und minimiert das Risiko von Infektionen oder Komplikationen.

Die **erste Empfehlung**, die Sie dem Patienten mit auf den Weg geben sollten, ist die Bedeutung einer **ausgewogenen Ernährung**. Nach einem chirurgischen Eingriff benötigt der Körper spezielle Nährstoffe, um sich zu regenerieren. Eine Ernährung, die reich an Proteinen, Vitaminen und Mineralien ist, ist für die Reparatur des Gewebes und die Stärkung des Immunsystems von entscheidender Bedeutung. Beispielsweise sind die in Fleisch, Fisch, Eiern oder Hülsenfrüchten enthaltenen Proteine für die Wundheilung unerlässlich. Es ist auch wichtig, ausreichend **Vitamin C** zu sich zu nehmen, das in Früchten wie Zitrusfrüchten enthalten ist, da es eine Schlüsselrolle bei der Produktion von Kollagen spielt, einem Protein, das bei der Gewebereparatur hilft. Wenn Sie dies dem Patienten erklären, können Sie ihm helfen, die richtige Ernährung zu wählen, um eine schnellere Heilung zu erreichen.

Die Hydratation ist ebenfalls ein wichtiger Aspekt, der hervorgehoben werden muss. Nach einer Operation sind die Patienten häufig dehydriert, insbesondere aufgrund der Anästhesie, der Medikamente oder der Blutungen. Es ist wichtig, den Patienten zu ermutigen, den ganzen Tag über **ausreichend Wasser zu trinken**, um die Blutzirkulation zu fördern, eine gute Nierenfunktion zu erhalten und Verstopfung vorzubeugen, eine häufige Nebenwirkung nach einer Operation, insbesondere wenn Opioid-Schmerzmittel verwendet werden. Der Pfleger sollte die Bedeutung regelmäßigen Trinkens betonen und sich dabei an die spezifischen Bedürfnisse des Patienten anpassen, wie z.B. bei bestimmten Eingriffen, bei denen eine Einschränkung der Flüssigkeitszufuhr erforderlich sein kann, z.B. nach einer Nierenoperation.

Die **postoperative Schmerzbehandlung** ist ein weiterer Aspekt, der bei der Lebensführung nach einem Eingriff berücksichtigt werden muss. Die Schmerzen, die nach einer Operation häufig auftreten, müssen gut kontrolliert werden, damit der Patient mobilisiert werden kann und allmählich seine täglichen Aktivitäten wieder aufnehmen kann. Der Pfleger sollte dem Patienten erklären, wie wichtig es ist, **die verschriebenen** Schmerzmittel zu **befolgen** und nicht zu warten, bis die Schmerzen zu stark werden, da dies die Genesung verzögern kann. Es ist auch wichtig, den Patienten zu beruhigen und ihm zu erklären, dass die Schmerzen mit der Zeit nachlassen werden und dass nicht-medikamentöse Techniken wie Entspannung oder kalte oder warme Kompressen ebenfalls zur Schmerzlinderung beitragen können.

Ein weiterer entscheidender Punkt in der Patientenaufklärung ist das **Wund- und Verbandsmanagement**. Nach einer Operation ist es wichtig, die Operationswunde sauber und trocken zu halten, um Infektionen zu vermeiden. Der Pfleger sollte dem Patienten ausführlich erklären, wie **er seine Narbe pflegen** muss, sei es, dass er die Anweisungen für den Verbandswechsel befolgt oder bestimmte Aktivitäten vermeidet, die die Wundheilung beeinträchtigen könnten. Beispielsweise wird häufig empfohlen, die Wunde in den ersten Tagen nicht zu befeuchten und das Ziehen an den Nähten durch Heben schwerer Gegenstände zu vermeiden. Wenn der Patient seine Verbände zu Hause selbst verwalten muss, sollte der Pfleger ihm die richtige Methode zum Wechseln der Verbände zeigen und betonen, wie wichtig es ist, sich vor und nach jeder Handhabung die **Hände zu waschen**, um das Infektionsrisiko zu minimieren.

Einer der wichtigsten Aspekte der Lebensführung nach einer Operation ist die **allmähliche Mobilisierung**. Wenn Sie nach einer Operation zu lange im Bett bleiben, kann dies zu Komplikationen wie **tiefer Venenthrombose**, Druckgeschwüren oder Atemwegsinfektionen führen. Es ist daher von entscheidender Bedeutung, den Patienten zum Aufstehen und Gehen, auch über kurze Strecken, zu ermutigen, sobald dies medizinisch möglich ist. Der Pfleger sollte dem Patienten versichern, dass eine moderate körperliche Aktivität, die seinem

Zustand angepasst ist, für seine Genesung förderlich ist. Tatsächlich hilft Bewegung, den Blutkreislauf zu stimulieren, die Atemfunktion zu verbessern und Komplikationen aufgrund von Immobilität zu verhindern. In einigen Fällen kann es notwendig sein, spezielle Übungen zu empfehlen, wie z.B. Tiefenatmungsübungen für Patienten, die sich einer Brust- oder Bauchoperation unterzogen haben, um Lungenkomplikationen zu vermeiden.

Es ist jedoch auch wichtig, das **Gleichgewicht zwischen Ruhe und Aktivität zu** betonen. Auch wenn die Mobilisierung wichtig ist, braucht der Körper auch Ruhe, um zu heilen. Es ist daher notwendig, dem Patienten zu erklären, dass die Ruhezeiten eingehalten werden müssen und dass er sich nicht überanstrengen darf, wenn er zu schnell seine gewohnten Aktivitäten wieder aufnehmen will. Ein **guter Schlaf** ist für die Unterstützung des Heilungsprozesses unerlässlich, da er dem Körper ermöglicht, sich zu regenerieren und die Immunabwehr zu stärken. Der Pfleger kann Ratschläge zur Förderung eines guten Schlafs geben, wie z.B. die Vermeidung von Stimulanzien am Ende des Tages oder die Schaffung einer ruhigen und erholsamen Umgebung.

Ein weiterer wichtiger Punkt ist die **Vermeidung von Infektionen**. Nach einer Operation kann das Immunsystem geschwächt sein, was den Patienten anfälliger für Infektionen macht. Die Pflegekraft sollte daher die Bedeutung einer guten **persönlichen Hygiene** betonen, einschließlich regelmäßigen Händewaschens und der Vermeidung von Kontakten mit kranken Personen, insbesondere in den ersten Tagen nach der Operation. In einigen Fällen können besondere Vorsichtsmaßnahmen wie das Tragen eines Mundschutzes oder die Einschränkung von Besuchen erforderlich sein, um den Patienten zu schützen. Es ist auch wichtig, dem Patienten zu erklären, wie er Anzeichen einer Infektion wie Fieber, Rötung oder Ausfluss aus der Wunde erkennt und was er bei Verdacht auf eine Infektion tun soll.

Schließlich ist der Umgang mit **Emotionen und Stress** ein wesentlicher Bestandteil der Lebenshygiene nach einem chirurgischen Eingriff. Selbst eine erfolgreiche Operation kann für den Patienten eine Quelle der Angst sein, insbesondere im Hinblick auf die Ungewissheit über die Genesung, die Schmerzen oder die Entwicklung seines Gesundheitszustands. Der Pfleger sollte sich die Zeit nehmen, um zu erklären, dass Stress die Genesung verlangsamen kann und dass es wichtig ist, Entspannungstechniken wie Atemübungen oder regelmäßige Entspannungsphasen anzuwenden. In einigen Fällen kann der Pfleger den Patienten auch an psychologische Beratungsstellen verweisen, wenn dies erforderlich ist.

Begleitung des Patienten beim Selbstmanagement seiner Gesundheit

- Unterstützung beim Verständnis der kontinuierlichen Pflege (häusliche Katheterisierung, Katheter usw.).

Das Verständnis der Dauerpflege, wie z.B. häusliche Katheterisierung, Kathetermanagement oder andere medizinische Geräte, zu fördern, ist eine wichtige Aufgabe für das Pflegepersonal, die präzise und klar ausgeführt werden muss. Bei der kontinuierlichen Pflege werden häufig medizinische Geräte über einen längeren Zeitraum für Patienten mit besonderen Bedürfnissen wie Harnwegsproblemen, Nierenproblemen oder anderen chronischen Erkrankungen eingesetzt. Die Rolle des Pflegers besteht darin, den Patienten und seine Familie beim Verständnis dieser Pflege zu unterstützen, indem er sicherstellt, dass sie sich mit der Verwendung dieser Geräte, ihrer Pflege und Überwachung wohlfühlen. Dieser Begleitungsprozess ist entscheidend für die Vermeidung von Komplikationen, die Förderung der Selbständigkeit und die Gewährleistung einer ruhigen häuslichen Pflege.

Der **erste Schritt**, um das Verständnis für die Dauerpflege zu fördern, ist eine klare und verständliche Erklärung der **Funktionsweise der** verwendeten **Vorrichtung**, sei es ein

Harnkatheter, ein zentraler Venenkatheter oder ein Stoma. Es ist wichtig, dass der Patient und seine Familie verstehen, warum das Gerät angelegt wurde und wie es zur Verbesserung der Gesundheit oder der Lebensqualität des Patienten beiträgt. Zum Beispiel muss der Pfleger bei einer häuslichen Blasenkatheterisierung erklären, dass der Katheter den Urin ableitet, wenn der Patient aufgrund einer Obstruktion oder Lähmung nicht in der Lage ist, dies auf natürlichem Wege zu tun. Das Verständnis dieser Funktion hilft, die Angst des Patienten zu verringern, der sich anfangs vielleicht gegen die Vorstellung sträubt, ein dauerhaftes medizinisches Gerät zu haben.

Anschließend sollte die Pflegekraft zeigen, **wie** man das Gerät **richtig benutzt** und wie man sicherstellt, dass es richtig funktioniert. Zum Beispiel kann die Pflegekraft bei einem Blasenkatheter erklären, wie der Katheter richtig gelegt wird, wie der Sammelbeutel entleert wird und wie der normale Urinfluss ohne Verstopfung überprüft wird. Es ist wichtig, dass jeder Schritt detailliert beschrieben und so oft wie nötig wiederholt wird, damit der Patient oder die Pflegeperson die notwendigen Schritte versteht. Häufig sind praktische Demonstrationen mit anschließender Durchführung der Schritte durch den Patienten oder die Familie erforderlich, um sicherzustellen, dass sie sich im Umgang mit dem System wohl und sicher fühlen.

Ein weiterer wichtiger Aspekt sind **die** strengen **Hygienevorschriften**, die eingehalten werden müssen, um Infektionen zu vermeiden, insbesondere im Zusammenhang mit Kathetern oder Sonden. Diese medizinischen Geräte haben direkten Zugang zu den inneren Systemen des Körpers, was sie besonders anfällig für Infektionen macht. Die Pflegekraft muss daher die Wichtigkeit des gründlichen Händewaschens vor und nach jeder Handhabung betonen, sowie die Desinfektion der Geräte, falls erforderlich. Bei einem Katheter ist es beispielsweise entscheidend zu erklären, wie Verbände steril gewechselt werden, wie die Austrittsöffnung des Katheters zu reinigen ist und wann bei Anzeichen einer Infektion (Rötung, Schmerzen, Ausfluss) ein Arzt zu kontaktieren ist. Diese Vorsichtsmaßnahmen minimieren das Infektionsrisiko und geben dem Patienten die Gewissheit, dass er in der Lage ist, mit diesem Gerät zu Hause umzugehen.

Eine der größten Herausforderungen in der kontinuierlichen Pflege ist häufig der **Umgang mit möglichen Komplikationen**. Der Pfleger muss den Patienten und seine Familie über die Warnsignale informieren, auf die sie achten müssen, um im Falle eines Problems schnell reagieren zu können. Bei einem Blasenkatheter können dies ein verminderter Harnfluss, trüber oder übel riechender Urin oder Schmerzen in der Blase sein, die auf eine Obstruktion oder Infektion hinweisen können. Bei einem Venenkatheter müssen dem Patienten und seiner Familie die Anzeichen einer lokalen Infektion (Rötung, Wärme, Schwellung) oder die Anzeichen einer ernsthafteren Komplikation wie Embolie oder Thrombose bekannt sein. Die Pflegekraft sollte daher klare Erklärungen zu diesen Symptomen geben und betonen, wie wichtig es ist, **sich** bei Auftreten dieser Anzeichen **umgehend an medizinisches Fachpersonal zu wenden**.

Die **Vermeidung von Problemen** im **Zusammenhang mit Immobilität** ist ebenfalls ein wichtiges Element, das in die kontinuierliche Pflege integriert werden muss, insbesondere bei bettlägerigen Patienten oder Patienten mit eingeschränkter Mobilität. Geräte wie Blasenkatheter oder Katheter können ein Hindernis für die Mobilität darstellen, und der Patient kann zögern, sich zu bewegen, weil er Angst hat, an dem Gerät zu ziehen oder es zu beschädigen. Der Pfleger sollte dann erklären, wie der Patient sicher mobilisiert werden kann, indem er die Positionierung der Geräte so anpasst, dass ein gewisses Maß an körperlicher Aktivität möglich ist. Beispielsweise kann er zeigen, wie ein Blasenkatheter neu positioniert werden muss, um ein Ziehen zu vermeiden, oder wie ein Katheter während der Bewegung geschützt werden kann. Die Förderung der Mobilität ist entscheidend für die Vermeidung von Komplikationen wie Druckgeschwüren oder Atemwegsinfektionen und trägt auch dazu bei, die Moral des Patienten zu verbessern, indem es ihm ermöglicht, eine gewisse Unabhängigkeit zu bewahren.

Es ist auch wichtig, die **kontinuierliche Pflege** in den Alltag des Patienten zu integrieren, indem die Erklärungen an seinen Lebensstil angepasst werden. Der Pfleger kann den Patienten über den Umgang mit dem Gerät in verschiedenen Alltagssituationen beraten, wie z.B. beim Waschen, Anziehen oder sogar beim Verlassen des Hauses. Bei einem Patienten mit einem Stoma ist es beispielsweise wichtig zu erklären, wie der Stomabeutel gepflegt und gewechselt wird und wie man mit der Ausrüstung leben und gleichzeitig eine gute Lebensqualität aufrechterhalten kann. Der Pfleger kann auch Ratschläge geben, wie diese Pflege in eine tägliche Routine integriert werden kann, die für den Patienten nicht zu anstrengend ist.

Schließlich muss der Pfleger dem Patienten **psychologische Unterstützung** anbieten, da die Anpassung an die ständige Pflege Stress und Angst verursachen kann. Das Vorhandensein eines permanenten medizinischen Geräts, wie einer Sonde oder eines Katheters, kann das Selbstbild des Patienten beeinträchtigen und zu Zukunftsängsten führen. Der Pflegende sollte daher einen offenen Austausch mit dem Patienten fördern und ihn dazu auffordern, seine Ängste und Zweifel zu äußern. Durch die freundliche Beantwortung von Fragen und die Beruhigung über den täglichen Umgang mit dem Gerät hilft der Pfleger dem Patienten, seine neue Situation zu akzeptieren und eine gewisse Gelassenheit zu erlangen. Falls erforderlich, kann der Pfleger den Patienten an psychologische Beratungsstellen oder Gruppen von Patienten mit ähnlichen Erfahrungen verweisen, damit er seine Gefühle mitteilen und praktische Ratschläge erhalten kann.

○ Postoperative Nachsorge: Verwaltung von Terminen, Überwachung des Heilungsprozesses

Die **postoperative Nachsorge** ist ein wesentlicher Schritt in der Behandlung, um sicherzustellen, dass die Genesung nach einem chirurgischen Eingriff unter den bestmöglichen Bedingungen verläuft. Die postoperative Nachsorge umfasst die Verwaltung der Arzttermine, die Überwachung der Wundheilung, die Kontrolle der Symptome und die Begleitung des Patienten bei seiner physischen und psychischen Erholung. Der Pfleger spielt in dieser Phase eine Schlüsselrolle, indem er darauf achtet, dass der Patient die postoperativen Anweisungen befolgt, die verschriebenen Medikamente einnimmt und in der Lage ist, Fragen zu stellen oder Bedenken zu äußern. So können Komplikationen vermieden und ein ungehinderter Heilungsprozess sichergestellt werden.

Eine der ersten Aufgaben im Rahmen der postoperativen Nachsorge ist die **Verwaltung der Arzttermine.** Nach einem chirurgischen Eingriff muss der Patient häufig seinen Chirurgen oder andere Spezialisten erneut aufsuchen, um den Heilungsverlauf zu beurteilen, Fäden zu ziehen oder die Behandlung an den Fortschritt des Patienten anzupassen. Der Pfleger muss sicherstellen, dass der Patient über diese Termine informiert ist und dass die Termine eingehalten werden. Dies bedeutet, dass Sie an die Wichtigkeit dieser Kontrollen erinnern müssen, auch wenn der Patient sich gut fühlt. Jeder Termin dient dazu, den Fortschritt der Wundheilung zu überprüfen, sicherzustellen, dass der Patient die Behandlungen gut verträgt, und bei Anzeichen von Komplikationen schnell einzugreifen. Der Pfleger kann bei der Koordinierung dieser Termine helfen, insbesondere bei älteren oder hilfsbedürftigen Patienten, die Schwierigkeiten haben könnten, ihre Nachsorge selbst zu organisieren.

Die **Überwachung der körperlichen Heilung** und insbesondere der Narbenbildung ist ein weiterer zentraler Aspekt der postoperativen Nachsorge. Der Heilungsprozess muss genau überwacht werden, um mögliche Infektionen oder lokale Komplikationen zu erkennen. Der Pfleger muss sicherstellen, dass der Patient versteht, wie er seine Wunde überwachen und gegebenenfalls die Verbände wechseln muss. Er sollte dem Patienten erklären, welche Warnzeichen, wie übermäßige Rötung, Ausfluss, Schwellung oder ungewöhnliche Schmerzen, auf eine Infektion oder eine Wundheilungsstörung hinweisen können. Im Zweifelsfall sollte der Pfleger den Patienten ermutigen, schnell einen Arzt aufzusuchen, da eine frühzeitige Behandlung eine

Verschlimmerung der Komplikationen verhindern kann. Dazu gehört, die Wunde sauber und trocken zu halten oder bestimmte Bewegungen zu vermeiden, um ein Ziehen der Nähte zu verhindern.

Ein weiterer wichtiger Aspekt der postoperativen Nachsorge ist die **Schmerzbehandlung**. Nach einer Operation ist es üblich, dass der Patient postoperative Schmerzen verspürt, auch wenn diese im Laufe der Zeit abnehmen sollten. Es ist wichtig, dem Patienten zu erklären, dass die Schmerzen mit den verschriebenen Medikamenten kontrolliert werden können und dass die Schmerzbehandlung für eine allmähliche Mobilisierung von entscheidender Bedeutung ist. Der Pfleger sollte auch darauf achten, dass der Patient seine Schmerzmittel wie verordnet einnimmt, und sicherstellen, dass er versteht, wie die Einnahme je nach Schmerzverlauf anzupassen ist. Wenn die Schmerzen länger anhalten oder sich über das erwartete Maß hinaus verschlimmern, ist es wichtig, das medizinische Team umgehend zu informieren, da dies auf eine Komplikation hindeuten könnte.

Die **Überwachung des Allgemeinzustands des Patienten** nach der Operation ist ebenfalls von entscheidender Bedeutung. Eine Operation, insbesondere eine schwere, kann sich auf den gesamten Organismus auswirken und es ist wichtig, die Vitalzeichen und den Allgemeinzustand des Patienten in den Tagen und Wochen danach zu überwachen. Dazu gehören die Überwachung der Temperatur auf Infektionen, die Kontrolle der Atemfunktionen, insbesondere wenn der Patient unter Vollnarkose stand, und die Beurteilung des Blutkreislaufs, insbesondere um Komplikationen wie Thrombosen zu verhindern. Der Pfleger sollte den Patienten ermutigen, auf seinen Körper zu achten und alle abnormalen Empfindungen wie Atembeschwerden, geschwollene Beine oder übermäßige Müdigkeit zu melden, die eine medizinische Intervention erforderlich machen könnten.

Die **allmähliche Mobilisierung** des Patienten ist ein weiteres Schlüsselelement der postoperativen Nachsorge. Nach einer Operation ist das Risiko einer längeren Immobilität ein Faktor, der zu Komplikationen wie Dekubitus oder Lungenembolie führen kann. Der Pfleger sollte den Patienten ermutigen, sich so schnell wie möglich zu bewegen, wobei er natürlich die ärztlichen Anweisungen befolgen und die Aktivität an die Fähigkeiten des Patienten anpassen sollte. Je nach Zustand des Patienten kann es sich dabei um ein paar Schritte im Zimmer und dann um einen Spaziergang durch die Flure des Krankenhauses oder des Hauses handeln. Mobilität fördert eine bessere Blutzirkulation, beschleunigt die Erholung der Muskeln und trägt dazu bei, die Moral des Patienten zu verbessern. Der Pfleger muss diese Mobilisierung mit Vorsicht begleiten und darauf achten, dass er die Grenzen der Belastbarkeit des Patienten nicht überschreitet.

Die **psychologische Unterstützung** nach einem chirurgischen Eingriff ist ebenso wichtig wie die physische Nachsorge. Selbst eine erfolgreiche Operation kann für den Patienten eine Quelle von Stress und Sorgen sein, insbesondere angesichts der Schmerzen, der Ungewissheit über die Genesung oder die Wiederaufnahme der gewohnten Aktivitäten. Der Pfleger muss ein offenes Ohr für die Fragen und Sorgen des Patienten haben, ihn beruhigen und ihm angemessene Antworten geben. Manchmal kann die Rekonvaleszenz lange dauern und der Patient kann sich frustriert oder entmutigt fühlen. Durch moralische Unterstützung und regelmäßigen Austausch hilft der Pfleger dem Patienten, eine positive Einstellung zu bewahren und sich auf die Genesung zu freuen.

Die **Information des Patienten und seiner Familie** über die kontinuierliche Pflege ist ebenfalls Teil der postoperativen Nachsorge. In einigen Fällen ist nach der Entlassung aus dem Krankenhaus eine spezielle häusliche Pflege erforderlich, wie z.B. Verbandswechsel, Kathetermanagement oder die Einnahme von Medikamenten nach einem festen Zeitplan. Der Pfleger muss sicherstellen, dass der Patient und seine Familie diese Pflege vollständig verstehen, indem er ihnen die richtigen Handgriffe zeigt und sie ermutigt, Fragen zu stellen. Oft ist es hilfreich, schriftliche Unterlagen oder Arbeitsblätter zur Verfügung zu stellen, damit der Patient und seine Familie nach der Rückkehr nach Hause an die notwendigen Schritte erinnert werden. Dadurch wird sichergestellt, dass die Pflege richtig durchgeführt wird und die Autonomie des Patienten bei der Pflege gestärkt wird.

Schließlich ist die **Vermeidung langfristiger Komplikationen von** entscheidender Bedeutung. Einige Operationen, wie orthopädische oder kardiovaskuläre Eingriffe, erfordern eine Anpassung des Lebensstils, um die Genesung zu optimieren und Rückfälle zu verhindern. Der Pfleger kann den Patienten in Fragen der Ernährung, der Raucherentwöhnung, des Gewichtsmanagements und der Einführung einer angepassten Bewegungsroutine beraten. Indem er sicherstellt, dass der Patient die Bedeutung dieser vorbeugenden Maßnahmen versteht, trägt der Pfleger dazu bei, das Risiko künftiger Komplikationen zu verringern und die Gesundheit des Patienten dauerhaft zu verbessern.

Zusammenarbeit mit Krankenpflegern und Ärzten bei der therapeutischen Ausbildung
- Organisation von Informationsveranstaltungen für Patienten

Die Organisation von Informationsveranstaltungen für Patienten ist ein wesentliches Element, um ihnen dabei zu helfen, ihren Gesundheitszustand, die Behandlungen, die sie erhalten, und die Pflege, die sie erhalten müssen, zu verstehen. Diese Veranstaltungen spielen eine Schlüsselrolle bei der Stärkung der Kommunikation zwischen Pflegepersonal und Patienten, bei der Erhöhung der Therapietreue und bei der Unterstützung der Patienten bei der Bewältigung ihrer Krankheit. Sie ermöglichen es, komplexe Informationen klar und zugänglich zu vermitteln und bieten den Patienten gleichzeitig Raum, um Fragen zu stellen und ihre Bedenken zu äußern. Die Organisation solcher Sitzungen erfordert eine sorgfältige Vorbereitung und einen geeigneten

Ansatz, um den unterschiedlichen Bedürfnissen der Patienten gerecht zu werden.

Der erste Schritt zur Organisation einer erfolgreichen Informationsveranstaltung besteht darin, **die Ziele klar zu definieren**. Es ist wichtig zu wissen, welche Art von Informationen vermittelt werden sollen. Geht es darum, eine bestimmte Krankheit zu erklären, eine bestimmte Behandlung zu erläutern oder über den Umgang mit einem medizinischen Gerät wie einem Katheter oder einem Stoma zu informieren? Die Ziele sollten auf die Bedürfnisse der Patienten ausgerichtet sein und jede Sitzung sollte sich auf praktische Informationen konzentrieren, die direkt auf die Situation des Patienten anwendbar sind. Zum Beispiel könnte eine Sitzung für Diabetiker darauf abzielen, dass die Patienten lernen, ihren Blutzuckerspiegel zu kontrollieren, die Bedeutung der Ernährung zu verstehen und ihr Insulin selbständig zu verabreichen.

Zweitens ist es von entscheidender Bedeutung, die **Unterrichtsmethode** an das Verständnisniveau der Patienten anzupassen. Nicht alle Patienten verfügen über das gleiche medizinische Wissen und können mit Fachbegriffen umgehen. Daher ist es wichtig, eine **klare und einfache Sprache** zu wählen und zu komplexe oder jargonartige Begriffe zu vermeiden. Die Erklärungen müssen an die jeweilige Zielgruppe angepasst werden, seien es ältere Erwachsene, junge Erwachsene oder Kinder, wobei die Fähigkeiten jedes Einzelnen, die Informationen aufzunehmen, zu berücksichtigen sind. Um ein besseres Verständnis zu gewährleisten, kann die Verwendung von visuellen Hilfsmitteln wie **Diashows, Videos oder illustrativen Schemata** besonders hilfreich sein. Wenn Sie z.B. eine Insulinbehandlung erklären wollen, kann eine Abbildung der Bauchspeicheldrüse und der Funktionsweise des Insulins im Körper helfen, die Konzepte greifbarer und konkreter zu machen.

Die **Struktur der** Sitzung muss gut durchdacht sein, um eine schrittweise und zugängliche Informationsvermittlung zu ermöglichen. Es ist wichtig, die Sitzung mit einer **einfachen und**

klaren Einführung in das Thema zu beginnen und die Ziele der Sitzung zu erläutern. Danach ist es hilfreich, die Informationen in logischen und zusammenhängenden Schritten zu organisieren. Zum Beispiel könnte es in einer Sitzung über die Behandlung von postoperativen Schmerzen sinnvoll sein, mit einer Erklärung der Ursachen von Schmerzen zu beginnen, bevor die medikamentösen und nicht-medikamentösen Möglichkeiten zur Schmerzbehandlung detailliert beschrieben werden. Eine gut strukturierte Sitzung ermöglicht es den Patienten, der Argumentation leicht zu folgen und die Informationen flüssig und schrittweise zu erwerben.

Ein wesentlicher Aspekt dieser Sitzungen ist die **Förderung der Interaktivität**. Es geht nicht nur um die Vermittlung von Informationen, sondern auch darum, einen Raum zu schaffen, in dem die Patienten Fragen stellen und ihre Erfahrungen austauschen können. Die Informationssitzungen sollten auch Zeit für **Fragen und Antworten** enthalten, in der die Patienten die Möglichkeit haben, nachzufragen, was sie nicht verstanden haben, oder ihre persönlichen Bedenken zu äußern. Der Pfleger oder das Gesundheitspersonal, das die Sitzung leitet, sollte aktiv zuhören, geduldig sein und die Fragen klar und beruhigend beantworten. Dies trägt nicht nur zum besseren Verständnis der Informationen bei, sondern schafft auch ein Klima des Vertrauens und der Sicherheit für die Patienten.

Darüber hinaus ist es wichtig, **die Familien und pflegenden Angehörigen** in diese Sitzungen **einzubeziehen**, da sie oft eine Schlüsselrolle im täglichen Umgang mit der Krankheit spielen. Indem sie den Angehörigen die Pflege und Behandlung erklären, können sie den Patienten besser unterstützen, sei es bei der Behandlung zu Hause, bei der Organisation der Pflege oder bei der Einhaltung von Arztterminen. In einer Sitzung über die Betreuung eines Patienten nach einer Herzoperation müssen die Angehörigen beispielsweise verstehen, wie wichtig es ist, auf bestimmte Warnzeichen wie Brustschmerzen oder Kurzatmigkeit zu achten. Durch die Einbeziehung der Angehörigen in die therapeutische Ausbildung wird eine stärkere Unterstützung für den Patienten geschaffen, was dessen Chancen erhöht, die Empfehlungen zu befolgen und Komplikationen zu vermeiden.

Es ist auch wichtig, **schriftliche** Unterlagen oder Dokumente zur **Verfügung** zu **stellen**, die am Ende jeder Sitzung mitgenommen werden können. Diese Unterlagen können die wichtigsten Punkte der Sitzung zusammenfassen, an die wichtigsten Anweisungen erinnern oder praktische Tipps für den Umgang mit der Krankheit geben. Sie dienen dem Patienten als Nachschlagewerk, wenn er nach Hause geht, und helfen ihm, das Gelernte anzuwenden. Diese Materialien sollten in einer einfachen Sprache verfasst und möglichst illustriert sein, damit sie leicht verständlich und nachschlagbar sind. Beispielsweise könnte eine Anleitung zur Verwendung eines Blutzuckermessgeräts für einen Diabetespatienten eine Schritt-für-Schritt-Anleitung mit Illustrationen für jede Phase enthalten.

Die **Häufigkeit der Informationssitzungen** muss ebenfalls an die Bedürfnisse der Patienten angepasst werden. Für einige mag eine einzige Sitzung ausreichen, um die Pflege oder Behandlung zu verstehen, für andere hingegen können regelmäßige Nachuntersuchungen erforderlich sein, insbesondere wenn der Umgang mit der Krankheit komplex oder fortschreitend ist. Bei Patienten mit chronischen Erkrankungen wie Niereninsuffizienz oder Krebs können regelmäßige Sitzungen beispielsweise dazu beitragen, die Informationen an den sich ändernden Gesundheitszustand oder an neue Behandlungsmöglichkeiten anzupassen.

Ein weiterer nicht zu vernachlässigender Punkt ist die Wichtigkeit, während dieser Sitzungen einen **Raum für emotionale Unterstützung** anzubieten. Patienten, insbesondere solche mit chronischen oder schweren Erkrankungen, können angesichts der Behandlung Angst oder Stress empfinden. Die Informationsveranstaltungen bieten die Gelegenheit, diese emotionalen Aspekte anzusprechen und psychologische Unterstützung anzubieten. Der Pfleger kann den Patienten z.B. beruhigen, indem er ihm erklärt, dass es normal ist, sich anfangs überfordert zu fühlen, und dass der Umgang mit der Pflege mit der Zeit vertrauter und weniger stressig wird. Es ist auch möglich, zusätzliche Ressourcen wie Selbsthilfegruppen oder Patientenorganisationen anzubieten, damit sich die Teilnehmer mit Menschen austauschen können, die ähnliche Erfahrungen machen.

Schließlich ist es wichtig, die Patienten am Ende der Sitzungen **um Feedback zu bitten**. Das Einholen von Feedback über die Klarheit der gelieferten Informationen, die Aspekte, die sie am nützlichsten fanden, oder die Punkte, die verbessert werden könnten, ermöglicht es, zukünftige Sitzungen auf die tatsächlichen Bedürfnisse der Patienten abzustimmen. Dies gewährleistet eine kontinuierliche Verbesserung der Sitzungen und stellt sicher, dass der Inhalt für jede Patientengruppe relevant und effektiv bleibt.

◦ Anpassung der Rede an das Verständnisniveau der Patienten

Die Anpassung der Sprache an das Verständnisniveau des Patienten ist eine grundlegende Fähigkeit jedes Pflegepersonals. Jeder Patient hat unterschiedliche kognitive Fähigkeiten, medizinische Kenntnisse und Erfahrungen, was bedeutet, dass die gleiche Botschaft nicht allen Patienten auf einheitliche Weise vermittelt werden kann. Das Ziel ist es, sicherzustellen, dass jeder Patient, unabhängig von seiner Bildung oder seinem Zustand, die ihm angebotene Pflege und Behandlung vollständig versteht. Diese Anpassung ist nicht nur für eine gute medizinische Versorgung unerlässlich, sondern trägt auch dazu bei, das Vertrauen des Patienten zu stärken, seine Therapietreue zu fördern und seine Ängste zu verringern.

Der erste Schritt zur Anpassung der Rede ist die **Einschätzung des Verständnisses des Patienten**. Dies kann durch einfache Fragen zu seinem Wissen über seine eigene Krankheit oder seine Behandlung geschehen. Bei einem Diabetespatienten kann der Pfleger beispielsweise fragen, was er über den Umgang mit seinem Blutzuckerspiegel weiß oder welche Nahrungsmittel er zu sich nehmen darf. Dieser Ansatz ermöglicht es, den Ausgangspunkt des Patienten einzuschätzen, ohne ihn in Verlegenheit zu bringen oder ihn zu verurteilen. Eine andere Möglichkeit, das Verständnis zu bewerten, ist die Reaktion des Patienten während der Erklärungen: Wenn er verwirrt wirkt oder viele zusätzliche Fragen stellt, kann dies darauf hindeuten, dass er mehr Erklärungen oder eine vereinfachte Sprache benötigt.

Nachdem das Verständnisniveau ermittelt wurde, ist es wichtig, **die verwendete Sprache zu vereinfachen**. Medizinische Begriffe, die oft komplex und technisch sind, können Patienten, die mit dem medizinischen Vokabular nicht vertraut sind, leicht verwirren. Daher ist es wichtig, diese Begriffe in einfache und verständliche Worte zu übersetzen. Zum Beispiel kann man statt von "Venenthrombose" von "Blutgerinnsel" sprechen und erklären, dass dies den Blutfluss in den Venen blockiert. Die Verwendung alltäglicher Begriffe erleichtert das Verständnis und hilft dem Patienten, seine Krankheit oder seine Behandlung besser zu verstehen. Es ist auch hilfreich, regelmäßig zu überprüfen, ob der Patient den Erklärungen folgt, indem er gebeten wird, das Verstandene noch einmal zu formulieren.

Die Verwendung von **Metaphern oder Analogien** ist eine weitere wirksame Methode, um Patienten zu helfen, komplexe Konzepte zu verstehen. Den menschlichen Körper mit etwas Vertrauterem zu vergleichen, kann das Verständnis erheblich verbessern. Um beispielsweise die Funktionsweise von Arterien zu erklären, die durch Cholesterinplaques verstopft sind, kann die Analogie von Wasserrohren, die durch Kalk verstopft sind, verwendet werden, um zu erklären, dass der Fluss von Wasser (oder Blut) erschwert wird, wenn es eine Blockade gibt. Diese mentalen Bilder erleichtern das Verständnis, indem sie abstrakte Konzepte mit konkreteren, dem Patienten vertrauten Erfahrungen verknüpfen.

Neben der vereinfachten Sprache ist es von entscheidender Bedeutung, die **Menge der** bereitgestellten **Informationen anzupassen**. Manche Patienten können sich überfordert fühlen, wenn ihnen zu viele Informationen auf einmal gegeben werden, insbesondere nach der Bekanntgabe einer Krankheit oder vor einem chirurgischen Eingriff. In diesem Fall ist es wichtig, **die Erklärungen zu dosieren**, indem man zuerst die wichtigsten Konzepte einführt und dann zu komplexeren Details übergeht. Beispielsweise kann es für einen Patienten, der sich einer Operation unterziehen muss, beruhigender sein, zunächst die Ziele der Operation und die erwarteten Vorteile zu erläutern, bevor Sie auf die technischen Aspekte des Eingriffs eingehen. Die Unterteilung der Erklärungen in einzelne Schritte macht die Informationen leichter verdaulich und verhindert, dass der Patient sich verloren fühlt oder ängstlich ist.

Ein weiterer wichtiger Aspekt ist die Sicherstellung, dass **die Informationen wiederholt und** bei Bedarf **erneut erklärt werden**. Einige Patienten, insbesondere wenn sie gestresst oder müde sind, können Schwierigkeiten haben, sich Informationen zu merken. Daher sollten Sie nicht zögern, die Erklärungen mehrmals zu wiederholen, indem Sie andere Wörter oder konkrete Beispiele verwenden. Darüber hinaus ist es oft hilfreich, **schriftliche oder visuelle Hilfsmittel** zur Ergänzung der mündlichen Erklärungen anzubieten. Diese Hilfsmittel ermöglichen es dem Patienten, die Informationen in seinem eigenen Tempo zu lesen und besser zu verarbeiten, wenn er nach Hause zurückkehrt. Zum Beispiel kann ein illustrierter Diabetes-Ratgeber mit einfachen Bildern und Schritt-für-Schritt-Anleitungen ein wertvolles Hilfsmittel sein, um einem Patienten zu helfen, besser zu verstehen, wie er seinen Blutzucker messen oder seine Ernährung anpassen kann.

Es ist auch wichtig, **seine Rede an den emotionalen Zustand des Patienten anzupassen**. Wenn ein Patient ängstlich, erschrocken oder von einer Diagnose überwältigt ist, kann seine Fähigkeit, Informationen zu verstehen und zu verarbeiten, beeinträchtigt werden. In solchen Situationen ist es wichtig, einen beruhigenden Ton anzuschlagen, Einfühlungsvermögen zu zeigen und sich die nötige Zeit zu nehmen, um alle Fragen des Patienten zu beantworten. Oft ist es hilfreich, die Informationen aufzuteilen und den Patienten nicht mit zu vielen Details zu überfordern, insbesondere wenn er unter Schock steht. Beispielsweise kann sich der Pfleger nach einer Krebsdiagnose zunächst auf die emotionale Unterstützung und unmittelbare praktische Informationen wie die ersten Schritte der Behandlung konzentrieren, bevor er später auf die technischen Details der Behandlungsmöglichkeiten zurückkommt.

Die Einbeziehung der **Familie oder der Angehörigen** kann ebenfalls bei der Anpassung der Sprache helfen. Einige Patienten, insbesondere ältere oder gebrechliche Menschen, können Schwierigkeiten haben, die Informationen allein aufzunehmen. Die Einbeziehung eines Angehörigen in die Diskussion stellt sicher, dass auch jemand anderes die Anweisungen versteht, und kann den Patienten beim Management seiner häuslichen Pflege unterstützen. Darüber hinaus können die Familienmitglieder zusätzliche Fragen stellen, die der Patient vielleicht nicht selbst zu stellen wagt, oder Punkte klären, die der Patient nicht verstanden hat. Dies ermöglicht eine bessere Kontinuität der Pflege und eine bessere Nachsorge nach der Konsultation.

Um sicherzustellen, dass die Rede auf den Patienten abgestimmt ist, ist es wichtig, **Feedback einzuholen**. Den Patienten zu ermutigen, zu sagen, was er verstanden hat oder was unklar ist, ermöglicht es dem Betreuer, seinen Vortrag in Echtzeit anzupassen. Dies trägt auch dazu bei, eine Dynamik zu schaffen, in der der Patient sich wohl fühlt, Fragen zu stellen und sich aktiv am Management seiner Gesundheit zu beteiligen. Zum Beispiel kann der Pfleger, nachdem er eine medikamentöse Behandlung erklärt hat, den Patienten fragen: "Ist Ihnen das klar? Möchten Sie, dass ich einen Teil noch einmal erkläre?" Dies zeigt dem Patienten, dass seine Fragen und Zweifel legitim sind und dass der Pfleger da ist, um ihm zu helfen, zu verstehen, ohne zu urteilen.

Schlussfolgerung: Die Zukunft von Krankenpflegehelfer in der Urologie

Zukünftige Herausforderungen für die Urologiepflege

∘ Alterung der Bevölkerung und Zunahme urologischer Erkrankungen

Die **Alterung der Bevölkerung** ist ein globales Phänomen, das große Auswirkungen auf das Gesundheitssystem hat, insbesondere im Bereich der Urologie. Mit der steigenden Lebenserwartung erreichen immer mehr Menschen ein hohes Alter, und diese Alterung geht mit einer erheblichen Zunahme **urologischer Erkrankungen** einher. Diese Erkrankungen, die hauptsächlich das Harnsystem und die männlichen Fortpflanzungsorgane betreffen, werden mit zunehmendem Alter der Bevölkerung immer häufiger. Erkrankungen wie Prostataerkrankungen, Harninkontinenz und Niereninsuffizienz betreffen immer mehr ältere Menschen und erfordern eine spezielle und oft langwierige Pflege.

Eine der häufigsten urologischen Erkrankungen bei älteren Menschen ist die **benigne Prostatahyperplasie (BPH)**, eine Vergrößerung der Prostata. Dieser Zustand, der fast alle Männer ab 50 Jahren betrifft, kann zu Schwierigkeiten beim Wasserlassen führen, wie häufiger Harndrang, geringer Druck des Harnstrahls oder das Gefühl einer unvollständigen Blasenentleerung. Obwohl die BPH gutartig ist, kann sie die Lebensqualität von Männern erheblich beeinträchtigen, ihren Schlaf stören und ihre täglichen Aktivitäten einschränken. Da die Bevölkerung immer älter wird, wird diese Erkrankung immer häufiger und die urologischen Abteilungen müssen ihre Behandlung an die Bedürfnisse einer alternden Bevölkerung anpassen. Die Behandlung kann medikamentös oder in einigen Fällen chirurgisch erfolgen und erfordert häufig eine regelmäßige Nachsorge, um den Verlauf der Krankheit zu überwachen.

Prostatakrebs ist eine weitere urologische Erkrankung, die in direktem Zusammenhang mit dem Alter steht. Es ist die häufigste Krebserkrankung bei Männern und die Inzidenz steigt mit zunehmendem Alter, wobei vor allem Männer über 65 Jahre betroffen sind. Während einige Prostatakrebse sich langsam entwickeln und lediglich eine aktive Überwachung erfordern, können andere aggressiver sein und eine schnelle Behandlung erfordern, mit Behandlungen, die von der Chirurgie bis zur Strahlentherapie oder Hormontherapie reichen. Die Alterung der Bevölkerung führt dazu, dass jedes Jahr mehr Fälle diagnostiziert werden, was eine Herausforderung für die Früherkennung und die angemessene Behandlung darstellt. Die Herausforderung für das Pflegepersonal besteht darin, einen individuellen Ansatz anzubieten, der sowohl das biologische Alter des Patienten als auch andere Komorbiditäten und die Präferenzen hinsichtlich der Lebensqualität berücksichtigt.

Harninkontinenz ist eine weitere häufige Erkrankung bei älteren Menschen, die sowohl Männer als auch Frauen betrifft. Mit zunehmendem Alter verlieren die Muskeln des Beckenbodens und der Blase an Spannkraft, was zu unfreiwilligem Harnverlust führen kann, insbesondere bei körperlicher Anstrengung, beim Husten oder Niesen (Belastungsinkontinenz). Dieser Zustand ist nicht nur körperlich unangenehm, sondern kann auch erhebliche psychologische Auswirkungen haben, die zu Verlegenheit, Scham und manchmal auch zu **sozialer Isolation** führen. Die Alterung der Bevölkerung erhöht die Prävalenz dieser Krankheit erheblich und zwingt die Gesundheitsexperten dazu, die Behandlungsstrategien anzupassen. Diese Strategien reichen von der perinealen Rehabilitation über medizinische Behandlungen bis hin zu Geräten wie Sonden oder absorbierenden Schutzvorrichtungen und manchmal auch chirurgischen Eingriffen.

Neben Prostataproblemen und Inkontinenz ist das Altern auch mit einem **erhöhten Risiko für Harnwegsinfektionen** verbunden. Bei älteren Menschen sind Harnwegsinfektionen wie Zystitis aufgrund mehrerer Faktoren häufig. Die altersbedingte Abnahme der Immunfunktion, Harnverhalt aufgrund von Erkrankungen wie BPH oder die Verwendung von medizinischen Geräten wie Harnkatheter erhöhen das Risiko von Infektionen. Diese Infektionen können zu ernsthaften Komplikationen wie Harnwegssepsis führen und müssen schnell behandelt werden. Harnwegsinfektionen bei älteren Menschen können auch zu atypischen Symptomen wie Verwirrtheit führen, was die Diagnose erschwert. Die Vorbeugung, insbesondere durch ausreichende Flüssigkeitszufuhr und regelmäßige Überwachung, ist entscheidend, um das Auftreten dieser Infektionen zu reduzieren.

Die **chronische Niereninsuffizienz** ist eine weitere urologische Erkrankung, die häufig mit dem Alter in Verbindung gebracht wird. Die Nierenfunktion nimmt mit zunehmendem Alter auf natürliche Weise ab, und bei manchen Menschen kann sich diese Abnahme aufgrund von chronischen Krankheiten wie Bluthochdruck oder Diabetes beschleunigen, zwei Krankheiten, die ebenfalls mit zunehmendem Alter zunehmen. Nierenversagen kann langsam fortschreiten und keine Symptome aufweisen, bis es ein fortgeschrittenes Stadium erreicht hat, weshalb regelmäßige Kontrollen für ältere Menschen von entscheidender Bedeutung sind. Wenn die Nierenfunktion stark beeinträchtigt ist, können Behandlungen wie Dialyse oder Nierentransplantation erforderlich sein, obwohl diese Optionen für ältere Patienten aufgrund ihrer allgemeinen Gebrechlichkeit nicht immer durchführbar oder wünschenswert sind. Die Behandlung der Niereninsuffizienz bei älteren Menschen erfordert daher einen multidisziplinären Ansatz, der nicht nur die Nierenfunktion, sondern auch den allgemeinen Gesundheitszustand und die Lebensqualität des Patienten berücksichtigt.

Die **Alterung der Bevölkerung** stellt auch besondere Herausforderungen an die urologische Palliativversorgung. Viele urologische Erkrankungen bei älteren Menschen, wie fortgeschrittene Krebserkrankungen oder terminale Niereninsuffizienz, erfordern eine Versorgung am Lebensende, die auf die individuellen Bedürfnisse jedes einzelnen Patienten zugeschnitten sein muss. Die Palliativpflege zielt darauf ab, Schmerzen und andere Symptome zu lindern und den Patienten und ihren Familien emotionale und psychologische Unterstützung zu bieten. Die Rolle des Behandlungsteams besteht darin, eine Versorgung anzubieten, die sich auf die Lebensqualität konzentriert, die Wünsche des Patienten bezüglich seines

Lebensendes berücksichtigt und gleichzeitig sicherstellt, dass die Behandlung seinen Bedürfnissen und Werten entspricht.

Schließlich erfordert die Alterung der Bevölkerung ein Umdenken in der Gesundheitsversorgung, um der Zunahme urologischer Erkrankungen Rechnung zu tragen. Das Pflegepersonal muss nicht nur für die Besonderheiten der urologischen Versorgung älterer Menschen geschult werden, sondern auch über die entsprechenden Ressourcen verfügen, um eine effiziente Versorgung zu gewährleisten. Prävention und Früherkennung sind wichtig, um Komplikationen zu minimieren, aber dies erfordert eine Infrastruktur, die in der Lage ist, die wachsende Nachfrage zu bewältigen. Mit der Zunahme chronischer Erkrankungen ist es außerdem entscheidend, Strategien zu entwickeln, um die häusliche Pflege zu optimieren und Krankenhausaufenthalte zu reduzieren, indem älteren Patienten langfristige Nachsorgemöglichkeiten angeboten werden.

- Entwicklung von Pflegetechniken und Robotisierung

Die **Entwicklung von Pflegetechniken** und der Einsatz von **Robotern** in der Medizin stellen einen wichtigen Wendepunkt in der Art und Weise dar, wie Patienten betreut und behandelt werden. Diese technologischen Fortschritte haben die medizinische Praxis verändert, indem sie die Genauigkeit der Eingriffe verbessert, die Risiken für die Patienten verringert und die Pflegeprozesse optimiert haben. Wenn sich die Technologie weiterhin so schnell entwickelt, bietet sie neue Möglichkeiten für eine effizientere, weniger invasive und besser auf die individuellen Bedürfnisse zugeschnittene Pflege. Diese Innovationen bringen jedoch auch Herausforderungen mit sich, insbesondere im Hinblick auf die Ausbildung, die Zugänglichkeit und die Beziehung zwischen Pfleger und Patient.

Eine der wichtigsten Entwicklungen im Bereich der medizinischen Versorgung ist die **Einführung der chirurgischen Robotik**. Seit den ersten robotergestützten Eingriffen hat sich diese Technologie schnell zu einem unverzichtbaren Werkzeug in bestimmten Disziplinen entwickelt, insbesondere in der Urologie, der Herzchirurgie und der orthopädischen Chirurgie. Der **Da Vinci-Roboter** beispielsweise ist eines der am häufigsten verwendeten Systeme in Krankenhäusern auf der ganzen Welt. Er ermöglicht es den Chirurgen, komplexe Eingriffe mit **erhöhter Präzision** und **3D-Visualisierung** durchzuführen. Mit seinen äußerst präzisen Gelenkarmen bietet dieser Roboter eine größere Bewegungsfreiheit als die menschliche Hand und reduziert das natürliche Zittern des Chirurgen. Dadurch können schwierige Operationen wie Prostatektomien oder Nierenoperationen weit weniger invasiv als mit herkömmlichen Techniken durchgeführt werden. Der Patient profitiert durch **kleinere Schnitte, weniger Blutungen, weniger postoperative Schmerzen** und eine **kürzere Erholungszeit**.

Neben der Robotik hat auch die **Entwicklung minimalinvasiver Operationstechniken** die Art und Weise, wie Eingriffe durchgeführt werden, radikal verändert. Die laparoskopische Chirurgie, bei der mit Hilfe einer Kamera und feiner Instrumente durch kleine Schnitte operiert wird, ist zu einer gängigen Alternative zu offenen Operationen geworden. Diese Technik reduziert nicht nur die Narbenbildung und das Risiko von Komplikationen, sondern verkürzt auch die Dauer des Krankenhausaufenthalts. Für die Patienten bedeuten diese Fortschritte eine bessere postoperative Erfahrung und eine schnellere Rückkehr in ein normales Leben. In Kombination mit der Robotik stellt die roboterassistierte Laparoskopie einen weiteren Schritt in Richtung einer immer anspruchsvolleren und für den Körper weniger traumatischen Behandlung dar.

Künstliche Intelligenz (KI) spielt auch eine immer wichtigere Rolle bei der Entwicklung von Pflegetechniken. Sie wird zur **Analyse großer Mengen medizinischer Daten** eingesetzt und hilft bei der Diagnose, der therapeutischen Entscheidungsfindung und sogar bei der Vorhersage von Behandlungsergebnissen. Im Bereich der medizinischen Bildgebung können KI-Algorithmen beispielsweise CT- oder MRT-Scans analysieren, um Anomalien wie Tumore schneller und manchmal genauer als das menschliche Auge zu erkennen. Dies ermöglicht eine **frühere Erkennung** und **gezieltere Interventionen**. In der Onkologie wird KI eingesetzt, um Behandlungen an das genetische Profil des Patienten anzupassen und so die Erfolgsaussichten zu optimieren. In Krankenhäusern trägt die KI zur **Optimierung des Ressourcenmanagements** bei, indem sie Termine plant, Patientenströme steuert oder Medikamentenvorräte überwacht.

Auch im Bereich der **Rehabilitation und Physiotherapie** hat der Einsatz von Robotern zu bedeutenden Innovationen geführt. **Exoskelette** werden nun eingesetzt, um Patienten nach Unfällen oder chirurgischen Eingriffen zu helfen, ihre Mobilität wiederzuerlangen. Diese Geräte, die die Körperteile stützen und gleichzeitig die Bewegungen erleichtern, ermöglichen es den Patienten, **das Gehen** wieder **zu erlernen** oder ihre Gliedmaßen mit Hilfe von Robotern wieder zu benutzen. Die Rehabilitationsroboter sind so programmiert, dass sie sich an die Fortschritte des Patienten anpassen und die Unterstützung je nach Bedarf erhöhen oder verringern. Diese Technologie eröffnet neue Perspektiven für Patienten mit teilweiser oder vollständiger Lähmung, indem sie eine schnellere und effizientere Genesung fördert.

Der technologische Fortschritt beschränkt sich nicht auf chirurgische Eingriffe oder Rehabilitation. Auch im Bereich der **Krankenpflege** beginnt der **Einsatz** von **Robotern** eine wichtige Rolle zu spielen, insbesondere durch die Entwicklung von **Assistenzrobotern**, die das Pflegepersonal bei den täglichen Aufgaben unterstützen. Diese Roboter können Medikamente transportieren, bettlägerige Patienten umlagern oder auch Überwachungsrunden durchführen. Indem diese Technologien dem Pflegepersonal mehr Zeit verschaffen, können sich die Krankenschwestern und Pfleger mehr auf die menschliche Pflege konzentrieren, wie z.B. das Zuhören und die psychologische Betreuung der Patienten. Der Einsatz von Robotern in diesem Bereich trägt dazu bei, **das Krankenhausmanagement zu optimieren** und **die körperliche Ermüdung** des Pflegepersonals

zu verringern, während gleichzeitig eine sorgfältige Überwachung der logistischen Aufgaben gewährleistet wird.

Neben dem Einsatz von Robotern revolutioniert die **Entwicklung von Fernüberwachungstechnologien** auch die Behandlung chronischer Patienten und die postoperative **Überwachung**. Mit Hilfe von vernetzten Geräten wie Sensoren oder intelligenten Uhren ist es nun möglich, die Vitalfunktionen der Patienten zu Hause zu überwachen. Dazu gehört die Überwachung des Blutdrucks, der Herzfrequenz, des Sauerstoffgehalts oder des Blutzuckerspiegels. Diese Daten werden dann in Echtzeit an die Ärzte übermittelt, die bei Abweichungen schnell eingreifen können. Dies führt zu **weniger Krankenhausaufenthalten** und einer **proaktiven Behandlung** der Patienten, insbesondere derjenigen, die an chronischen Krankheiten wie Diabetes oder Herzinsuffizienz leiden. Die Pflege wird dadurch personalisierter, mit einer kontinuierlichen Überwachung, die die Lebensqualität der Patienten verbessert und gleichzeitig die Nutzung der medizinischen Ressourcen optimiert.

Die Entwicklung von Robotern und neuen Technologien in der Pflege bringt jedoch auch **Herausforderungen** mit sich. Zunächst einmal stellt sich die Frage der **Ausbildung**. Pflegekräfte, ob Ärzte, Krankenschwestern oder Pfleger, müssen neue Fähigkeiten erwerben, um diese Technologien effizient und sicher zu nutzen. Die Ausbildung für die Handhabung von Operationsrobotern erfordert beispielsweise eine spezifische und rigorose Ausbildung. Darüber hinaus muss das Gesundheitspersonal in der Lage sein, mit KI-Systemen zusammenzuarbeiten und dabei sein klinisches Urteilsvermögen und seine zentrale Rolle in der Beziehung zum Patienten zu behalten.

Eine weitere Herausforderung ist die **Zugänglichkeit**. Robotik und fortschrittliche Technologien bieten zwar eine hochmoderne Pflege, sind aber oft teuer und nicht immer in allen Gesundheitseinrichtungen zugänglich, insbesondere in ländlichen Gebieten oder Entwicklungsländern. Es ist daher wichtig, Lösungen für die Demokratisierung dieser Technologien zu finden, damit sie möglichst vielen Menschen zugute kommen und die Ungleichheiten beim Zugang zur Gesundheitsversorgung nicht noch weiter verschärfen.

Schließlich bleibt die Frage der **Beziehung zwischen Pflegekraft und Patient von** entscheidender Bedeutung. Obwohl Robotik und KI die Effizienz und Genauigkeit der Pflege verbessern, ist es wichtig, die Menschlichkeit in der Pflege zu erhalten. Die Technologien sollten die menschliche Interaktion nicht ersetzen, sondern unterstützen, damit die Pflegekräfte mehr Zeit für das Zuhören, das Einfühlungsvermögen und die Betreuung der Patienten haben.

Die wachsende Rolle der Pflegekraft in einem sich verändernden medizinischen Umfeld

      ◦   Auf dem Weg zu mehr Verantwortung in der Pflege
Der Trend zu **mehr Eigenverantwortung in der Pflege** markiert einen tiefgreifenden Wandel in der Art und Weise, wie Patienten an der Verwaltung ihrer eigenen Gesundheit beteiligt sind. In der Vergangenheit basierte die Beziehung zwischen Arzt und Patient auf einer hierarchischen Dynamik, bei der der Patient häufig passiv war und sich auf die Entscheidungen des Gesundheitspersonals verließ. Heute werden die Patienten dank des Wandels der Mentalität, der Technologien und der medizinischen Praktiken zunehmend ermutigt, eine aktive Rolle in ihrer Gesundheitsversorgung zu spielen. Diese zunehmende Befähigung beruht auf dem Gedanken, dass Patienten als Akteure ihrer eigenen Gesundheit besser in der Lage sind, informierte Entscheidungen zu treffen, ihr tägliches Wohlbefinden zu steuern und Komplikationen proaktiv zu verhindern.

Der erste Hebel für diese wachsende Verantwortung ist **der Zugang zu Informationen**. Das Internet und die neuen Technologien haben den Zugang zu medizinischem Wissen grundlegend verändert. Patienten können nun Informationen über ihre Krankheiten, ihre Behandlungen und die verfügbaren

Pflegeoptionen suchen. Diese **Demokratisierung der medizinischen Informationen** ermöglicht es den Menschen, ihren Gesundheitszustand besser zu verstehen und ihrem Arzt sachdienlichere Fragen zu stellen. Eine der Herausforderungen besteht jedoch darin, sicherzustellen, dass die Patienten Zugang zu zuverlässigen und validierten Informationen erhalten, da die Masse an Online-Informationen oft schwer zu sortieren ist. Aus diesem Grund spielen die Angehörigen der Gesundheitsberufe eine wichtige Rolle, indem sie die Patienten zu glaubwürdigen Informationsquellen führen und ihnen helfen, diese Daten angemessen zu interpretieren.

Dieses Verantwortungsbewusstsein wird auch durch eine offenere und kooperativere **Kommunikation zwischen Pflegekräften und Patienten** erreicht. Medizinische Entscheidungen liegen nicht mehr nur in den Händen des Pflegepersonals. Die Medizin tendiert heute zu einem zunehmend **partnerschaftlichen** Ansatz, bei dem der Patient in jede Phase des Pflegeprozesses einbezogen wird. Dies bedeutet, dass der Patient die Macht hat, an den Entscheidungen, die ihn betreffen, teilzunehmen, sei es die Wahl einer Behandlung, das Schmerzmanagement oder die Planung eines Eingriffs. Das Pflegepersonal muss in der Lage sein, die verfügbaren Optionen klar zu erklären und den Patienten dabei zu unterstützen, eine informierte Entscheidung zu treffen. Dies stärkt das Vertrauen zwischen Patient und Pfleger und ermutigt den Patienten, eine aktive Rolle bei seiner Genesung oder dem Umgang mit seiner Krankheit zu übernehmen.

Ein weiterer Schlüsselaspekt für die Stärkung des Verantwortungsbewusstseins ist **die therapeutische Ausbildung**. Es reicht nicht aus, dass die Patienten über ihre Krankheit informiert sind, sie müssen auch darin geschult werden, wie sie mit ihrem Zustand im Alltag umgehen können. Die therapeutische Ausbildung zielt darauf ab, den Patienten die Fähigkeiten zu vermitteln, die sie benötigen, um ihren Gesundheitszustand zu überwachen, ihre Behandlung bei Bedarf anzupassen und Komplikationen zu verhindern. Ein Diabetespatient lernt beispielsweise, seinen Blutzucker zu messen, seine Ernährung anzupassen und Insulin nach Bedarf zu verabreichen. Diese Befähigung ermöglicht es den Patienten, ihre Gesundheit besser zu kontrollieren, ihre Abhängigkeit vom Gesundheitssystem zu verringern und vermeidbare Krankenhauseinweisungen zu vermeiden.

Verbundene Technologien, wie **Fernüberwachungsgeräte**, haben ebenfalls zu diesem Verantwortungsbewusstsein beigetragen. Vernetzte Gegenstände wie intelligente Uhren, Blutdruckmessgeräte oder Blutzuckermessgeräte ermöglichen es den Patienten, ihre Gesundheitsparameter in Echtzeit zu überwachen und diese Informationen an ihr medizinisches Team weiterzuleiten. Diese kontinuierliche Überwachung hilft den Patienten, **Gesundheitsprobleme** zu **antizipieren,** bevor sie kritisch werden. Beispielsweise kann ein Herzpatient seinen Herzrhythmus überwachen und Anomalien erkennen, bevor ein Anfall auftritt. Indem sie den Patienten die Verantwortung für die Verwaltung ihrer täglichen Gesundheit übertragen, fördern diese Technologien einen proaktiveren Ansatz und helfen, viele Komplikationen zu verhindern.

Die Übernahme von Verantwortung in der Pflege beschränkt sich nicht auf den Umgang mit chronischen Krankheiten. Sie spielt auch eine entscheidende Rolle bei der **Prävention**. Indem sie den Menschen Verantwortung für ihren Lebensstil - Ernährung, körperliche Aktivität, Alkohol- und Tabakkonsum - übertragen, helfen die Pflegekräfte ihnen, sich ihrer Rolle bei der Erhaltung ihrer Gesundheit bewusst zu werden. Präventions- und Aufklärungskampagnen über Risikoverhalten zielen darauf ab, den Menschen die Bedeutung ihrer täglichen Entscheidungen bewusst zu machen. Die Bekämpfung des Rauchens oder die Förderung von körperlicher Bewegung zielt zum Beispiel darauf ab, den Menschen Verantwortung zu übertragen, indem ihnen bewusst gemacht wird, dass sie einen direkten Einfluss auf ihre zukünftige Gesundheit haben. Durch die Sensibilisierung der Bevölkerung für Risiken und schützende Verhaltensweisen wird der Einzelne ermutigt, seine Gesundheit selbst in die Hand zu nehmen und Maßnahmen zur Erhaltung seines Wohlbefindens zu ergreifen.

Die **Verwaltung der medikamentösen Behandlung** ist ein weiterer Bereich, in dem die Rechenschaftspflicht eine wichtige Rolle spielt. Die Patienten werden zunehmend ermutigt, die Bedeutung ihrer Behandlung zu verstehen und sie konsequent zu befolgen. Die Therapietreue ist ein Schlüsselfaktor für die Wirksamkeit der Behandlung, insbesondere bei chronischen Krankheiten. Die Patienten müssen nicht nur verstehen, warum sie ein Medikament einnehmen, sondern sich auch der Folgen einer schlechten Compliance bewusst sein. Bei Bluthochdruck beispielsweise kann eine unzureichende Einnahme der Medikamente zu ernsthaften Komplikationen wie einem Schlaganfall führen. Durch die Stärkung dieses Verantwortungsbewusstseins wollen die Pflegekräfte das Risiko der Non-Adhärenz verringern und die Behandlungsergebnisse verbessern.

Diese zunehmende Befähigung bringt jedoch auch **Herausforderungen** mit sich. Nicht alle Patienten sind in gleicher Weise in der Lage, sich Informationen anzueignen oder ihre Gesundheit selbständig zu verwalten. Ältere Menschen können beispielsweise zusätzliche Unterstützung benötigen, um medizinische Empfehlungen zu verstehen und umzusetzen, insbesondere bei der Verwaltung von vernetzten Geräten oder der Überwachung von Gesundheitsparametern. Ebenso können Personen mit einem niedrigen Niveau an gesundheitsbezogener Lesekompetenz Schwierigkeiten haben, sich in medizinischen Informationen zurechtzufinden und zu verstehen, worum es bei ihrer Behandlung geht. In diesen Fällen ist es wichtig, dass die Pflegekräfte ihren Ansatz anpassen, um den spezifischen Bedürfnissen jedes einzelnen Patienten gerecht zu werden, indem sie sein Verständnisniveau und seinen sozialen Hintergrund berücksichtigen.

Schließlich muss die Verantwortung der Patienten für die Pflege immer mit einer ständigen Unterstützung durch die Pflegekräfte

ausgeglichen werden. Es ist wichtig, nicht die gesamte Verantwortung für die Gesundheit auf die Schultern der Patienten zu verlagern, da dies Druck oder Angst erzeugen könnte. Dabei wird der Patient ermutigt, eine aktive Rolle zu spielen, kann aber auf die Unterstützung und den Rat des Gesundheitspersonals zählen, das ihn auf seinem Weg durch die Gesundheitsversorgung begleitet.

     ∘   Begleitung des Patienten beim Selbstmanagement seiner Gesundheit

Die Unterstützung des Patienten beim Selbstmanagement seiner Gesundheit ist ein Schlüsselprozess in der Entwicklung der modernen medizinischen Versorgung. Selbstmanagement, das auf der Idee beruht, dass die Patienten eine aktive Rolle bei der Verwaltung ihres eigenen Wohlergehens übernehmen, bedeutet nicht, dass sich der Pfleger aus der Gleichung zurückzieht. Im Gegenteil, es handelt sich um eine Partnerschaft, in der die Pflegekräfte den Patienten das Wissen, die Werkzeuge und die Unterstützung zur Verfügung stellen, die sie benötigen, um ihre Gesundheit selbständig und effektiv zu verwalten. Dieses Modell verbessert nicht nur die Lebensqualität der Patienten, sondern stärkt auch ihr Selbstvertrauen und verringert die Abhängigkeit von ständiger medizinischer Versorgung.

Das Selbstmanagement der Gesundheit beginnt mit einer **gründlichen therapeutischen Ausbildung.** Der Patient muss seine Krankheit, die Symptome, die Risiken und die Maßnahmen, die er ergreifen muss, um Komplikationen zu vermeiden, verstehen. Um dies zu erreichen, muss der Pfleger oder das Gesundheitspersonal in der Lage sein, **die medizinischen Informationen** so **zu verpacken**, dass sie zugänglich und verständlich sind. Bei einem Patienten mit Diabetes reicht es beispielsweise nicht aus, ihm zu sagen, dass er seinen Blutzuckerspiegel überwachen soll, sondern es ist wichtig, ihm zu erklären, warum dies wichtig ist, wie Blutzuckerschwankungen den Körper beeinflussen und welche konkreten Maßnahmen er ergreifen kann, um den Blutzuckerspiegel im Alltag zu regulieren.

Das Ziel ist es, den Patienten dazu zu bringen, dieses Wissen fließend und selbständig in seine Routine zu integrieren.

Eines der ersten Elemente des Selbstmanagements ist der **Umgang mit den täglichen Behandlungen**. Ob es sich um chronische Krankheiten wie Diabetes, Bluthochdruck oder um Erkrankungen handelt, die eine regelmäßige Behandlung erfordern, müssen die Patienten lernen, wie sie ihre Medikamente richtig einnehmen. Dazu gehört zu wissen, wann und wie die Medikamente einzunehmen sind, aber auch mögliche Nebenwirkungen zu erkennen und die Dosierung entsprechend den ärztlichen Anweisungen anzupassen. Hierbei spielt der Pfleger eine **führende** Rolle, indem er sicherstellt, dass der Patient die Anweisungen versteht und Lösungen vorschlägt, um die Behandlung in das tägliche Leben zu integrieren. Beispielsweise kann die Verwendung von Pillenboxen, Telefonalarmen oder Apps zur Überwachung der Medikamenteneinnahme diese Aufgabe erleichtern. Wenn der Patient gut informiert und betreut wird, wird er sich wohler fühlen, wenn er seine Behandlung selbständig durchführen kann, wobei er weiß, dass er sich bei Zweifeln oder Schwierigkeiten an seinen Betreuer wenden kann.

Ein weiterer wichtiger Aspekt der Unterstützung beim Selbstmanagement ist die **Anpassung des Lebensstils**. Viele chronische Krankheiten erfordern eine Änderung der Lebensgewohnheiten, sei es in Bezug auf die Ernährung, die körperliche Aktivität oder die Stressbewältigung. Der Pfleger hat hier eine grundlegende Rolle bei der Begleitung und Überwachung dieser Veränderungen. Nehmen wir zum Beispiel einen Patienten mit Bluthochdruck: Es ist entscheidend, dass er versteht, wie wichtig es ist, den Salzkonsum zu reduzieren, die Aufnahme von Obst und Gemüse zu erhöhen und sich regelmäßig körperlich zu betätigen. Aber über die Information hinaus muss der Pfleger ihn bei **der Umsetzung** dieser Veränderungen begleiten, indem er erreichbare und realistische Ziele vorschlägt. Dies könnte durch die Einführung kleiner Herausforderungen geschehen, wie z.B. salzige Snacks durch Obst zu ersetzen oder

30 Minuten am Tag zu gehen. Diese Veränderungen sind zwar leicht zu erreichen, können aber einen großen Einfluss auf den Umgang mit der Krankheit haben.

In diesem Zusammenhang ist es auch wichtig, die **Überwachung von Gesundheitsparametern** anzusprechen. Dank des technologischen Fortschritts können die Patienten heute verschiedene Aspekte ihrer Gesundheit zu Hause selbst überwachen, wie z.B. Blutdruck, Blutzucker oder Sauerstoffsättigung. Der Pfleger muss den Patienten in der Verwendung dieser Geräte und vor allem im **Lesen und Interpretieren der Ergebnisse** schulen. Es ist wichtig sicherzustellen, dass der Patient weiß, welche Werte normal sind und welche ihn warnen sollten. Ein Diabetespatient sollte beispielsweise in der Lage sein, seinen Blutzucker zu messen und zu verstehen, ob er innerhalb des normalen Bereichs liegt oder ob er seine Behandlung anpassen oder einen Arzt aufsuchen sollte. Dies gibt dem Patienten eine größere Autonomie, während es ihn gleichzeitig dazu anhält, seinen Gesundheitszustand im Auge zu behalten.

Die Unterstützung beim Selbstmanagement beschränkt sich nicht nur auf den körperlichen Aspekt, sondern umfasst auch den **emotionalen Umgang** mit der Krankheit. Das Leben mit einer chronischen Krankheit oder der Umgang mit regelmäßigen Behandlungen kann zu Angst, Frustration und Entmutigung führen. Der Pfleger muss nicht nur auf die körperlichen Bedürfnisse eingehen, sondern auch psychologische Unterstützung bieten. So kann es beispielsweise hilfreich sein, einem Patienten zu helfen, mit Stress besser umzugehen, indem er Entspannungstechniken, Atemübungen oder eine Meditationsroutine einführt. Die Ermutigung des Patienten, **seine Gefühle** mitzuteilen, sei es mit Angehörigen oder in Selbsthilfegruppen, ist ebenfalls ein wichtiger Aspekt der Betreuung. Indem der Pfleger den Sorgen des Patienten zuhört und ihn ermutigt, seine Schwierigkeiten zu verbalisieren, kann er ihm helfen, seine Situation besser zu akzeptieren und Coping-

Mechanismen zu entwickeln, um besser mit seiner Krankheit leben zu können.

Zum Selbstmanagement der Gesundheit gehört auch, dass man weiß, wann man **um Hilfe bitten muss**. Es ist wichtig, den Patienten daran zu erinnern, dass Selbstständigkeit nicht bedeutet, dass er alles alleine bewältigen muss. Die Rolle des Betreuers besteht darin, dem Patienten das nötige Vertrauen zu vermitteln, damit er weiß, wann er einen Arzt aufsuchen sollte, insbesondere bei Zweifeln oder ungewöhnlichen Symptomen. Ein Patient mit Herzinsuffizienz muss beispielsweise die Warnzeichen einer Exazerbation erkennen können, wie verstärkte Kurzatmigkeit oder geschwollene Knöchel, und verstehen, dass in solchen Situationen sofort ein Arzt kontaktiert werden muss.

Schließlich muss die Begleitung zum Selbstmanagement **schrittweise** erfolgen. Nicht alle Patienten haben die gleiche Anpassungsfähigkeit oder das gleiche Selbstvertrauen, um ihre Gesundheit selbständig zu verwalten. Daher ist es wichtig, die Unterstützung an die Fähigkeiten und das Tempo jedes Einzelnen anzupassen. Für manche ist es möglich, einen großen Teil des Gesundheitsmanagements schnell zu delegieren, während andere eine kontinuierliche Unterstützung und regelmäßige Überwachung benötigen, um sich wohl zu fühlen. Es ist wichtig, dass der Pfleger flexibel ist und seine Maßnahmen an die Fortschritte des Patienten anpasst.

Lernen, um sich im Beruf des Pflegehelfers weiterzuentwickeln

     ◦   Zugang zu Spezialisierungen

Der Zugang zu **Spezialisierungen** im Gesundheitswesen ist ein wichtiger Weg für Gesundheitsfachkräfte, die ihre Kompetenzen erweitern, sich ein hohes Maß an Fachwissen aneignen und den immer komplexeren Bedürfnissen der Patienten gerecht werden wollen. Eine Spezialisierung bietet nicht nur die Möglichkeit, sich in einem bestimmten medizinischen Fachgebiet zu vertiefen, sondern auch die Möglichkeit, sich persönlich und beruflich weiterzuentwickeln. In einem Umfeld, in dem technologische, wissenschaftliche und therapeutische Fortschritte rasch voranschreiten, ist die Spezialisierung zu einem unumgänglichen Hebel geworden, um die Qualität der Pflege zu verbessern und gleichzeitig neue Karrieremöglichkeiten für das Pflegepersonal zu eröffnen.

Der erste Schritt zu einer Spezialisierung ist oft der **Wunsch, ein Wissen oder eine Leidenschaft für ein bestimmtes Gebiet zu vertiefen.** Ob Onkologie, Pädiatrie, Geriatrie, Kardiologie oder Urologie, jede Spezialisierung bietet die Möglichkeit, sich intensiv mit einem medizinischen Fachgebiet zu befassen und spezifische Fähigkeiten zu erwerben, die es ermöglichen, besser auf die klinischen Herausforderungen der Patienten zu reagieren. Für einen Angehörigen eines Gesundheitsberufs ist die Entscheidung, sich zu spezialisieren, auch eine Gelegenheit, sich auf bestimmte Krankheiten, Behandlungen oder Pflegearten zu konzentrieren, die eine besondere Fachkenntnis erfordern. Ein Krankenpfleger, der sich auf Intensivpflege spezialisiert hat, erwirbt beispielsweise einzigartige Fähigkeiten für die Pflege schwer kranker Patienten, während ein in Gerontologie ausgebildeter Pflegehelfer älteren und gebrechlichen Menschen eine optimale Betreuung bieten kann.

Der Zugang zu einer Spezialisierung erfordert eine **gründliche und kontinuierliche Ausbildung.** In vielen Gesundheitssystemen erfolgt dies durch spezielle Ausbildungsprogramme, Zertifizierungen, Praktika und häufig durch eine Abschlussprüfung, die die erworbenen Fähigkeiten bestätigt. Das Pflegepersonal kann an speziellen Kursen teilnehmen, die ihm die theoretischen und praktischen Aspekte seines Fachgebiets vermitteln. Diese Ausbildung, die je nach Fachgebiet mehrere Monate oder Jahre dauern kann, kombiniert akademische Kurse mit praktischen Phasen in der Klinik unter der Aufsicht von erfahrenen Fachleuten. Für einen Angehörigen eines Gesundheitsberufs, der sich auf **Wiederbelebungsmaßnahmen** spezialisieren möchte, umfasst die Ausbildung beispielsweise das Kennenlernen der hochmodernen Ausrüstung, die in der Intensivpflege verwendet wird, das Erlernen komplexer Protokolle sowie Praktika in Krankenhäusern, um wichtige praktische Erfahrungen zu sammeln.

Einer der wichtigsten Aspekte der Spezialisierung ist die Bedeutung des **Mentorings und des Lernens in** der **Praxis**. Über das akademische Wissen hinaus bedeutet die Spezialisierung ein schrittweises Eintauchen in die Pflegepraxis, wo das Pflegepersonal von erfahrenen Fachleuten lernt. Dieser Mentoring-Prozess ist von grundlegender Bedeutung, da er den Erwerb subtiler Fähigkeiten ermöglicht, die nur schwer in einem theoretischen Rahmen vermittelt werden können. Durch Beobachten, Fragen stellen und aktive Teilnahme an der Pflege in einer spezialisierten Abteilung kann der auszubildende Pfleger seine Handgriffe verfeinern, seine Fähigkeit zur klinischen Analyse entwickeln und lernen, mit Krisensituationen oder komplexen Fällen umzugehen. In Bereichen wie der Neonatologie, in denen jeder Handgriff präzise und genau sein muss, ist das Lernen durch Erfahrung von entscheidender Bedeutung, um die notwendige Geschicklichkeit und Reaktionsfähigkeit zu entwickeln.

Der Zugang zu einer Spezialisierung öffnet auch die Tür zu **neuen beruflichen Möglichkeiten**. Spezialisierte Pflegekräfte sind in Krankenhausabteilungen, spezialisierten Pflegezentren, Privatkliniken oder Rehabilitationseinrichtungen sehr begehrt. Fachkenntnisse in einem bestimmten Bereich ermöglichen es, sich auf dem Arbeitsmarkt zu profilieren und gezieltere und besser bezahlte Stellen zu wählen. Darüber hinaus kann eine Spezialisierung in einigen Gesundheitssystemen die Möglichkeit bieten, in der beruflichen Hierarchie aufzusteigen, so dass eine Pflegekraft mehr Verantwortung übernehmen oder zu einer Referenz in ihrem Bereich werden kann. Ein Krankenpfleger, der auf **Anästhesie** spezialisiert ist, kann beispielsweise nicht nur in Operationssälen arbeiten, sondern auch eine Schlüsselrolle bei der postoperativen Schmerzbehandlung und der kritischen Pflege spielen.

Eine Spezialisierung ermöglicht es auch, **auf die sich ändernden Bedürfnisse der Bevölkerung zu reagieren.** Angesichts der Alterung der Bevölkerung, der Zunahme chronischer Krankheiten und der technologischen Fortschritte in der Pflege müssen sich die medizinischen Fachgebiete diversifizieren und anpassen. Das Pflegepersonal muss in der Lage sein, mit komplexen Situationen und Krankheiten umzugehen, die in einer alternden Bevölkerung häufiger auftreten, wie z.B. neurodegenerative Erkrankungen oder Krebs. Eine Spezialisierung in **Onkologie** beispielsweise ermöglicht es einem Pfleger, sich in den neuesten Behandlungsmethoden wie der Immuntherapie oder der gezielten Therapie auszubilden und den Patienten eine ganzheitliche Betreuung während ihres gesamten Lebensweges von der Diagnose bis zur Palliativpflege anzubieten.

Eine der größten Herausforderungen beim Zugang zu Spezialisierungen ist die **Weiterbildung.** In einem so dynamischen Bereich wie dem Gesundheitswesen entwickelt sich das Wissen schnell weiter und es werden regelmäßig neue Techniken oder Protokolle eingeführt. Daher müssen sich spezialisierte Pflegekräfte ständig weiterbilden, um mit den Fortschritten in ihrem Fachgebiet Schritt halten zu können. Dies kann durch die Teilnahme an **medizinischen Kongressen**, Seminaren, Learning-E oder das Lesen von wissenschaftlichen Artikeln geschehen. So muss sich beispielsweise ein **Kardiologe** über neue Behandlungsmethoden für Herzinsuffizienz oder Fortschritte in der minimalinvasiven Herzchirurgie auf dem Laufenden halten. Die Fähigkeit, sich ständig weiterzubilden, ist eine wesentliche Voraussetzung, um eine qualitativ hochwertige Pflege zu gewährleisten und in einem sich ständig weiterentwickelnden Bereich wettbewerbsfähig zu bleiben.

Schließlich bedeutet Spezialisierung nicht, sich auf ein enges Gebiet zu beschränken, sondern vielmehr, **seinen Horizont** durch die Zusammenarbeit mit anderen medizinischen Fachgebieten zu

erweitern. Die moderne Gesundheitsfürsorge basiert zunehmend auf einem multidisziplinären Ansatz, bei dem Spezialisten aus verschiedenen Bereichen zusammenarbeiten, um den Patienten eine umfassende und koordinierte Versorgung zu bieten. Ein Facharzt für Urologie arbeitet beispielsweise häufig mit Onkologen, Radiologen und Ernährungswissenschaftlern zusammen, um individuelle Behandlungspläne für Patienten mit Prostatakrebs zu entwickeln. Diese interdisziplinäre Zusammenarbeit bereichert nicht nur die Fähigkeiten des Pflegepersonals, sondern verbessert auch die Qualität der Pflege und gewährleistet eine umfassende und persönliche Betreuung.

◦ Karriereaussichten in der urologischen Abteilung
Die **Karrieremöglichkeiten in der Urologie** sind breit gefächert und bieten medizinischem Fachpersonal viele Möglichkeiten, sich weiterzuentwickeln, zu spezialisieren und zu den sich ständig weiterentwickelnden Bereichen der Gesundheitsfürsorge beizutragen. Die Urologie, die sich mit Erkrankungen des Harnsystems bei Männern und Frauen sowie mit Störungen der männlichen Genitalien befasst, ist ein wichtiges Fachgebiet der Medizin. Sie umfasst so unterschiedliche Bereiche wie die Behandlung von Harnwegsinfektionen, urologische Onkologie, Prostatachirurgie, Inkontinenzbehandlung und Nierentransplantation. Für Pflegekräfte, Ärzte, Krankenschwestern und Pfleger bietet die Beschäftigung in diesem Sektor Aufstiegs- und Spezialisierungsmöglichkeiten, die den Herausforderungen einer alternden Bevölkerung und einer Zunahme chronischer Krankheiten gerecht werden.

Für **Ärzte** sind die Aussichten auf eine Karriere in der Urologie besonders vielversprechend. Nach einem Studium der Allgemeinmedizin müssen angehende Urologen eine Facharztausbildung absolvieren, die häufig mit einer Krankenhausaufenthaltszeit einhergeht, in der sie praktische Fachkenntnisse in den verschiedenen Facetten der Urologie erwerben. Die Karriere eines Urologen kann sich dann je nach seinen Interessen und den Bedürfnissen der Patienten in verschiedene Subspezialisierungen entwickeln. Beispielsweise kann sich ein Arzt für die Spezialisierung auf **urologische Onkologie** entscheiden, ein Bereich, der aufgrund der Prävalenz von Prostatakrebs und Nierentumoren schnell wächst. Diese Wahl ermöglicht es, in Partnerschaft mit anderen Spezialisten wie Onkologen und Strahlentherapeuten an Behandlungen auf dem neuesten Stand der Technik zu arbeiten, wie z.B. Roboterchirurgie oder Immuntherapie.

Urologen können auch in die Bereiche **rekonstruktive Chirurgie** oder **Nierentransplantation** wechseln, zwei Fachgebiete, die fortgeschrittene chirurgische Fähigkeiten mit einem multidisziplinären Patientenmanagement kombinieren. Die Nierentransplantation erfordert beispielsweise eine enge Zusammenarbeit mit Nephrologen, Immunologen und Intensivpflegeteams, um den Erfolg des Eingriffs und die langfristige Nachsorge der Transplantationspatienten zu gewährleisten. Diese Spezialisierung ermöglicht es, in kritischen Situationen zu intervenieren und Patienten mit terminaler Niereninsuffizienz eine erhebliche Lebensqualität zurückzugeben.

Für **Krankenpfleger**, die **auf Urologie spezialisiert** sind, sind die Karriereaussichten ebenso attraktiv. Krankenschwestern und Krankenpfleger spielen eine zentrale Rolle bei der Versorgung urologischer Patienten, sei es im Krankenhaus, in ambulanten Einrichtungen oder in der häuslichen Pflege. Ihre Rolle geht weit über die Grundpflege hinaus, da sie häufig für die **therapeutische Ausbildung** zuständig sind und den Patienten helfen, ihre Behandlung zu verstehen, mit medizinischen Geräten wie Harnkathetern umzugehen und die Anzeichen von Komplikationen zu erkennen. Krankenpfleger können sich auch auf bestimmte Bereiche wie **Inkontinenzmanagement** spezialisieren, indem sie mit Patienten mit postoperativen oder altersbedingten Harnwegsproblemen arbeiten, vor allem in geriatrischen Abteilungen.

Durch eine Spezialisierung können Pflegekräfte sehr spezifische **technische Fähigkeiten** erwerben, wie z.B. die Unterstützung bei komplexen urologischen Operationen oder die postoperative Pflege in Abteilungen für minimal-invasive Chirurgie. Die Entwicklung der robotergestützten Chirurgie in der Urologie hat beispielsweise neue Möglichkeiten für spezialisierte Krankenpfleger eröffnet, die nun darauf trainiert sind, bei diesen hochpräzisen Eingriffen eng mit den Chirurgen zusammenzuarbeiten. Dort spielen sie eine entscheidende Rolle bei der Betreuung von Patienten mit fortgeschrittenem urologischem Krebs, indem sie für Schmerzkontrolle und psychologische Unterstützung sorgen.

Auch für Krankenpflegehelfer bietet die Urologieabteilung interessante Perspektiven, insbesondere bei der täglichen Betreuung der Patienten. Da sie oft eng mit Krankenschwestern und Ärzten zusammenarbeiten, sind sie für viele Aspekte der Grundversorgung verantwortlich, aber ihre Rolle beschränkt sich nicht nur darauf. In einer urologischen Abteilung sind sie aktiv an der **Überwachung der Patienten nach einem chirurgischen Eingriff**, an der Verwaltung der Harnkatheter und an der Aufklärung der Patienten über die häusliche Pflege, insbesondere bei chronischen Krankheiten, beteiligt. Ihre Arbeit erfordert ständige Wachsamkeit, um Infektionen vorzubeugen, Wunden zu überwachen und die Patienten bei ihren täglichen Verrichtungen zu unterstützen.

Die berufliche Entwicklung von Krankenpflegehelfern kann auch durch Zusatzausbildungen erfolgen, die es ihnen ermöglichen, **sich auf bestimmte Pflegearten** zu **spezialisieren**, z.B. auf den Umgang mit invasiven medizinischen Geräten oder die Palliativpflege in der Urologie. Darüber hinaus können Pflegehilfskräfte zu **Referenten für Urologie in** ihrer Abteilung werden, was ihnen ermöglicht, die Pflege zu koordinieren, neue Pfleger zu betreuen und die tägliche Praxis zu verbessern. Diese Spezialisierung verleiht ihnen wertvolle Fachkenntnisse, die sie in die Lage versetzen können, größere Verantwortung zu übernehmen, insbesondere im Hinblick auf die Koordination des Teams.

Über die rein klinischen Perspektiven hinaus bietet der Bereich der Urologie auch Karrieremöglichkeiten in **Forschung** und **Lehre**. Die ständigen Fortschritte in der Behandlung urologischer Erkrankungen, wie neue robotergestützte Operationstechniken oder Fortschritte in der Immuntherapie bei Prostatakrebs, erfordern Gesundheitsfachkräfte, die in der klinischen Forschung ausgebildet sind. Die Arbeit in der urologischen Forschung ermöglicht es, an der Spitze der medizinischen Innovationen zu stehen, indem man zur Entwicklung neuer Behandlungsmethoden beiträgt und an klinischen Studien teilnimmt. Urologen, Krankenschwestern und andere spezialisierte Gesundheitsfachkräfte können auch eine wichtige Rolle in der Lehre spielen, indem sie ihr Wissen und ihre Fähigkeiten an neue Generationen von Pflegekräften durch Fortbildungsprogramme oder in medizinischen und Krankenpflegeschulen weitergeben.

Parallel dazu sind **Karrieren im** Bereich **Gesundheitsmanagement** und **-verwaltung** ebenfalls Optionen für erfahrene Fachkräfte im Bereich der Urologie. Mit dem steigenden Bedarf an spezialisierter Pflege und der alternden Bevölkerung wird das Management urologischer Abteilungen zu einer großen Herausforderung für Krankenhäuser und Kliniken. Gesundheitsfachkräfte mit solider klinischer Erfahrung können sich zu Koordinatoren, Abteilungsleitern oder Managern von Gesundheitsprojekten entwickeln, die eine Schlüsselrolle bei der Optimierung der Ressourcen und der Verbesserung der Qualität der angebotenen Versorgung spielen.